# 東醫四象診療醫典

# 東醫四象診療醫典

原著 杏坡 李泰浩

編著 劉準相

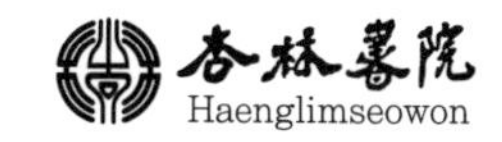

# 편저자 머리말

사상의학을 접한 것은 1990년 예과 2학년 때부터였다. 당시에는 그냥 과제물을 정리하는 수준이었고, 사상의학이 무엇인지도 모르고 단순히 사상체질은 어떤 특징이 있고, 체질에 맞는 음식, 체질에 맞지 않는 음식이 있는 줄만 알았다. 당시 원전교수님께 사상의학을 공부하려면 어떻게 해야 하냐고 여쭈니 주역을 공부해야 한다고 하셨을 뿐이다. 본과 3학년이 되어서 사상의학을 공부하고, 부모님이나 작은 아버지께 사상처방을 써 보며 나름대로 공부를 하다가 본과 4학년 임상실습을 하고 졸업 후 인턴, 레지던트를 하면서 사상의학을 전공하게 되었다. 1995년 졸업 후부터라고 보면 줄잡아 25년 정도 되었다고 생각되지만, 사상의학을 공부하기 위해서는 참고서가 부족한 실정이다. 현재는 그래도 많이 나아져서, 사상의학을 공부하기 위해서는 『동의수세보원(신축본)』, 『동의수세보원(갑오본)』, 『동의수세보원 사상초본권』, 『격치고』, 『동무유고』, 『동의사상신편』을 주로 본다.

이제마 선생이 돌아가시기 전에 함흥으로 귀향하셔서 한의원을 운영하다 제자를 키운 것으로 보이는데, 제자들의 저작이나 기록물을 얻어서 공부하는 것은 쉽지 않다. 사상의학을 공부하는 사람들은 항상 사상의학에 관계된 책을 찾는데 목말라 하고 있다.

이태호 사장님은 행림서원을 운영하시면서 썩혀 버릴 뻔했던 수많은 한의학 서적을 살려내신 분이라고 알고 있다. 편저자가 사상의학과 관련된 서적인 『사상금궤비방(원제: 금궤비방, 이민봉 저, 행림서원 발간)』을 구해서 책으로 출판하여 사상의학계에 소개할 수 있었던 것도 행림서원 이태호 사장님 덕분이라고 할 수 있다. 그 책의 존재를 알아서 행림서원에 전화를 걸어 책을 구해, 한의학연구원 온라인 파일과 비교해서 책을 냈던 기억이 난다. 2019년 연변대학교를 방문했을 때, 『사상금궤비방』에 대한 연구가 한창인 것을 보고 연변쪽이나 우리나라나 사상의학 관련 서적에 목말라 하는 것은 똑같은가보다 생각하였다.

우리나라에서 『동의사상진료의전東醫四象診療醫典』은 표지가 『동의사상진료비결東醫四象診療秘訣』이라고 복사·제본되어 복사집을 통해 구해서 보고 있는 실정이다. 너무나 안타깝고 사상의학을 공부하는 이들에게 반드시 이 책을 알려야 한다는 생각에 2009년 『사상체질과 건강(행림서원)』 작업을 한 이후에 바로 이갑섭 사장님(이태호 사장님 손자분)께 말씀드려 세로쓰기를 가로쓰기로 바꾸고 현대인들이 보기 쉬운 어휘로 바꾸되 큰 틀은 바꾸지 않는 선에서 출간을 하자고 하였다. 이미 출간을 기대하고 당시 『사상체질과 건강』 책의 뒤표지에는 『동의사상진료의전』 표지 디자인까지 하여 근간할 것이라고 안내문을 실어서 판매하셨다. 1차 교정지를 보내드린 상태에서, 사업 운영상 행림서원에서는 출판이 미뤄지게 되었고, 너무 안타까운 심정에 다른 출판사에서 출판하면 안 되겠는가 여쭈었더니 할아버지의 책이니 행림서원에서 반드시 인쇄하시겠다 하셨다. 매년 1-2번씩 핸드폰으로 출판이 어찌 될 것 같은지 여쭈었지만 조금만 기다리라는 말씀만 반복되었다. 이러한 일이 근 10년이 되었다. 최근 이갑섭 사장님의 타계를 알고 마음이 무너지는 것 같았다. 다행히 여동생이신 이정옥 사장님이 이어서 행림서원을 이끄신다 하였고, 『동의사상진료의전』 출판의 사정을 말씀드리니, 1차 교정지를 찾아주셨고 다행히 출판의 길로 나아가게 되었다. 13년을 기다려 드디어 세상의 빛을 보게 된 『동의사상진료의전』은 매우 큰 장점을 가지고 있다.

편저자는 각 체질의 사람이 다른 체질 한약을 복용하면 어떠한 부작용이 나타나는지를 써 놓은 「타약수해례他藥受害例」 부분을 해석하여 사상체질의학회지에 게

재한 바 있다. 이 책에는 사상의학을 공부하는 사람들이 편하게 보기 위해서 표로 풀이를 해 놓았고, 암송에 편리하게 약성가藥性歌, 중경육조병시괄仲景六條病詩括, 기백육조병시괄岐伯六條病詩括, 사상수병시괄四象受病詩括, 사상요약四象要藥, 이어서 사상처방학 부분에 태음인, 소음인, 소양인의 처방편송결處方便誦訣이 있다. 당시의 한의사들은 모든 것을 암송하기 위해서 약성가뿐 아니라 사상처방의 구성약물, 구성용량을 외기 쉽게 노래처럼 만들어 놓았던 것이다. 없는 글자를 만들어서 처방의 약물과 처방의 구성용량까지 설명하고 싶었던 원저자의 뜻을 생각할 때 절로 고개가 숙여진다. 또한 각 체질의 설명에서는 외부상태(용모, 기육, 체격), 내부상태(장부대소), 심리상태(심정, 성정, 특징), 소질과 특이증, 표병과 리병, 진단방법(건강상태, 병적상태, 심상증(尋常證)), 금기중증禁忌重證, 금기험증禁忌險證, 불치증, 치료원칙, 약이藥餌의 반응, 평시의 섭생, 사상인 증치시괄證治詩括로 되어 있어, 원저자의 꼼꼼한 성격을 볼 수 있었다. 이렇게까지 상세하게 조목조목 정리한 것은 단연 이 책이 처음 언급한 것이라 보인다.

『동의사상신편東醫四象新編』(원지상 저)의 체계를 보시고 현대인들이 보기 좋게 편집하고 증보해 더욱 발전시킨 것으로 보인다. 중풍부터 시작하여 마진痲疹까지의 병증에 사용하는 각 체질별 태음인, 소음인, 소양인의 처방은 『동의사상신편』과 동일하다. 다만 병증에 대한 설명을 주註나 참고사항으로 기록해서 이해에 도움을 주었다. 제4편 사상처방학에서는 이 책의 하이라이트인 각 처방의 편송결이 나온다. 체계는 『동의사상신편』을 따르는데, 『동의사상신편』에서 가령 태음조위탕은 어떤 치료효과가 있고, 구성약물이 무엇이라고 써 놓았다면, 『동의사상진료의전』에서는 공용功用부분을 만들어 주치증을 적고, 구성 약물과 용량을 일목요연하게 적어 놓았으며, 편송결을 만들어 칠언절구七言絶句의 노래가사처럼 적어 놓았다. 약물이 하나 가감되어 새로운 처방이 생기면 다시 그 처방에 대해서 공용을 적고 편송결을 추가하였다. 이 편송결을 보면서 그야말로 놀라고 말았다. 현재 연변에서 나오는 사상의학 관련 책들의 경우(중국에서는 사상의학을 조의학(朝醫學)이라 함) 「사상처방가」라고 하여서 실어 놓은 게 있는데, 『동의사상진료의전』의 내용과 똑같다. 즉 이 책이 중국에 전해져서 조의학 책들에 남겨지게 된 것으로 보인다. 하지만 국내의 사상의학 책들에는 아쉽게도 아직까지 이 내용을 다루지 못하고 있었다. 아마도 국내의 한의사들은 그냥 조의학에 실려 있는 내용을 보고 공부해서 조의학에 처음 등장하는가 하고 생각하고 있었을 수 있다. 편저자는 그 출전이 『동의사상진료의전』이라고 생각하는데, 조의학에서는 출전을 밝혀 놓지 않아서 마치 자기네 것들인 양 기록하고 있는 것이니 안타까운 심정이 든다.

13년 전 당시 편저자는 원저자의 뜻을 살려서 많은 부분에 손을 대고 싶지 않았고, 현대인들이 참고할 수 있게 하루 속히 출간되길 기원하였다. 이번에 행림서원의 이정옥 사장님의 덕분에 세상의 빛을 보게 되어 매우 행복한 기분이 든다. 10년 동안의 체증이 싹 풀리는 기분이 든다. 이제 복사본이 아닌 정식 출판물의 형태로 나오는 『동의사상진료의전』이 많은 독자에게 읽혀지길 기대해 본다.

이 책이 나오게 된 것은 중국에서 중의사로 활동하고 있는 동생 유영상 선생이 틈틈이 원고를 컴퓨터에 입력하여 준 덕분이다. 이 자리를 빌어 감사의 마음을 전하고 싶다. 또한 어려운 국내 출판 상황에서도 이 책을 출판해 주신 행림서원에 감사의 마음을 전한다.

2022년 8월

편저자 유준상

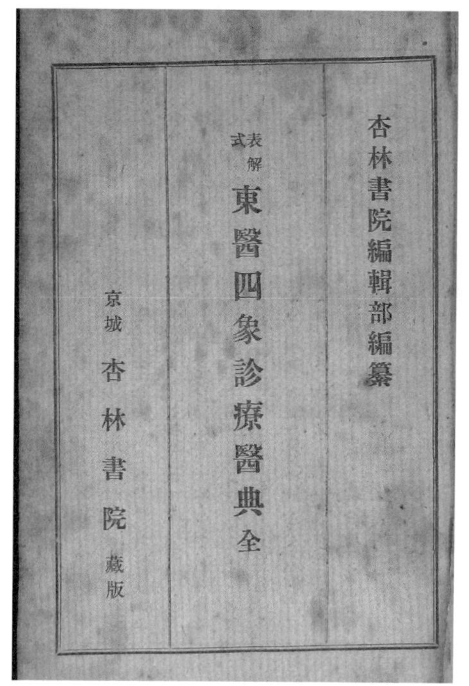
杏林書院編輯部編纂
表解式 東醫四象診療醫典 全
京城 杏林書院 藏版

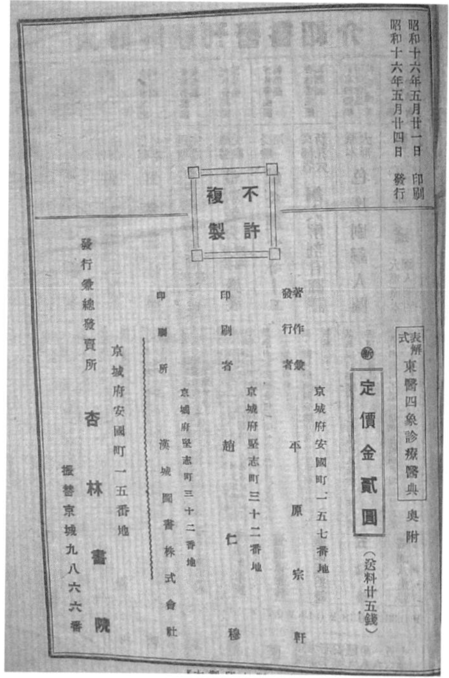
昭和十六年五月廿一日 印刷
昭和十六年五月廿四日 發行
不許複製
表解式 東醫四象診療醫典 奥附
定價金貳圓 （送料廿五錢）
著作兼發行者 京城府安國町一五七番地 平原宗軒
印刷者 京城府堅志町三十二番地 趙仁燮
印刷所 京城府堅志町三十二番地 漢城圖書株式會社
發行所兼總發賣所 京城府安國町一五番地 杏林書院 振替京城九八六六番

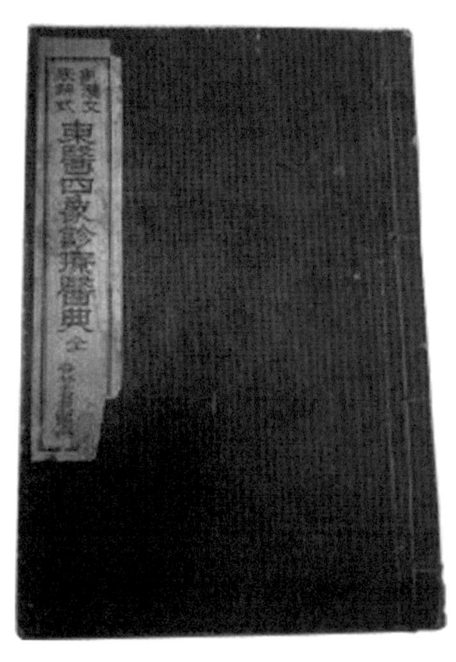


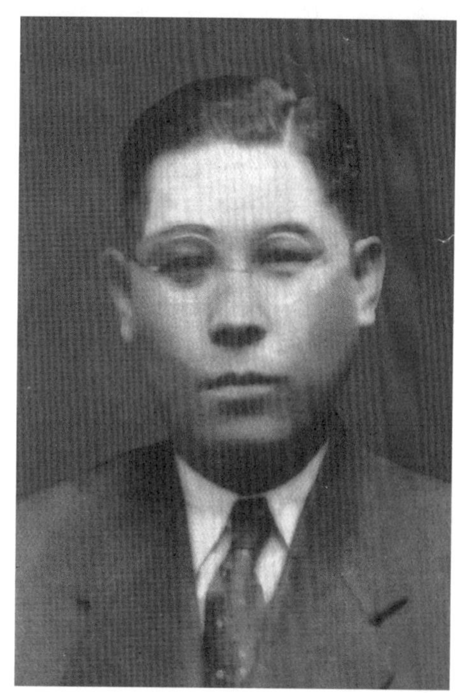

〈杏坡 李泰浩 先生의 사진과 『東醫四象診療醫典』의 모습〉
(『동의사상진료의전』 사진출처: 홍익한의원 이경성 원장님)

〈일러두기〉

1. 이 책은『東醫四象診療醫典』의 세로쓰기를 가로쓰기로 하고, 어려운 한자식 표기를 한글로 바꾼 책이다.

예) 뵈한다 → 보인다　云함이니 → 말함이니

2. 다만 한의학의 기본 증상명을 하나하나 풀어서 쓸 경우, 오히려 해석만 늘어나고 한의계에 있는 독자들의 불편이 예상되어 기본 증상명은 그대로 한자 혹은 한글로 표기하였다. 다만 어려운 한글과 한자를 병용할 경우에는 한글한자로 표기하였다.

예) 사상四象

3. 분명하게 잘못 쓴 글자의 경우에는 바로 수정하였다.

예) 活石末을 → 滑石末을

4. 제3편 사상임상학은 동의보감식으로 외감제병 6개의 문, 내상잡병 41개 문, 부인과 2개 문, 소아과 2개 문, 총 51개 문에 대해서 병증별 설명과 체질별 처방을 나열하였는데, 간혹 누락된 부분은『東醫四象新編』을 참고하여 추가하였다.

# 동의사상진료의전 서문

함남의 동무 이제마 선생은 4,000년 후 의학을 중흥시킨 신이시다. 『신농본초경』과 『황제내경 소문』은 신농과 황제의 시기에 나왔으나, 문자가 없었을 것이니 모두 믿을 수는 없을 것이고, 주나라 · 진나라 · 한나라 이후로 편작이 유명하였고, 장중경이 일가를 이루어 저술을 하였고, 남북조 시대, 수나라 · 당나라 · 송나라 사이에 주굉이 가장 저명하여 『활인서』가 나왔고, 원나라에 이르러 이고, 왕호고, 주진형, 위역림이 계승하고, 명나라 때 이천, 공신이 있어 갖추어 얻었고, 우리나라 조선에 허준이 『동의보감』을 저술하여 그 근로공업이 좋고 훌륭하다고 할 수 있다.

그러나 태양, 태음, 소양, 소음으로 병증을 논하여 발명하였으나, 태양, 태음, 소양, 소음의 장부의 성정과 중요 약물은 자세하게 하지 못하였다. 오직 우리나라 이제마 선생이 저술한 『동의수세보원』은 사상四象으로 사람의 장부와 요약要藥을 변별하고 시험해 보셔서 널리 사람을 구하는 기술이 사람들이 발명하지 못한 바를 발전시켰으니 정밀하게 생각하여 지혜를 얻은 자가 아니면 함께 할 수 없다. 가까운 시일에 행림서원 이李 행파杏坡 (이태호 사장)가 경험방을 얻어 『동의수세보원』의 말들을 선별하여 한데 모아서 조별로 나눠서 5편으로 기록하고 책의 제목을 『동의사상진료의전』이라 하여 장차 세상에 간행할 때 나에게 머리말을 부탁하니 나도 뜻이 있어서 하지 못하다가 감히 사양하지 못하고 말하길 '의학이 동무가

배운 바와 같지 못하면 의학이 아니요, 처방이 동무가 처방한 것에서 나오지 않았으면 처방이 아니니라'고 하였다.

신사년(1941년) 음력 4월 16일[1)]

천덕산인 씀

1) 당시 발간된 서적의 뒤표지를 보면 소화16년(昭和十六年, 1941년) 5월 21일 인쇄, 5월 24일 발행이라고 되어 있음. (서울 약령시 한의약박물관 공식 블로그)

# 東醫四象診療醫典 序

咸南東武李公「濟馬」는 四千年後 醫學中興之神乎인저 本草素問[2] 은 蓋出於神農黃帝之時而文字澆漓하야 不可盡信일새 周秦漢以來로 扁鵲이 有名而張仲景이 得成家著書하고 南北朝와 隋唐宋間에 朱肱이 最著하야 活人書出하고 至元하야 李杲·王好古·朱震亨·危亦[3]林이 繼之하고 於明에 有李梴·龔信하야 備得之하고 我朝에 許浚이 著寶鑑하니 其勤勞功業이 可謂善且美矣로다. 雖然이나 以太陽·太陰·少陽·少陰으로 論病證發明而太陽·太陰·少陽·少陰之臟腑 性情要藥은 不之詳矣러니 惟我李公所著『東醫壽世保元』은 以四象으로 辨別其人之臟腑要藥而經試之컨대 廣濟之術이 發展人所未發하니 非精入神者면 不能與也리라. 日에 有杏林書院主李君杏坡甫ㅣ 得其經驗方하고 選其壽世語하야 彙分條列하야 述爲伍編하고 名之曰『東醫四象診療醫典』이라하야 將刊行于世할새 囑予以弁首어늘 予亦有意焉而莫能이라가 因不敢辭하고 爲之語曰醫學이 不若東武所學이면 非醫學也요 劑方이不出東武所方이면 非劑方也云爾.

重光大荒落[4] 肇夏[5] 哉生魄[6] 天德山人[7] 題

2) 본래 문(門)으로 되어 있으나, 소문(素問)이 맞기에 수정함. -편저자 주

3) 본래 적(赤)으로 되어 있으나, 위역림(危亦林)이 맞기에 수정함. -편저자 주

4) 중광대황락(重光大荒落) 신사년(辛巳年), 1900년대 초반, 중반이어서 1941년. -편저자 주

5) 조하(肇夏) 이른 여름, 주로 음력 4월. -편저자 주

6) 재생백(哉生魄) 16일. 달에 처음으로 백(魄, 빛 없는 부분)이 생김. 달의 검은 부분이 생기기 시작한다는 뜻. -편저자 주

7) 천덕산인(天德山人) 누구인지 확실하지 않은데, 행림서원의 책들이 출간될 때 서문을 써 준 사람으로 보인다. 『사상금궤비방』에도 서문을 붙여놓은 인물이다. 아마도 이태호 사장의 지인이라고 생각된다. -편저자 주

# 머리말

> '용천검의 광채를 바라보고서 오래된 검劍을 알아보고, 보배로운 기운을 엿보고서 밝은 구슬을 변별해낸다'[8]

동무 이제마 선생의 사상의학은 이전 사람들이 밟아보지 못한 땅을 개척한 세기적으로 새로운 학설로서(『영추·통천편』의 오태인론을 취사하고 뜻을 연역한 것이지만) 일부 이해가 없는 사람들에게 '의학의 이단자'라는 악평까지도 들었습니다만, 칼 란트슈타이너(오스트리아, 1868-1943)가 혈액의 네 가지 형체론을 인정하게 됨과 함께[9] 사상의학의 현묘한 학리, 간편한 운용, 경이적인 영험한 효과에 수긍하게 되어 근래의 의학계를 이끄는 대세는 이 사상四象 권역 내로 진출하고 있습니다.

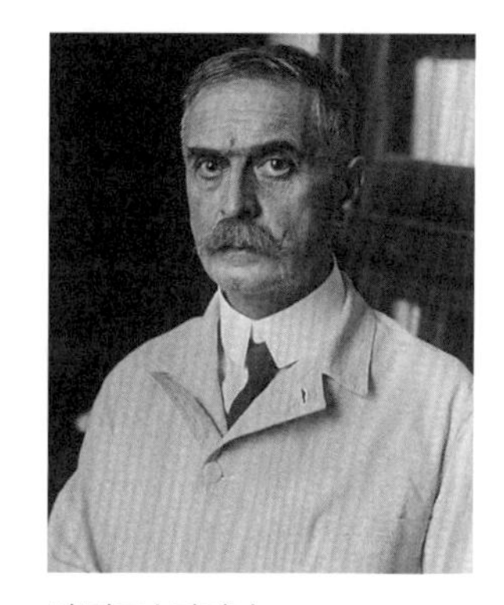
칼 란트슈타이너

실례를 무릅쓰고 아무쪼록 국민체질에 젖어 있는 깊은 우리 동양의학을 부활시켜서 그것으로써 우리의 보건위생을 지지하려는 것이 본인의 고충임과 동시에 어떠한 방법을 쓰면 가장 단시일에 능히 깊고

8) 이시진(李時珍)이 지은 『본초강목(本草綱目)』의 서문 첫 글귀이다. -편저자 주
9) 칼 란트슈타이너는 1901년 세 가지 형질의 혈액형, A, B, C형을 발견하고, 1902년 테카스텔로와 스털리는 AB형을 발견함. -편저자 주

소박한 이 학설을 간단명료하고 실용화하여 함께 인덕과 장수長壽의 땅을 밟아볼까 하는 것이 일대의 포부였습니다.

본서는 수년간의 시일과 부단한 노력으로 이제야 비로소 완성한 것이나 그 내용에 있어서 창조적인 것도 낱낱으로 풀이한 것도 아무것도 아니고 다만 충실한 편집, 이것을 주된 목표로 작은 힘을 다한 것입니다. 그러나 참된 정신만은 가장 적절하면서도 가장 편리하게 될 수 있는 한, 적은 노력과 시간을 들여 사상의학의 진수를 파악하여 실제 치료라든가 그 기술을 명확히 밝히는데 작은 도움이 되기를 희망하여 붓을 잡은 것입니다.

그리하여 이 기술에 관한 서적을 널리 찾아서 책상에 가득히 벌여 놓았으나, 낮에는 서점의 고객을 접하지 않을 수 없으므로 밤을 틈타 베끼기에 때로는 늦은 밤까지 이르렀으니 가족의 단잠을 방해하였습니다. 그러나 버석버석 종이 위를 달리는 펜촉의 음향이 귓가를 스칠 적에 두뇌는 더욱더욱 청명해졌습니다.

아 ~ 대장부가 세상에 디디고 서서 백성을 윤택하게 하고 사물을 이롭게 하는 허다한 사업을 등지고 한갓 범문공[10]의 '심학을 하고자 하며, 주단계가 말하듯 비록 벼슬을 하지 않았다 해도 벼슬을 한 것과 같다는 교훈'을 몸에 체득하여 문을 닫고 집에 틀어박혀 한 가지 뜻으로 몰두하는 것이 오죽한 일이겠습니까마는 이것을 자신의 임무로 생각해 어찌 유쾌하지 않겠는가 하는 탄성 속에 이 책을 완성하고 원고를 인쇄로 넘기기는 하였습니다. 그러나 돌이켜 생각해보면 저의 재능이 없고 아는 것이 부족한 사람이 능히 할 일이 못되는 것이니, 바로 잡을 것이 많을 것으로 믿고 국내의 구석구석으로부터 가르침을 바라는 바입니다.

경진년(1940년) 동지 뒤 3일

서울 행림서원 건물에서 편자 행파杏坡 적음

10) 범문공 본명은 범중엄이다. 자는 희문(希文). 송나라의 정치가. 학자. 989년~1052년. 그가 지은 『악양루기』에 '천하의 근심에 앞서 걱정하고, 천하의 기쁨은 나중에 기뻐한다'는 말로 유명하다.

# 叙 言

「望龍光知古劍、覘[11]寶氣辨明珠」

東武 李濟馬公의 四象醫學은 前人未踏의 處女地를 開拓한 世紀的新學說로서 (靈樞 通天篇의 五態人論을 取捨演義한 것이지만) 한참은 一部沒理解者에게 「醫學의 異端者」라는 惡評까지도 들었습니다만 「칼」氏의 血液四型論을 是認하게 됨과 함께 四象醫學의 玄妙한 學理, 簡便한 運用, 驚異的 靈效에 首肯하게까지 되어 輓[12]近 醫界의 大勢는 이 四象圈內로 進出하고 있습니다.

僭越합니다만 아무쪼록 國民體質에 因襲이 깊은 我東洋醫學을 復活시켜서 그것으로써 우리의 保健衛生을 지지하려하는 것이 不佞[13]의 苦衷임과 동시에 如何한 方法을 쓰면 가장 단시일에 능히 奧質한 이 學說을 簡明하고 實用化하여 함께 仁壽의 域을 밟아볼까 하는 것이 一大抱負이었습니다.

本書는 數年의 時日과 不斷의 勞力으로서 이제야 비로소 完成한 것이나 그 내용에 있어서는 創造的도 個造的인 것도 아무것도 아니오, 다만 充實한 編輯, 이것을 主旨로 微力을 다한 것입니다. 그러나 참된 精神만은 가장 적절하게 가장 편리

---

11) 覘: 엿볼(첨). -편저자 주

12) 輓: 끌(만), 수레 끌(만). -편저자 주

13) 불녕(不佞) 재능이 없음. 본인을 겸손하게 부르는 호칭. -편저자 주

하게 그리고 될 수 있는대로 僅少한 勞力과 時間에 四象醫學의 眞髓를 把握하여 實際의 治療라든가 斯術闡明에 一助가 되기를 희망하여서 붓을 잡은 것입니다.

그리하여 斯術에 관한 典籍을 廣搜하여 床에 가득히 벌려 놓았으나 낮에는 店頭의 顧客을 접하지 아니할 수 없음으로 밤을 타서 抄하기에 때로는 深更에 미쳐서 家族의 寢息을 防害하였습니다. 그러나 버석버석 종이 위를 달리는 鐵筆의 音響이 귓가를 스칠 적에 두뇌는 더욱더욱 淸明하여졌습니다.

嗚呼 男兒가 世에 立하여 澤民利物의 許多事業을 등지고 한갓 范文公의 「願爲之心學丹溪猶仕之訓」을 體하여 扃倉[14]에 一意하는 것이 오죽한 짓이겠습니까만은 이것을 自身의 任務로 생각해서 豈不快哉의 歎聲 속에 이 책을 完全上梓하기는 하였습니다. 그러나 돌이켜 생각건대 저의 菲才薄識이 능히 할일이 못되는 것이니, 물론 많은 訂正이 있을 것으로 믿고 海內弘達의 唇[15]教를 바라는 바입니다.

昭和庚辰 冬至後三日

於京城杏林書院樓上에서

編者 杏 坡 識

---

14) 扃倉(경창): 빗장(경), 문 닫을(경)/ 곳집(창). 집의 문을 닫고 틀어 박히다. -편저자 주

15) 唇: 놀랄(진). 입술(순). -편저자 주

# 범례

### 1. 처방 편송시가용(便誦詩歌用) 부호표

#### 1) 약품용 부호

약품은 그 종류가 매우 많아서 아무리 부호를 붙인다 하여도 귀납하는 실용적 편의를 주지 못하겠기에 다만 구절을 나누는 편의에 따라, 혹은 약물 이름 그대로 혹은 윗글자, 혹은 아랫글자 한 글자만을 취하기도 하고, 혹은 흔히 사용하는 은어隱語(예를 들면 地黃을 芐, 大黃을 軍이라 한 것 등)를 사용하는데 그쳤지만 오직 梅, 燈心, 薑(干), 棗(召) 등만은 아래의 약어로써 확정하였다.

| 干 | 召 | 舌 | 芋 | 吻 | 恬 | 括 | 桬 | 皁 | 虷 |
|---|---|---|---|---|---|---|---|---|---|
| 薑三 | 棗二 | 干三·召二 | 葱·干 | 葱·召 | 干·召·葱 | 梅·干·召 | 梅·燈·干 | 白果十箇 | 蠐螬十箇 |

(단, 파자(破字) 즉 글자체의 분석에서 취하였으나 인용은 적다. 그리고 한 처방에 약품의 수가 많은 것은 약간 2가지 품목을 1개의 부호로 줄인 것이 있으나, 각각 해당 부분에 주로 달아서 설명하였으므로 여기서는 예를 들어 설명하지 않는다.)

그리고 시가詩歌에는 반드시 운韻을 맞춰야 하는 것인 줄 아나 본 서에서는 왕인암汪訒菴의 『탕두가결湯頭歌訣』의 예를 떠나 약품의 분량까지도 전체적으로 귀납을 시도하기 위해서 가능한 문구를 간편하게 하는 것을 취지로 하였으므로 그것에 구애되지 아니하였다.

### 2) 도량형 부호(權衡用 符號, 度量衡 符號)

◇푼(分)

一 ………… 一分

二 ………… 二分

三 ………… 三分

四 ………… 四分

五 ………… 五分

六 ………… 六分

七 ………… 七分

八 ………… 八分

九 ………… 九分

上 ………… 一分五厘 [取義] 정월 15일을 상원이라 함(正月十五日曰上元)

◇돈(錢) [匁]

旬 ………… 一錢 [取義] 십일이 하나의 순이 된다(十日爲一旬)

念 ………… 二錢 [取義] 이십 일이 념이 된다(二十日爲念)

晦 ………… 三錢 [取義] 삼십 일이 회가 된다(三十日爲晦)

惑 ………… 四錢 [取義] 사십을 불혹이라 한다(四十不惑)

命 ………… 五錢 [取義] 오십을 지천명이라 한다(五十知天命)

順 ………… 六錢 [取義] 육십을 이순이라 한다(六十耳順)

稀 ………… 七錢 [取義] 인간 칠십 세를 고희라 한다(人間七十古來稀)

達 ………… 八錢 [取義] 팔십은 달이 된다(八十而達)[16]

耄[17] ………… 九錢 [取義] 구십을 모라 한다(九十曰耄)[18]

至 ………… 一錢一分 [取義] 십일월을 지월이라 한다(十一月曰至月)

臘 ………… 一錢二分 [取義] 십이월을 납월이라 한다(十二月曰臘月)

省 ………… 一錢三分 [取義] 하루 세 번 몸을 돌이켜본다(日三省其身)

堯 ………… 一錢四分 [取義] 요임금은 임신 14개월에 태어났다(堯十四月而生)

望 ………… 一錢五分 [取義] 십오일을 망일이라 한다(十五日曰望日)

旣 ………… 一錢六分 [取義] 십육일을 기망이라 한다(十六日曰旣望)

項 ………… 二錢四分 [取義] 항우가 24세때 강을 건넜다(項羽渡江之年)

彈 ………… 二錢五分 [取義] 25현의 거문고를 타는 달밤(二十五絃彈夜月)

毛 ………… 三錢二分 [取義] 센 털이 나기 시작한다는 32세(二毛之年)

燕 ………… 三錢三分 [取義] 3월3일 제비가 온다(三月三日燕來)

夜 ………… 三錢五分 [取義] 보름날 밤의 달(三五夜月)

燈 ………… 四錢八分 [取義] 음력 4월 8일 연등행사(四月八日曰燈夕)

端 ………… 五錢五分 [取義] 5월 5일은 단양이라 한다(五月五日曰端陽)

夕 ………… 七錢七分 [取義] 7월 7일은 칠석이다(七月七日曰七夕)

重 ………… 九錢九分 [取義] 9월 9일은 중양절이다(九月九日重陽)

◇냥(兩) [十匁]

兩 ………… 一兩

冠 ………… 二兩 [取義] 이십 세를 관이라 한다(二十而冠)

室 ………… 三兩 [取義] 서른이 되어 장가간다(三十而娶)

---

16) 강태공이 窮八十 達八十(80년을 초야에 묻혀 궁핍하게 살면서 때를 기다렸고 80년은 세상에 뜻을 이루며 살았다)고 전해진다.

17) 耄: 늙은이(모)

18) 『예기 곡례』에 80세, 90세를 백발이 성성한 나이라 하였다.

動 ………… 四兩 [取義] 사십 세에 마음이 동요되지 않는다(四十不動心)

音 ………… 五兩 [取義] 오음(五音)

律 ………… 六兩 [取義] 육율(六律)

欲 ………… 七兩 [取義] 칠십 세에는 마음이 하고자 하는 바를 따라도 법도에 어긋나지 않는다(七十無欲)

彭 ………… 八兩 [取義] 팽조가 800년을 살았다(彭祖八百歲)

楓 ………… 九兩 [取義] 가을철 90일 동안의 단풍(九秋丹楓)

歲 ………… 一兩二錢 [取義] 1년 12개월(一年十二月)

閏 ………… 一兩三錢 [取義] 윤년은 13개월이 된다(閏年十三朔)

學 ………… 一兩五錢 [取義] 십오 세에 학문에 뜻을 둔다(十有五而志于學)

巳 ………… 三兩三錢 [取義] 음력 3월 3일을 삼짇날이라 한다(三月三日曰上巳)

流 ………… 六兩一錢五分 [取義] 음력 6월 15일을 유두라 한다(六月十五日曰流頭)

撮 ………… 一撮

許 ………… 少許

等 ………… 等分

斤 ………… 一斤

## 2. 인용한 책 목록(引用書目)

인용한 책의 목록은 동무공이 지으신 『동의수세보원東醫壽世保元』은 물론 일체 사상의학에 관한 여러 사람들의 월간서적, 숨겨진 책, 기타 옛날이나 지금의 의학 서적을 모조리 참고하고 또한 직접 사상의가四象醫家로서 명성이 있는 개업의 여러

분의 실제 경험을 널리 수집·편집하였으므로, 번잡을 피하는 의미에서 (밝히는 것을) 생략하기로 한다.

끝으로 이 책을 편집할 무렵에 거장 호운湖雲 허규 선생許奎先生의 끊임없는 노력으로 친절하게 지도해 주고, 숨겨진 도서를 제공해 준 것에 대해 심심한 감사의 뜻을 표하는 바이다. 선생은 사상의학에만 조예가 깊은 것이 아니라 전체 의학에도 능통한 분이니 '온전히 알기에 갖출 수 있었다(知其全而得其備)'라 말할 수 있겠다.

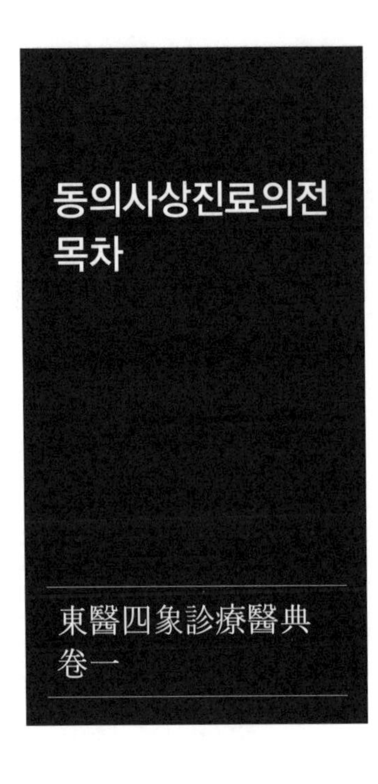




## 第1編 四象槪論

## 第2編 四象各論 (四象人의 類型鑑別)

## 第3編 四象臨床學

## 第4編 四象處方學

## 第5編 四象人의 新舊經驗例

# 동의사상진료의전 권일

# 東醫四象診療醫典 卷一

# 제1편 사상개론

## 第1編 四象槪論

### 1. 사상(四象)의 의의

사상의학이라 함은 그리 오래되지 않은 조선의 명의 동무東武 이제마 선생이 자기의 독자적 의학적 견지에서 『영추 통천편靈樞 通天篇』에 이른바 오태인론五態人論 중 음양화평인陰陽和平人을 제거하고 연구하여 이전 사람들의 미비한 점을 채우고 확장하여 만든 새로운 학설로, 그 어원은 주역에서 말하는 '노소음양설老少陰陽說'에서 유래한 것이다.

즉, 이 우주간에서 살고 있는 우리 인류는 천태만상千態萬象이어서 사람마다 각 형상이 무한대의 차별상을 가지고 있지마는 태극太極이 양의兩儀(음양陰陽)를 낳는다라는 우주혼일화宇宙渾一化의 철학적 이치에 입각하여 이것을 숫자적으로 구분하여 본다면 아래의 네 가지 유형에 불과하다.[1)]

---

1) [보충한 설명] 의학상에 음양설을 인용하는 것은 그 진리를 이해하지 못하는 현대인으로서는 비과학적이고 비현대적이라 하여 거의 허황되고 계책이 없는 것으로 돌릴 것이다. 깊이 연구하면 음양설은 동양철학의 근간이 되는 것으로 그 의의가 심오하여 덮어놓고 현허한 헛된 공론으로만 인정할 것이 아니다. 그러나 여기서 음양설을 철학적으로 평론·해석하는 것은 너무나 넓고 큰일이라서 여기서는 오직 유형을 표시하는 추상명사로만 보아도 좋다.

① 태음인太陰人 : 지나치게 음에 치우친 사람(過偏於陰之人)으로 곧 순음純陰 중에 양陽을 함유한 사람

② 소음인少陰人 : 음에 약간 치우친 사람(少偏於陰之人)으로 곧 양중陽中에 음陰으로 치우친 사람

③ 태양인太陽人 : 지나치게 양에 치우친 사람(過偏於陽之人)으로 곧 순양純陽 중에 음陰을 함유한 사람

④ 소양인少陽人 : 양에 약간 치우친 사람(少偏於陽之人)으로 곧 음중陰中에 양陽으로 치우친 사람

공公은 말하기를 "내가 의학경험이 있은 지 5,000~6,000년 후에 출생하여 옛 사람들의 저술을 참작하다가 우연히 사상인의 장부성리臟腑性理를 발견하였다. 장중경張仲景은 병증病證의 이름으로서 법을 세운 것이나, 내가 말한 바 사상인론은 인물의 이름으로 법을 세운 것이다"라고 하여 자신의 학설에 대해서 모태적 유래와 독창성을 밝혔다.

【參考】東武曰 人稟臟理 有四不同、肺大而肝小者 名曰太陽人、肝大而肺小者 名曰太陰人、脾大而腎小者 名曰少陽人、腎大而脾小者 名曰少陰人(四端論)[2]。

[참고] 사장四臟이 서로 같지 않다는 이론

① 태양인의 천품天稟은 哀性이 遠散하고 怒情이 促急하다. 哀性이 遠

2) [보충한 설명] 폐비간신(肺脾肝腎)이라 함은 4개의 장(臟)만을 지칭한 것이 아니라 그 기(氣)와 그 계통까지를 가리키며, 대소(大小)라 함은 형(形)의 대소와 기(氣)의 강약허실(强弱虛實)을 포함하여 말한 것이다.

散하면 氣가 肺臟으로 注入함으로 肺가 더욱 旺盛하고 怒情이 促急하면 氣가 肝臟을 激動시키므로 肝이 더욱 削減된다.

② 소양인의 천품은 怒性이 宏抱하고 哀情이 促急하다. 怒性이 宏抱하면 氣가 脾臟으로 注入되므로 脾가 더욱 旺盛하고 哀情이 促急하면 氣가 腎臟을 激動시키므로 腎이 더욱 削減된다.

③ 태음인의 천품은 喜性이 廣張하고 樂情이 促急하다. 喜性이 廣張하면 氣가 肝臟으로 注入되므로 肝이 더욱 旺盛하고 樂情이 促急하면 氣가 肺臟을 激動시키므로 肺가 더욱 削減된다.

④ 소음인의 천품은 樂性이 深確하고 喜情이 促急하다. 樂性이 深確하면 氣가 腎臟으로 注入되므로 腎이 더욱 旺盛하고 喜情이 促急하면 氣가 脾臟을 激動시키므로 脾가 더욱 削減된다.(四端論)

## 2. 사상의학의 우월성

인류의 혈액을 4가지 유형으로 분류한 칼 란트슈타이너(Karl Landsteiner 1868-1943)의 학설을 금과옥조로 하는 오늘날에 있어 누가 감히 사상론을 부인할까만 더욱이 동무공 학설의 독특한 정신은 사상인은 천품적 기질이 상이하니만큼 각각 그 병의 유형이 다르고 적응약이 다르다하여 체질별로 적당한 의약을 구분하여 법칙을 세운데 있다. 하나의 좋은 예로써 닭고기(鷄肉)는 영양적 가치가 풍부하다 하여 우리들의 식탁에 오르내리는 것이다. 그러나 이상하게도 소양인이 이를 섭취할 때는 양독발반(피부발진)이 된다. 그런데 동무공의 사상인 요약要藥의 구별에는 닭고기가 소음인에게 적당한 것으로 명시하고 있다. 이것이 '인품장리 유사부동人稟臟理有四不同'이라는 실증이 되는 것이 아니고 무엇인가.

이러함에도 불구하고 서양의학을 하는 의학자는 이러한 현상을 통칭하여 특이

체질이라 할 뿐이다. 이것으로 보아 과학만능을 자랑하는 현대의학도 육척의 작은 체내에 있는 인체의 비밀은 다 뒤집어냈다고 확언할 수 없는 것이며, 동무공의 탁월한 선견지명을 새삼스러이 우러러 감탄하지 아니할 수 없다.

## 3. 사상인의 유형비율

동무공이 감정한 태소음양인의 유형비율을 보면, 태음인이 제 1위, 소양인이 제 2위, 소음인이 제 3위를 차지하고 태양인은 그 수가 극히 적다고 말하였다.

이제 다시 이것을 숫자적으로 분할하여 보면, 태음인이 50%, 소양인이 30%, 소음인이 20%, 태양인은 1% 이내로 떨어진다. 즉 이 사회에 살고 있는 사람의 수가 1만 명이라고 가정한다면 태음인이 5천 명, 소양인이 3천 명, 소음인이 2천 명이요, 태양인은 그 수가 절대적으로 소수이어서 혹 3~4명 혹은 10여 명밖에 안 된다는 것이다.

**【參考】** 東武曰 太少陰陽人 以今時目見 一縣萬人數大略論之 則太陰人五千人也 少陽人三千人也 少陰人二千人也 太陽人數絶少 一縣中或三四人 十餘人而已 (四象人辨證論)。

## 4. 사상생리학

한의학상으로는 인체생리의 기구조직을 통틀어 불러서 장부臟腑라 한다. 옛 사람들은 간심비폐신을 오장이라 하고, 담·소장·위·대장·방광·삼초를 육부라 하여 장과 부의 관계에 같은 비율의 가치를 부여하고 상대적으로 말하였다.

그러나 동무공은 장은 인체생리기능의 원동력, 부는 그에 소속하여 실질적 역할만을 맡아보는 기관이라는 주종主從관계를 맺어, 부는 장의 계통(예를 들어, 위는 비의 당(黨))으로 편입하였다. 그리고 오장의 '심'을 다시 일신一身의 주主라고 하여 나머지 사장으로 심心을 토土, 폐肺를 목木, 간肝을 금金, 비脾를 화火, 신腎을 수水라고 하였다. 또 삼초三焦를 사초四焦로 분류하여 각 사장이 잡고 있는 자리를 분명히 보여주었다. 이것이 사상의학적 독특한 생리론이라 하겠다.(표1 참고)

[표 1] 사상의학의 장부 소재도

| 四臟 | 位置 | 臟屬 | 位置 | 外體限界 | 四 焦 |
|---|---|---|---|---|---|
| 肺 | 傾下背上 | 胃脘 | 頷下胸上 | 背胸以上 | 上 焦 |
| 脾 | 膂 部 | 胃 | 膈 部 | 膂膈之間 | 中上焦 |
| 肝 | 腰 部 | 小腸 | 臍 部 | 腰臍之間 | 中下焦 |
| 腎 | 腰脊下 | 大腸 | 臍腹下 | 脊臍之間 | 下 焦 |

[표 2] 사상의학의 전체 소속도

| 主官 | 四臟 | 所屬系統 | 四象人의 虛實關係 | | |
|---|---|---|---|---|---|
| | | | 四象 | 虛 | 實 |
| 心 | 肺 | 胃脘·舌·耳·頭腦·皮毛 | 太陽人 | 肝黨 | 肺黨 |
| | 脾 | 胃·乳·目·背膂·筋 | 太陰人 | 肺黨 | 肝黨 |
| | 肝 | 小腸·臍·鼻·腰脊·肉 | 少陰人 | 脾黨 | 腎黨 |
| | 腎 | 大腸·前陰·口·膀胱·骨 | 少陽人 | 腎黨 | 脾黨 |

## 5. 사상병리학

공公은 고대의 의성醫聖인 장중경(張機)[3]와 기백岐伯[4] 두 사람의 학설을 검토하고 수정하여 사상인의 각 체질이 서로 다른 관계로 그 감염되는 병증도 각각 국한되었다는 새로운 병리학을 아래와 같이 발표하였다.

### 1) 장기(張機)학설의 바로잡기(訂正) (의원론醫源論)

옛 사람들의 병증론病證論은 육경음양六經陰陽으로써 법칙을 세웠기 때문에 중경의 상한론에서도 육경음양六經陰陽[5]으로써 병증을 말하여

① 맥脈이 부浮[6]하고 두항頭項이 강통强痛하며 오한惡寒[7]이 나는 것을 태양병증太陽病證이라.

② 구고인건口苦咽乾. 즉, 입맛이 쓰고 목이 타며 눈이 캄캄(目眩)하고, 귀가 먹먹(耳聾)하며, 가슴이 더부룩하고(胸脇滿), 한열寒熱이 왕래往來하며 맥脈이 현弦(유약(濡弱)하고도 긴 것)세細한 것을 소양증少陽證이라.

③ 맥脈이 대大하며 오한惡寒이 나지 않고 도리어 오열惡熱이 나며 땀

---

3) [보충한 설명] ① 장기(張機)의 자(字)는 중경(仲景)이니 열양출생(涅陽出生)으로 후한시대 영제(後漢靈帝) 때에 장사태수(長沙太守)가 되었었다. 한의서적 가운데 금과옥조가 되는 『상한론(傷寒論)』과 『금궤요략(金匱要略)』이 모두 그의 저작이다.

4) [보충한 설명] ② 기백은 황제의 신하이니 황제가 그로 하여금 초목을 맛보아 의약경방을 맡아보게 하였다. 『본초경(本草經)』, 『소문(素問)』의 책이 모두 그에게서 나왔다.

5) [보충한 설명] 육경은 ① 족태양방광경(足太陽膀胱經), ② 족양명위경(足陽明胃經), ③ 족소양담경(足少陽膽經), ④ 족태음비경(足太陰脾經), ⑤ 족소음신경(足少陰腎經), ⑥ 족궐음간경(足厥陰肝經)을 말하였다. 수족(手足)에 다같이 삼음삼양경(三陰三陽經)이 있는 것이나 여기에서 다만 족경(足經)만을 말한 것은 수(手)의 경맥(經脈)은 사지(四肢)로 길게 연락되어 있는 까닭이다.

6) [보충한 설명] 맥부(脈浮) : 맥을 들어 올리면 남고, 누르면 부족하다. 곧 맥을 보는 손을 들면 유여하나 누르면 부족한 것이다.

7) [보충한 설명] 오한(惡寒) : 한기(寒氣)를 증오하는 것, 싫어하는 것.

(汗)이 저절로 나고, 대변大便이 비결秘結하며 눈멍우리가 쑤시고 코가 타며(目痛鼻乾), 헛소리(譫語)를 발發하고, 잠을 이루지 못하는 것을 양명증陽明證이라.

④ 복만시통腹滿時痛. 즉, 배가 더부룩하고 때때로 아프나 입이 타지 않고, 심장心臟에 번민煩悶도 없으며, 소변小便이 잘 나오는 것을 태음증太陰證이라.

⑤ 맥脈이 미세微細하며 입이 건조(燥)하고 잠만 자려드는 것(但欲寐)을 소음증少陰證이라.

⑥ 처음에는 복통자리腹痛自利. 즉, 배가 아프고 오줌(尿)을 지리는 증證이 없으나, 상한육칠일傷寒六七日에 맥脈이 미완微緩하고 수족手足이 궐냉厥冷(역랭逆冷)하며, 혀가 꼬부라지고(舌卷), 불알이 당기는 것(囊縮)을 궐음증厥陰證이라 하였다.

[附] 仲景六條病詩括

① 惡寒脈浮太陽證 頭項强痛又全身

② 寒熱脈弦少陽證 口苦咽乾痞聾眩

③ 脈大惡熱陽明證 目痛鼻乾秘譫汗

④ 腹滿自利太陰證 口不燥兮心不煩

⑤ 脈細欲寐少陰證 自利口燥心又煩

⑥ 脈細微緩厥陰證 肢厥囊縮又舌卷

그런데 이 육조병증六條病證 중에서 삼음병증三陰病證은 모두 소음인의 병증이요, 소양병증은 소양인의 병증이며, 태양병증·양명병증은 소양인·소음인·태음인의 병증이 고루고루 섞여 있으나, 그 중 소음인의 병증이 많다.

[附] 四象受病詩括

① 六條病中三陰病 此證皆有少陰人

② 少陽病乃少陽人 太陽陽明均三人[8)]

③ 四偏竟爲五行賊 臟腑病根各所殊

예로부터 의약법방醫藥法方이 세간에 널리 유행되어 경험을 보고 있는 것은 장중경이 모두 휘몰아 『傷寒論』을 저술하였다. 그러나 옛적의 의사들은 마음의 애오소욕愛惡所欲과 희노애락喜怒哀樂이 편벽偏僻됨이 현저한 것이 병이 되는 것은 알지 못하고, 다만 비위수곡脾胃水穀(음식)과 풍한서습風寒暑濕에 촉범觸犯되는 것이 병이 되는 것만을 알았었다. 그러므로 병과 약을 논하는 전부가 소음인의 비위수곡 중에서 나왔고 소양인의 위열증약에도 간혹 있으나 태음인·태양인의 병정病情에는 전연 컴컴하게 알지 못하였다.

### 2) 기백학설(岐伯學說)의 바로잡기(訂正) (醫源論)

상한 첫째 날에는 巨陽經(太陽과 같은 뜻)이 받음으로 頭·項이 아프고 腰脊이 꼿꼿하며, 둘째 날에는 陽明經이 받나니 陽明은 肉(皮膚)을 主로 하고 그 맥이 코를 거쳐서 눈에 얽히었음으로 身熱이 나고 눈이 아프며 코가 말라서 눕지를 못하며(不臥), 셋째 날에는 少陽經이 받나니 少陽은 膽을 主로 하고 그 맥이 가슴을 거쳐서 귀에 얽혀있음으로 胸脇이 아프고 귀가 먹는 것인데, 3가지 陽經絡은 表陽에 속한 것임으로 모두 病을 받았다 하더라도 아직 臟에는 들어가지 아니한 까닭에 땀만 내면 낫는 것이다.

그러나, 넷째 날에는 太陰經이 받나니 太陰脈은 胃臟에 분포되어 가지고 嗌(喉下食管, 후두 뒤의 식도)에 얽혀있음으로 배가 더부룩하고 목구멍이 타며, 다섯째 날

8) [보충한 설명] 三人은 소양인·소음인·태음인을 지칭함이니 즉, 태양병·양명병 2가지 병증은 소양인·소음인·태음인에 모두 있다는 것이다.

에는 少陰經이 받나니 少陰脈은 腎臟을 꿰뚫고 나가 肺繫(염통줄거리)를 얽고 舌本에 맺힘으로 입이 타고 혀가 말라서 갈증을 느끼며, 여섯째 날에는 厥陰經이 받나니 厥陰脈은 陰器(生殖器)를 거쳐서 肝臟에 얽혀있음으로 煩滿하고 불알이 오그라드는 것인데 三陰 · 三陽 · 五臟六腑가 모두 병을 받아서 榮衛[9]가 行하지 못하고 五臟이 통하지 못하면 드디어 죽는 것이다.

[附] 岐伯六條病詩括

① 傷寒一日受巨陽 頭項幷痛腰脊强

② 二日傳授陽明經 不臥鼻乾又目痛

③ 傷寒三日少陽受 此證耳聾又脇痛

④ 傷寒四日太陰受 腹滿嗌乾是主證

⑤ 傷寒五日少陰受 舌乾口燥渴是證

9) [보충한 설명] 營衛(榮衛)라 하는 두 가지는 혹은 氣血과 바꿔 사용할 수 있는 용어이다. 혹은 氣도 아니오, 血도 아니고 다른 별개의 무엇이 있다고도 하나 근대의 사람인 양백성(楊百城)은 사람이 氣를 음식물(곡식)에서 받는데 곡식이 위에 들어가면 두 가지로 변화하여 하나는 營이 되고 하나는 衛가 된다. 그런데 이 衛는 곡식의 표한(慓悍)한 기운이 맥 밖으로 움직이며 먼저 사지말단에 달아나서 기육(肌肉)을 덥게 하고(以溫肌肉) 腠理(피부)를 살찌게 하며(肥腠理) 겸하여 세균을 박멸시키는 것임으로 衛라는 것은 위외(衛外) 즉, 그것으로써 밖을 호위(護衛)(所以衛外) 한다는 것이다. 榮은 곡식의 정전(精專)한 기운이 맥 안으로 움직이며 먼저 사지말단을 번영케 하고 오장과 육부를 자윤(滋潤)하게 하며 겸하여 백해(百骸)를 영양하여 주는 것임으로 營이라는 것은 영내(榮內), 즉 그것으로써 안을 지킨다는 것(所以守內)이다. 이 營衛가 교류하는 영역은 모세혈관으로서 營氣는 여기에 오면 맥 안으로부터 맥 밖으로 삼출하고 衛氣는 여기에 오면 맥 밖으로부터 맥 안으로 삼입(滲入)하게 된다. 그런데 營氣가 맥 밖으로 삼출할 때에는 함유한 새로운 물질을 가져다가 인체의 모손된 것을 보익해 주므로 백해(百骸)가 힘입어 영양되는 것이 여기에 있고, 衛氣가 맥 안으로 삼입할 때에는 인체 내의 함유된 오래된 물질(노폐물)을 가져다가 맥 안으로 운수(運輸) 시켜서 위로 肺에 가서는 呼吸하는 기운에 의지하여 濁氣는 호흡하여 내보내고 淸氣는 흡수하여 받아들이며 이에서 營과 서로 크게 만나게 되니 『내경』에서 말하는 '營衛生會'란 것이 이것이며 血이 자색이었다가 붉은 색으로 변하게 하는 것이 노폐물을 제거하고 새로운 물질이 생하는 것이며, 아래로 신부(腎部)에 가서는 腎臟을 지날 때에 수분과 염분을 누출시키고 포문(胞門)에 들어가서 남자에 있어서는 정액으로 변화하고 여자에서는 경수(經水)로 변화되니 『내경』에서 말하는 '營衛留止 而生變化也'라는 것이 이것으로서, 이것이 즉 營이며 衛인데 신진대사를 영위하는 것이라 하였다. 나는 이에 다시 이것을 간단하게 말하여 氣血은 그 質을 말한 것이고 營衛라는 것은 그 用을 말한 것이라 하겠다(六講).

⑥ 傷寒六日厥陰受 煩滿囊縮是主證

상한에 兩感된 者는 반드시 死를 면하지 못한다. 상한양감傷寒兩感이라는 것은 즉, 傷寒一日에는 頭痛, 口乾, 煩滿等證(巨陽少陰俱病)을 發하고, 第二日에는 腹滿, 身熱, 不飮食 및 譫語等證(陽明太陰俱病)을 發하고, 三日에는 耳聾, 囊縮, 厥(手足이 오그라지는 證), 水醬不入口(물 한 모금을 못 마시는 것), 不知人 等證(少陽厥陰俱病)을 發하다가 6일 만에 죽는 것인데, 무릇 이런 병증은 죽는 것은 6~7일 이내며, 낫는 것은 10일 이상이 걸린다.

[附] 岐伯兩感病詩括

① 一日巨陽少陰病 頭痛口乾又煩滿

② 二日陽明太陰病 腹滿身熱不食譫

③ 三日少陽厥陰病 聾縮厥迷退水醬

기백岐伯의 논한 바 "거양巨陽, 소양少陽, 소음경병少陰經病은 모두 소양인의 병이오, 양명陽明, 태음경병太陰經病은 모두 태음인의 병이오, 궐음경병厥陰經病은 소음인의 병이다"하였다. 이것이 옛사람의 병증명목病證名目과 사상의학의 인물명목人物名目의 입법立法과의 나뉘는 점이다.

[附] 四象受病詩括

① 巨陽少陽少陰病 此證皆是少陽人

② 陽明太陰太陰人 厥陰病是少陰人

③ 以病以人各有主 凡夫於此難容嘴

# 6. 사상약리학

## 1) 사상의학의 약성관 (四象醫的藥性觀)

이제마 선생은 신농 이하 역대 본초 연구가들의 약은 반드시 증을 따라야 하고 사람을 따르지 않는다는 전통적 학설을 사람과 질병이라는 2가지 요소로 구분하여 약은 사람에 국한된다(약은 사람에 따라서 사용해야 한다)는 새로운 학설을 아래와 같이 발표하였다.

**【參考】** 동무약성가東武藥性歌는 사상인四象人을 통하여 각 체질별 중요약(要藥)의 품목이 총괄되지 못하였으므로 다시 전체 목록을 번잡하지만 표명한다. 뒤섞이고 혼동된 약품에 관해서는 원문을 기록할 때 생긴 오류라는 것을 확인했지만 감히 바로잡지 못하고 다만 각주에 설명하였다.

### (1) 소음인의 약성가(藥性歌) (『동무유고』에서 나온 글. 아래도 동일)

【인삼人蔘】 補脾和脾하고

【백출白朮】 健脾直脾하고

【자감초炙甘草】 固脾立脾라

【당귀當歸】 壯脾而有內守之力하고

【천궁川芎】 壯脾而有外攘之勢하고

【관계官桂】 壯脾而有充足內外之力이라

【진피陳皮】 錯綜脾氣의 參伍[10]勻調라

【백작약白芍藥】 收斂脾元하고

【곽향藿香, 사인砂仁】은 定氣定魂이라

---

10) [보충한 설명] 참오(參伍) : 혹 三, 혹 五하여 서로 착종(錯綜)되는 것을 말함이니 여기에서는 즉 脾氣의 錯綜으로 인한 맥박의 고르지 못한 것 등을 조정시킨다는 뜻.

【건강乾薑, 육두구肉豆蔲】는 溫肉理하고

【제반하製半夏, 포남성炮南星】은 消脾痰이라

【자소엽紫蘇葉, 총백蔥白】은 解脾[11]之表邪하고

【도인桃仁, 홍화紅花[12]】는 醒脾之眞氣하고

【봉출蓬朮, 삼릉三稜】은 滌脾之穢氣라

【포부자炮附子】 爲脾元帥之藥하여 能驅逐脾元虛弱而不能除外冷하여 冷氣侮脾周匝凌侵於胃之四圍者라

【정향丁香, 목향木香, 향부자香附子】 開脾之胃氣而消食進食이라

【자하거紫荷車】 能除脾之久病하고

【파두巴豆】 通脾之關格이라

[附] 소음인 요약要藥의 전체목록(全目) 〔가나다 순〕

〔음식물食物〕 닭(雞), 비둘기(鳩), 개(狗), 노루(獐), 꿩(雉), 마늘(蒜), 파(葱), 감자(甘藷)

| 訶 子 | 丹 蔘 | 白豆蔲 | 蘇 木 | 益智仁 | 青(陳)皮 |
|---|---|---|---|---|---|
| 乾 薑 | 大 棗 | 白芍藥 | 蘇(子)葉 | 人 蔘 | 草 果 |
| 乾 漆 | 當 歸 | 鼈 甲 | 蘇合香 | 茵 蔯 | 沈 香 |
| 甘 草 | 杜 冲 | 蜂 蜜 | 水 鐵 | 楮實子 | 巴戟天 |
| 桂 皮(枝) | 良 薑 | 蓬 朮 | 安息香 | 赤石脂 | 巴 豆 |
| 苦楝根 | 鬱 金 | 附子와 烏頭 | 罌 粟 | 丁公藤 | 何首烏 |
| 韮 子 | 硫 黃 | 砂 仁 | 五靈脂 | 丁 香 | 香附子 |
| 橘 紅 | 木 香 | 山楂子 | 吳茱萸 | 枳 實 | 香 薷 |
| 金沸草 | 半 夏 | 三 稜 | 烏 藥 | 鐵 粉 | 玄胡索 |
| 藿 香 | 白殭蠶 | 三 七 | 禹餘粮 | 蒼(白)朮 | 茴 香 |
| 貫 衆 | 白檀香 | 石 斛 | 肉豆蔲 | 川 芎 | 厚 朴 |
| 南 星 | 白附子 | 細 辛 | 益母草 | 川楝子 | 黃 蓍 |

11) 原本에는 肌로 되어 있으나, 脾가 옳다. -편저자 주

12) 원래 杏花로 되어 있으나, 북한 보건성 『東武遺稿』를 참고하면 紅花가 옳다. -편저자 주

### (2) 소양인의 약성가(藥性歌)

【숙지황熟地黃】 補腎和腎하고

【산수유山茱萸】 健腎直腎하고

【복령茯苓】 固腎立腎이라

【지모知母】 壯腎而有內守之力하고

【택사澤瀉】 壯腎而有外攘之勢하고

【목통木通】 壯腎而有充足內外之力이라

【목단피牧丹皮】 錯綜腎氣의 參伍勻調라

【황백黃栢】 收斂腎元하고

【상심자桑椹, 구기자枸杞子】는 安精定志라

【석화石花, 동변童便】은 滋[13]骨髓하고

【과루인瓜蔞仁, 죽력竹瀝[14]】은 豁腎痰이라

【강활羌活, 방풍防風】은 解腎氣之表邪而羌活이 優力이니라

【황련黃連, 산치자山梔子】는 醒腎之眞氣하고

【활석滑石, 저령豬苓】은 滌腎之穢氣라

【맥아麥芽, 생지황生地黃, 지골피地骨皮, 죽여竹茹】는 開腎之胃氣而消食進食이라

【석고石膏】 爲腎元帥之藥하여 能驅逐腎元氣弱而不能除外熱하여 熱氣侮腎周匝凌侵於胃之四圍者라

【경분輕粉】 除腎之久病하고

【감수甘遂】 通腎之結胸이라

13) 본래 溢(넘칠 일)로 되어 있으나, 『동무유고』에 의하여 滋로 고침. -편저자 주
14) [註] 竹瀝은 태음인의 약이니 베껴 쓰기(傳書)의 오류가 아닌가 한다.

[附] 소양인 요약의 전체목록

| 茄 子 | 大 麥 | 芒 硝 | 石 膏 | 自然銅 | 天花粉 |
|---|---|---|---|---|---|
| 甘 遂 | 獨 活 | 麥 芽 | 石雄黃 | 石 油 | 菟絲子 |
| 柑 子 | 冬葵子 | 牧丹皮 | 蟾 蜍 | 猪 苓 | 夏枯草 |
| 羌 活 | 銅 屑 | 木 賊 | 菘 菜 | 猪 肉 | 海金砂 |
| 輕 粉 | 童 便 | 木 通 | 水 銀 | 田 螺 | 海 蔘 |
| 苦 蔘 | 燈 心 | 沒 藥 | 熟地黃 | 前 胡 | 玄 蔘 |
| 蕎 麥[15] | 地膚子 | 薄 荷 | 柴 胡 | 釣鉤藤 | 荊 芥 |
| 葵 花 | 地 楡 | 斑 猫 | 神 麯 | 朱 砂 | 胡桐淚 |
| 枸杞子 | 地骨皮 | 防 風 | 蜈 蚣 | 知 母 | 琥 珀 |
| 瞿麥子 | 連 翹 | 茯 苓 | 牛蒡子 | 車前子 | 虎杖根 |
| 龜 板 | 靈 砂 | 覆盆子 | 乳 香 | 靑 黛 | 紅 花 |
| 金銀花 | 爐甘石 | 檳 榔 | 肉蓯蓉 | 靑箱子 | 黃 丹 |
| 瓜蔞仁 | 蘆 薈 | 山茱萸 | 忍 冬 | 靑 蒿 | 黃 連 |
| 女貞實 | 梨 實 | 山梔子 | 王不留行 | 草決明 | 黃 栢 |
| 大 戟 | 馬齒莧 | 生地黃 | 自己尿 | 澤 瀉 | 滑 石 |

(3) 태음인의 약성가(藥性歌)

【맥문동麥門冬】 補肺和肺하고

【오미자五味子】 健肺直肺하고

【사당砂糖】 固肺立肺라

【산약山藥】 壯肺而有內守之力하고

【길경桔梗】 壯肺而有外攘之勢하고

【우황牛黃】 壯肺而有充足內外之力이라

【석창포石菖蒲】 錯綜肺氣의 參伍均調라

【황금黃芩】 收斂肺元하고

【산조인酸棗仁, 용안육龍眼肉】은 安神安意라

【천문동天門冬, 감국甘菊】은 開皮毛하고

【상백피桑白皮, 행인杏仁】은 潤肺痰이라

---

15) 蕎麥(교맥)은 메밀로 태양인 약으로 본다. 소양인 약에 잘못 들어간 것으로 보인다. -편저자 주

【마황麻黃, 관동화款冬花】는 解肺之表邪라

【연자육蓮肉, 의이인薏苡仁, 백과白果, 황률黃栗】은 開肺之胃氣而消食進食이라

【웅담熊膽】 爲肺元帥之藥하여 能驅逐肺之邪氣而其功이 如脾之炮不附子와 腎之石膏也라

【원지遠志, 저근백피樗根白皮】는 醒肺之眞氣하고

【울금鬱金, 주사朱砂[16)]】는 滌肺之穢氣라

【사향麝香】 能除肺之久病하고

【대황大黃】 通肺之痢疾이라

[附] 태음인 요약의 전체목록

| 葛 根 | 荔 枝 | 柏子仁 | 石 油 | 葳靈仙 | 天竺黃 |
|---|---|---|---|---|---|
| 京 墨 | 蓮子(肉) | 白 芷 | 石 耳 | 遠 志 | 土茯苓 |
| 藁 本 | 鹿 茸 | 鳳仙子 | 石菖蒲 | 楡 皮 | 土 芋 |
| 昆 布 | 龍 骨 | 浮萍草 | 仙 茅 | 薏苡仁 | 澤 蘭 |
| 蚯 蚓 | 龍 腦 | 榧 子 | 小 麥 | 紫 菀 | 薄公英 |
| 金 箔 | 龍眼肉 | 射 干 | 松 耳 | 紫 草 | 貝 母 |
| 桔 梗 | 李 實 | 使君子 | 續 斷 | 樗根皮 | 蒲 黃 |
| 款冬花 | 鯉 魚 | 沙 蔘 | 續隨子 | 薺 苨 | 杏 實 |
| 蕨 菜 | 馬兜鈴 | 蛇床子 | 松 葉 | 蠐 螬 | 杏 仁 |
| 南 瓜 | 麥門冬 | 砂 糖 | 松 脂 | 皂 角 | 蟹 |
| 大 豆 | 麻 仁 | 麝 香 | 松 花 | 棕 櫚 | 海 帶 |
| 大豆黃卷 | 麻 黃 | 山 藥 | 升 麻 | 竹 茹 | 海松子 |
| 大麻子 | 白 礬 | 桑奇生 | 烏 梅 | 蒺藜子 | 海 藻 |
| 大 黃 | 白 薇 | 桑白皮 | 五味子 | 蒼耳子 | 樺 皮 |
| 唐皁角 | 白 果 | 酸 漿 | 牛 肉 | 穿山甲 | 虎 骨 |
| 冬 瓜 | 白 芨 | 酸棗仁 | 牛 黃 | 青蒙石 | 黃 芩 |
| 糯 米 | 白 礬 | 橡 實 | 雲 母 | 天 麻 | 黃 栗 |
| 蘿蔔子 | 白 蘞 | 犀 角 | 熊 膽 | 天門冬 | 以上 |

16) [註] 울금(鬱金)은 소음인의 약, 주사는 소양인의 약이니 베껴 쓰기(傳書)의 오류가 아닌가 한다. 울금은 태음인 약으로 본다. -편저자 주

### (4) 태양인의 요약

【參考】 태양인은 사상인 가운데 그 숫자가 절대적으로 소수임과 아울러 적응약도 또한 많지 않아서 참고로써 첨부한다.

【교맥蕎麥】 實腸胃之力하고

【노근蘆根】 治乾嘔噎·五噎 煩悶이라

【목과木果】 止嘔逆(煮汁飲之)하고

【방합蚌蛤】 治反胃吐食이라

【송절松節】 療脚軟弱하고

【오가피五加皮】 治兩脚疼痺·骨節攣急·痿癖라 (小兒三歲不能行에 服此便行走라)

【저두강杵頭糠】 主噎食[17]·咽喉塞하고

【미후도獼猴桃】 治熱壅[18]·反胃라 (取汁飲)

【즉어鯽魚】 治反胃하고

【포도근葡萄根】 止嘔噦(濃煎服)라

## 2) 체질에 맞지 않는 약을 먹고 해를 입었던 경험례[19](經驗他藥受害例)

### (1) 태음인약(太陰人藥) (약물 이름은 가나다순, 이하 동일함)

① 갈근葛根 [少陽人] 口逆 [少陰人] 呃[20]氣

② 대황大黃 [少陰人] 泄瀉

17) 『동의수세보원』에는 主噎 食不下로 되어 있음. -편저자 주

18) 『동의수세보원』에는 治熱壅으로 되어 있음. -편저자 주

19) 예를 들면, 太陰人의 要藥 葛根을 少陽人에게 응용할 때는 口逆, 少陰人에게 응용할 때는 嘔氣를 초래하는 해가 있음을 실험한 것이다.

20) 呃: 딸꾹질(애). -편저자 주

③ 마황麻黃 [少陰人] 口渴, 汗多惡寒

④ 사군자使君子 [少陰人] 呃氣

⑤ 생우육生牛肉 (쇠고기 날것) [少陰人] 痢疾

⑥ 조각皁角 [少陽人] 口逆

### (2) 소음인약(少陰人藥)

① 계지桂枝 [太陽人] 陽毒升 [太陰人] 陽毒升

② 꿩고기雞肉 [少陽人] 陽毒發斑

③ 당귀當歸 [太陰人] 泄瀉

④ 부자附子 [少陽人] 熱毒升[21], 惡寒

⑤ 인삼人參 [少陽人] 熱毒升

⑥ 침향沈香 [少陽人] 口渴

⑦ 파두巴豆 [太陽人] 腸痛泄瀉

### (3) 소양인약(少陽人藥)

① 감수甘遂 [太陰人] 胸燥煩痛 [少陰人] 口渴, 泄瀉

② 경분輕粉 [少陰人] 腹痛

③ 교맥蕎麥 [少陰人] 浮氣生

④ 과菰 [少陰人] 泄瀉

⑤ 영사靈砂 [少陰人] 手足厥冷 [太陰人] 口渴

⑥ 이자梨子 [少陰人] 呃氣

⑦ 석고石膏 [少陰人] 痰盛泄瀉 [太陰人] 手足厥冷

⑧ 수은水銀 [太陰人] 眩暈 [少陰人] 腹痛

⑨ 시호柴胡 [太陰人] 汗不止 [少陰人] 汗不止

21) 본래 熱升毒으로 되어 있으나 위의 陽毒升을 참고하여 수정함. -편저자 주

⑩ 돼지고기豬肉 [少陰人] 滯動風

⑪ 지모知母 [少陰人] 大害

⑫ 황백黃栢 [太陰人] 小便閉 [少陰人] 口逆

⑬ 황련黃連 [少陰人] 頭痛

### 3) 경험에 근거한 증(症)에 따라 가감하는 법[22](經驗隨症加減法)

#### (1) 頭痛

[太陰人] 桔梗, 升麻, 遠志, 黃芩

[少陰人] 桂枝, 當歸, 川芎

[少陽人] 苦參, 生地黃, 石膏, 牛蒡子, 黃連

#### (2) 腹痛

[太陰人] 柏子仁, 使君子肉, 元肉[23]

[少陰人] 乾薑, 官桂, 附子, 五靈脂, 吳茱萸, 益智仁

[少陽人] 苦參, 滑石, 黃連

#### (3) 風症

[太陰人] 山藥, 石菖蒲, 遠志

[少陰人] 砂仁(一錢), 烏藥, 人參(各一兩)

[少陽人] 生地黃, 石膏(各一兩)

---

22) 예를 들면 두통에도 태음인은 桔梗, 소음인은 桂枝, 소양인은 黃連 等 약을 더해야 되는 것을 실험한 것이다.

23) 元肉은 龍眼肉.

### (4) 寒症

[太陰人] 桔梗, 蘿蔔子, 麻黃, 升麻, 薏苡仁

[少陰人] 乾薑, 桂枝, 官桂, 白芍藥, 附子

[少陽人] 苦參, 靈砂, 生地黃, 柴胡, 黃連

### (5) 嘔吐

[太陰人] 桔梗, 款冬花, 大黃, 麥門冬, 五味子

[少陰人] 乾薑, 桂枝, 藿香, 半夏, 白朮, 生薑

[少陽人] 甘遂, 瓜蔞仁, 前胡

### (6) 發汗

[太陰人] 桔梗, 麻黃, 黃芩

[少陰人] 桂枝, 白芍藥, 蒼朮, 黃耆

[少陽人] 羌活, 獨活, 柴胡, 前胡

### (7) 止汗

[少陰人] 桂枝, 附子, 黃耆

[少陽人] 山茱萸, 熟地黃, 澤瀉

### (8) 尿不利

[太陰人] 桔梗, 麥門冬, 紫萍, 黃芩

[少陰人] 乾薑, 良薑, 益智仁, 白何首烏, 赤何首烏, 陳(靑)皮, 香附子

[少陽人] 羌活, 獨活, 防風, 猪苓, 梔子, 車前子, 澤瀉, 荊芥

(9) 泄 瀉

[太陰人] 乾葛, 乾栗, 蘿蔔子, 薏苡仁, 樗根白皮

[少陰人] 桂枝, 白朮, 藿香

[少陽人] 苦參, 生地黃, 石膏, 澤瀉, 黃連

(10) 霍 亂

[少陰人] 官桂, 附子

(11) 腹 冷

[少陰人] 乾薑, 肉豆蔻

(12) 挾 滯

[太陰人] 大黃, 蘿蔔子, 遠志

[少陰人] 半夏, 蓬朮, 砂仁, 三稜

[少陽人] 牧丹皮

(13) 痰 喘

[太陰人] 款冬花, 白果, 桑白皮, 五味子

[少陰人] 桂枝, 半夏, 生薑, 玄胡索

[少陽人] 瓜蔞仁, 靈砂, 熟地黃, 前胡, 荊芥, 防風

(14) 痢 疾

[太陰人] 桔梗, 樗根白皮

[少陰人] 大蒜, 罌粟殼, 益母草, 赤石脂, 淸蜜

[少陽人] 瓜蔞仁, 白茯苓, 生地黃, 川黃連, 澤瀉

### (15) 燥 熱

[**太陰人**] 葛根, 大黃, 升麻, 皁角

### (16) 瘧 疾

[**少陰人**] 桂枝, 白朮, 白何首烏, 人參

# 제2편
# 사상각론
## -사상인의 유형감별

## 第2編 四象各論
## -四象人의 類型鑑別

## 1. 太陽人 (金氣成局·龍之性)

### 1) 외부상태

(1) 용모 : 뚜렷(方圓)하다.

(2) 기육 : 수척瘦瘠하다.

(3) 체격

① 목덜미(腦顀=頸椎)가 굵다(起勢盛壯).

② 허리통(腰圍)이 가늘다(立勢孤弱).

③ 다리힘(脚力)이 위둔痿鈍하다.

**【參考】** 其狀 軒軒儲儲 反身折膕。

그 득의양양하여 거만한 듯 하고, 가슴과 배가 나와 몸이 뒤로 젖혀진 듯하고 오금이 꺽인 것 같다.[1]

### 2) 내부상태

(1) 肺 : 크다(氣强形大).

1) 김기욱, 문재곤.『뜻으로 푼 황제내경 영추』, 법인문화사. 2014, p.337

(2) 肝 : 작다(氣虛形小). (이하 같다)

### 3) 심리상태

(1) 心情

① 택교심擇交心이 넓지 않다.

② 인신공격심人身攻擊心이 많다.

③ 절취심竊取心이 있다.

④ 과장심誇張心과 자존심自尊心이 많다.

⑤ 거조擧措[2)]가 추소麤踈[3)]하여 사업에 실패가 있어도 후회심後悔心이 없다.

⑥ 방종심放縱心이 지나치다.

(2) 性情

① 과단성果斷性과 소통성疏通性이 많고 나아가고자 하고 물러나지 않고자 하는 본성(欲進不退性)이 강하다.

② 폭노暴怒와 심애深哀가 심하다.

(3) 특징 : 교제交際가 민활敏活하다.

[주의] 태양인의 체형은 그다지 분별하기가 어려운 것은 아니지만 그 숫자가 드문 관계로 가장 분별하기가 곤란하다. 그러나 태양인이 쉽게 걸리는 병증인 噎膈·反胃·解㑊 등의 병증이 큰 특징이 되기는 한다. 그 이상한 것은 태양인은 이 같은 병증의 잠복기가 장기간이어서 아주 중태에 빠지기 전까지는 자각 및 타각증상을 초래하지 아니하여 완연히 병이 없는 건강인과 같다는 것

---

2) 擧措(거조): 擧는 일을 벌이는 것, 措는 가만히 두는 것. 『동의수세보원』에서 少陽人의 性氣를 恒欲擧而不欲措라 하였다. -편저자 주

3) 麤踈(추소): 거칠고 소홀하다. -편저자 주

이다. 단, 소음인의 노인도 噎膈證이 있는 수가 있으니 태양인으로 오진하지 말아야 할 것이다.

【參考】 太陽人 女子는 體形이 壯實하나 肝小脇窄하여 子宮이 不足한 故로 生産을 못한다.

### 4) 소질(素質)과 특이증(特異證)

(1) 국한증局限證과 이감증易感證

① 外感病의 腰脊病(內經所謂解㑊病[4]).

② 內觸病의 小腸病(朱震亨 所謂 噎膈[5] · 反胃[6]等證).

(2) 특이증 : 噎膈證에 걸리면 胃脘(胃의 內腔)의 上焦가 散豁(豁然散慢)하여 바람(風)과 같다.

### 5) 진단

(1) 건강상태

① 면색이 희고, 기육肌肉이 瘦瘠한 것.

② 대변이 潤滑하고 多大한 것.

③ 소변이 多量이고 頻數한 것.

(2) 병적상태

① 얼굴빛(面色)이 검은(黑) 것.

---

4) [보충한 설명] 解㑊 : 體中肌肉이 解弛되는 筋不束骨의 病이니 內經에서 "隨傷則削爍胻痠, 體解㑊然不去矣"라 云云한 것이 그것으로서 즉, 힘줄이 解弛되어 骨節을 支持하지 못하는 病이니 서양의학에서 骨軟化證이 그것이다.

5) [보충한 설명] 噎膈 : 噎塞과 同一한 것으로서 陽氣가 나오지 못하는 것을 塞이라, 陰氣가 下降하지 못하는 것을 噎이라 하니 즉, 飮食이 食管에서 阻礙不下하는 것으로서 서양의학에서 食道狹窄證이 그것이다.

6) [補註] 反胃 : 飮食이 들어가면 다시 吐出되는 證이니, 그의 病原은 噎膈과 相似한 것으로서 서양의학에서 慢性嘔吐가 그것이다.

② 기육이 肥胖한 것.

(3) 심상증尋常證

① 大惡寒·發熱·身體疼痛證.

② 腹痛[7]·腸鳴·泄瀉·痢疾等證.

③ 八九日大便不通證.

(4) 금기증禁忌證

① 解㑊과 噎膈의 兼證.

② 鳩尾(胸骨劍狀突起 · 俗稱 명치 끝)下에 塊(뭉치 · 俗稱 積)가 있는 것.

【參考】塊(덩어리)가 작은 것은 치료할 수 있으나, 괴가 큰 것은 불치이다.

### 6) 치료원칙

태양인의 병은 陽이 많고 陰이 적음으로 陰을 脫치 말고, 陽을 瀉하여 補陰으로써 爲主할 것이다.

### 7) 평시의 섭생

(1) 항상 진노嗔怒, 심애深哀, 공구심恐懼心을 경계할 것이다.

(2) 厚味의 음식물을 禁할 것이다.

### 8) 태양인의 증치시괄(證治詩括)

(1) 외감外感

① 解㑊下體解 脚力不能行

② 若有身體痛 其人亦完健

③ 戒哀遠怒修淸定 當用五加壯脊湯

7) 본래 腸痛으로 되어 있으나 『동의수세보원』에 근거하여 수정함. -편저자 주

(2) 내촉內觸

① 噎膈胃脘枯 食物難入口

② 若有泄瀉證 其人亦完健

③ 必遠嗔怒斷厚味 當用獼猴植腸湯

【參考】靈樞通天篇曰 太陽之人、居處于于、 好言大事、無能而虛說、志發於四野、擧措不顧是非、爲事如常、自用、事雖敗而常無悔。

『영추』 통천편에서 말하길, 태양인은 평소에 얽매이지 않고 큰일을 말하기를 좋아하며, 능력은 없으면서 큰소리를 잘치고, 뜻은 고원하지만 행동거지에 시비를 돌아보지 않으며, 일을 함께 늘 자신만만하여 일이 비록 실패하여도 늘 후회하지 않는다.[8)]

[ 又 ] 太陽之人、多陽而少陰、必謹調之、無脫其陰而寫其陽、陽重脫者易狂、陰陽皆脫者、暴死不知人也。

태양인은 양기가 많고 음기가 적으니, 반드시 그것을 잘 조절하여 음기를 잃지 않게 하고 양기를 적당히 빼내되 지나치게 빼내서는 안 된다. 양기가 과도하게 빠지면 쉽게 발광하고, 음양이 모두 빠진 경우는 갑자기 죽거나 사람을 알아보지 못한다.[9)]

8) 김기욱, 문재곤. 『뜻으로 푼 황제내경 영추』. 법인문화사. 2014, pp.335-336
9) 위의 책, pp.335-336

## 2. 太陰人 (水氣成局 · 牛之性)

### 1) 외부상태

(1) 용모

① 잠깐 흐른 것(似下流)같으나 후중厚重하다.

② 빛이 검다(黯黯).

(2) 기육 : 대개는 비반肥胖하나 견실堅實하다.

단, 태음인의 변체變體는 수척瘦瘠한 者도 있으나 골격만은 견실하다.

(3) 체격

① 신장이 健壯長大하나 혹은 矮短한 者도 있다.

② 목덜미(腦顀)가 가늘다(起勢孤弱).

③ 허리통(腰圍)이 굵다(立勢盛壯).

④ 엄연儼然하고 꿋꿋하다(膕然未僂).

**【參考】** 黰黰然黑色、念然下意、臨臨然長大、膕然未僂。

얼굴빛이 어둡고 칙칙하며 겸손한 척하며, 신체가 든든하게 장대하고 몸이 구부정하나 꼽추는 아니다.[10]

### 2) 내부상태

(1) 肺 : 작다.

(2) 肝 : 크다.

### 3) 심리상태

(1) 심정

10) 위의 책, p.337

① 가정을 重하게 여기고 외계外界를 가볍고 소홀히 하는 마음이 있다.

② 교만심驕慢心이 많다.

③ 사치심奢侈心이 많다.

④ 물욕심食慾心이 많다.

(2) 성정

① 안일한 것을 좋아하고, 동작하기를 싫어한다.

② 꾹 참고 톡톡 내뱉지(和而不發)를 아니하여 희노喜怒를 형색形色에 나타내지 않는다.

③ 일을 제때에 못하고 늦게 서두른다(不務時動而後之).

④ 매일 머리 빗기를 좋아한다.

⑤ 낭락浪樂과 심희深喜가 심하다.

(3) 특징 : 사업성취에 장기가 있고, 거처범절에 예의범절 있으며, 내명內明[11]하기 짝이 없다.

[주의] 태음인과 소음인은 체형이 대략 비슷하나 그 병증을 보면 분별해서 알게 된다.

**【參考】** 예로부터 영웅이나 열사가 태음인 중에 많으나 그에 반해서 심지가 흉험하고 식견이 혼탁하며 나태하고 어리석어 족히 거론할 가치가 없는 자도 또한 태음인이다.

11) 內明(내명): 겉은 어수룩하지만 속은 슬기롭다 -편저자 주

### 4) 소질과 특이증

(1) 局限胃脘寒表證[12]

① 張仲景麻黃湯證[13]

② 寒厥(惡寒不發熱을 말함이오, 手足厥逆을 말함이 아니니, 흔히 통속적으로 장감병(長感病)이라 하고 서양의학으로는 장티푸스).

③ 頷結咳證(억지로 기침하면 痰이 혹은 나오고, 혹은 안 나오는 것).

(2) 局限肝熱裡證

① 陽毒과 溫疫(발진티푸스).

② 燥熱證(手指焦黑斑瘡과 消渴引飮等證).

③ 眞氣猶恸(선천부족).

④ 食後痞滿證과 腿脚無力證.

⑤ 泄瀉證.

⑥ 咳嗽證(급만성기관지염).

⑦ 哮喘證(기관지천식의 종류).

⑧ 胸腹痛.

⑨ 腹脹浮腫.

⑩ 卒中風等證(뇌출혈).

(3) 易感證

① 目眥引上證(안면신경 대뇌각의 족부마비[大腦脚足部麻痺]).

② 目睛內痛證(삼차신경의 제일지통).

③ 怔忡證(신경성 가슴 두근거림).

④ 胸膈證(胸膈閉結、胸膈脹滿、胸膈煩滿 등의 증상을 말함이니 즉, 폐기종과

---

12) 본래 胃寒表證으로 되어 있으나 『동의수세보원』에 근거하여 胃脘寒表證으로 수정함. -편저자 주

13) 본래 원문에 桂枝湯證이라 되어 있으나 『동의수세보원』에 근거하여 麻黃湯證으로 수정함. -편저자 주

기흉 등 증).

(4) 특이증

① 痢疾에 걸릴 때에는 小腸의 中焦가 窒塞하여 안개(霧)와 같은 것.

② 胃脘이 寒邪를 받을 때에는 表寒證을 초래하여 寒厥證을 보이는 것이 통례인데 2~3일 이내에 發熱出汗이 못되고 4~5일 후에야 發熱이 되면 반드시 長感으로 변하는 것.

③ 肝臟이 熱邪를 받을 때에는 언제나 裡熱證을 보여 반드시 溫疫을 초래하는 것.

## 5) 진단

(1) 건강상태

① 汗液이 通暢한 것.

② 脈搏이 緊長한 것.

(2) 병적상태 : 大便이 秘燥하고 小便이 많으며 물이 많이 먹히는 것(大煩渴引飮).

(3) 심상증

① 虛汗이 줄줄 흐르는 것(淋漓).

② 傷寒 2~3일 후에 發熱汗出(眉稜 또는 顴上에 구슬땀이 있으면 복약하지 아니 하여도 낫는다)이 되는 것.

(4) 금기(重證)

① 怔忡證.

② 哮喘.

③ 한 달 내에 3~4회 夢泄(遺精)이 있는 것.

(5) 금기(險證)

① 哮喘病.

② 胸腹痛.

③ 腹脹浮腫.

④ 원래 熱病(宿患)이 중한 者가 온역에 걸린 것.

⑤ 졸중풍에 수족이 拘攣[14] 되고, 눈을 감는(眼合) 것.

⑥ 飮一溲二. 즉, 물 한 그릇을 마시고 오줌 두 그릇씩을 누는 것.

(6) 불치증 : 寒厥 六七日 後에도 發熱汗出이 안 되는 것.

**【參考】** 태음인이 寒厥에 걸렸을 때에 나는 땀(汗)은 額上(전두부), 眉稜上(안와돌기부), 顴上(윗턱)을 막론하고 기장쌀 크기와 같고 發熱한 지 한참 된 뒤에 거두는 것은 正(正氣)强邪(邪氣)弱의 증후이니 快汗이다. 땀나는 것이 작은 알갱이(微粒)와 같거나 혹은 줄줄 흘러서 알갱이가 맺히지 않고(淋漓無粒) 잠깐 사이에 거두는 것은 正弱邪强의 증후이니 快汗이 아니다.

태음인이 등 부위 후면으로 腦以下에 땀 기운(땀난 흔적)이 없는 것은 흉증이오, 전체에 균일하게 汗氣가 있으나 오직 耳門(顳顬部섭유부-관자뼈) 좌우에 汗氣가 없는 것은 死證이다. 구토가 나면 병이 반드시 낫는데 면색이 창백한 자는 燥證이 없는 것이오, 면색이 황색 혹은 적흑한 자는 燥證이 많은 것이며, 땀이 많고 小便이 赤澁한 것은 表熱證이다.

14) [보충한 설명] 拘는 筋脈의 拘攣不伸을, 攣은 筋肉의 短縮拘急을 말함이니, 拘攣은 즉 筋肉의 이상긴장을 말함이다. 〔素問 生氣通天論〕 緛短爲拘. (쪼그라들고 짧아지는 것을 구라 한다)

## 6) 太陰人과 少陰人의 病證區別

| 太陰人 | 少陰人 |
|---|---|
| ① 虛汗이 있으면 完實하다. | ① 虛汗이 있으면 大病이다. |
| ② 陽剛堅密하면 大病이다. | ② 陽剛堅密하면 完實하다. |
| ③ 有胸膈怔忡症. | ③ 有手足悗[15]亂證. |
| ④ 目眥引上과 目睛內痛證이 있다. | ④ 目眥引上과 目睛內痛證이 없다. |
| ⑤ 平時呼吸이 恒常 平均하여 異狀이 없다. | ⑤ 平時呼吸이 恒常 平均하나 간혹 一太息이 있다. |
| ⑥ 瘧疾惡寒中에 冷水를 善飮한다. | ⑥ 瘧疾惡寒中에 冷水를 不飮한다. |
| ⑦ 脈搏이 長하면서 緊하다. | ⑦ 脈搏이 緩하면서 弱하다. |

## 7) 치료원칙

태음인의 천품은 피(血)가 濁하고 氣가 濇하므로 항상 通利하기로써 위주할 것이다.

## 8) 약이藥餌의 반응

【參考】 이는 경험하여 새롭게 첨부한 것으로서, 즉 위에서 설명한 〔他藥受害例〕이니 少陽人[16]의 要藥인 甘遂를 太陰人에게 應用할 때는 胸燥煩痛이 됨과 같다. 단, 약물명은 가나다순이다. 이하 같다.

① 甘遂 : 胸燥煩痛이 된다.

② 桂枝 : 陽毒發斑이 된다.

③ 靈砂 : 口喝이 난다.

④ 石膏 : 手足厥冷이 된다.

15) 본래 恍으로 되어 있는데 『동의수세보원』에 근거하여 수정함. -편저자 주

16) 본래 太陽人이라 적혀 있으나 甘遂는 소양인 약물이므로 수정함. -편저자 주

⑤ 柴胡 : 汗出不止가 된다.

⑥ 黃栢 : 小便閉가 된다.

### 9) 평시의 섭생

① 항상 낭락浪樂, 심희深喜, 겁심怯心 등을 경계할 것이다.

② 厚味의 음식물을 금할 것이다.

### 10) 태음인의 증치시괄(證治詩括)

#### (1) 表病

① 太陰臟理胃本寒 惡寒頭痛太陽證

② 長沙麻黃爲蠹材 當用麻黃發表湯

③ 長感寒厥又發熱 當觀額眉顴唇汗

④ 頭痛骨節痛 眉汗快免危

⑤ 顴汗生路寬 唇汗病已解

⑥ 臆汗病大解 可點病輕重

⑦ 全體雖有汗 又看耳後汗

⑧ 五日無汗者 當用熊膽散

⑨ 寒多熱少湯 蠐螬五七九

⑩ 便滑乾栗薏苡仁 便燥葛根大黃屬

⑪ 病解後用藥 調理肺元湯

⑫ 瘟病怔忡泄瀉證 太陰調胃樗一錢

⑬ 失治又染瘟病重 太陰調胃加升芩

⑭ 面汗疫減大便閉 仍用葛根承氣湯

#### (2) 裏病

① 肝熱太陰人 瘟病大熱證

② 陽毒面赤身發斑 葛根解肌又黑奴

③ 增惡壯熱燥澁者 頭面項頰赤腫者

④ 皁角大黃湯 葛根承氣湯

⑤ 身熱腹痛自利者 當用葛根解肌湯

⑥ 身寒腹痛自利者 太陰調胃加升芩

⑦ 發熱譫語大便秘 葛根承氣寒少湯

⑧ 手指焦黑斑瘡病 熱多寒少加藁芩

⑨ 燥熱飮一溲反二 熱多寒少加膏軍

⑩ 眞氣猶怮稟賦弱 拱辰黑元鹿茸湯

⑪ 食後痞滿證 脚腿亦無力

⑫ 拱辰黑元丹 鹿茸大補湯

⑬ 太陰調胃湯 調胃升淸湯

⑭ 表寒泄瀉證 太陰調胃湯

⑮ 表熱泄瀉證 葛根蘿菖湯

⑯ 咳嗽有三方 太陰調胃湯

⑰ 鹿茸大補湯 拱辰黑元丹

⑱ 哮喘太重證 麻黃定喘湯

⑲ 腹痛危急證 麻黃定痛湯

⑳ 泄瀉發慢風 宜用補肺湯

㉑ 夢泄虛勞病 熱多寒少湯

㉒ 便秘加大黃 不秘加龍骨

㉓ 拱辰黑元丹 鹿茸大補湯

㉔ 中風有二種 急發亦急死

㉕ 面色黃赤者 目瞪胸臆格

㉖ 面色青白者 眼合手足攣

㉗ 目瞪瓜葉散 眼合淸心丸

㉘ 眼合遠志菖蒲末 皁角三分吹入鼻

㉙ 太陰中風宜撓動 少陽中風大忌撓

㉚ 中毒吐瀉證 宜用麝香散

## 3. 少陰人 (木體成局 · 驪之性)

### 1) 외부상태

(1) 용모 : 달모양(月形)으로 둥그나 혹은 말상(馬狀)도 있다.

(2) 기육 : 부연浮軟하다.

(3) 체격

① 신장이 대개는 왜단하나 혹은 장대한 자도 있다.

② 가슴(胸襟)이 좁다(包勢孤弱).

③ 엉덩이(膀胱)가 넓다(坐勢盛壯).

(4) 체능體能 : 서면 뒤뚝뒤뚝하고(立則躁險), 보행할 때에는 앞으로 수그린다.

**【參考】** 淸然竊然、固以陰賊、立而躁險、行而似伏。

맑고 고결한 듯하나 암암리에 나쁜 짓을 하고 음험하여 남을 해치려는 마음을 품고 있으며, 서 있으면 조급하여 불안해 보이고 걸을 때는 고개를 푹 숙이고 다닌다.[17]

### 2) 내부상태

(1) 腎 : 크다.

17) 김기욱, 문재곤. 『뜻으로 푼 황제내경 영추』, 법인문화사, 2014, p.337.

(2) 脾 : 작다.

### 3) 심리상태

(1) 심정

① 투일심偸逸心이 많다.

② 여환심慮患心이 不周하다.

③ 남을 중상모략하고 해치기를 좋아한다.

④ 약탈심掠奪心이 많다.

⑤ 질투심嫉妬心이 많아서 남의 망하는 것을 좋아하고 번영하는 것을 싫어한다.

(2) 성정

① 항상 집에 있기를 좋아하고 나가기를 싫어한다.

② 사치奢侈하기를 좋아한다.

③ 친숙親熟한 사람과 사귀기를 좋아한다.

④ 낭희浪喜와 심락深樂이 심하다.

(3) 특징 : 평소에 호흡이 고르나 이따금 긴 한숨(太息)을 쉰다.

【參考】 心性이 편협偏狹 · 교만하고 인색(驕吝)하며 사려가 세밀하고 의심하는 생각이 많은 자도 있다. 단, 소음인 여자는 혈분이 충족하여 출산을 많이 한다.

### 4) 소질과 특이증

(1) 局限腎熱表證

① 太陽傷風.

② 下焦血證.

③ 胃家實.[18]

④ 大承氣湯證.[19]

⑤ 脾約證.[20]

⑥ 亡陽證.[21]

⑦ 胸結咳.

⑧ 當歸四逆湯證.

⑨ 吐蛔證.

【參考】 태음인의 頷結咳와 소음인의 胸結咳는 그 증상에 있어 기침을 하면 痰이 나올 듯 하여도 좀처럼 나오지 않고 억지로 간혹 나오는 것은 서로 같으나 그 痰이 태음인은 頷에, 소음인은 胸에 맺혀 있는 것이 서로 다르다.

(2) **局限胃寒裏寒證** : 三陰病의 전부.

(3) **易感證** : 手足悗亂證.

(4) **特異證**

① 腎이 熱邪를 받을 때는 表熱證(仲景이 말한 太陽傷風)을 초래하는 것.

② 胃가 寒邪를 받을 때는 裏寒證(仲景이 말한 太陰腹痛)을 초래하는 것.

③ 泄瀉가 있으면 배꼽 아래(臍下)가 氷冷과 같이 찬 것.

④ 冷이 盛하면 두통이 나는 것.

---

18) [보충한 설명] 胃家實은 胃腑에 邪氣가 盛한 것.

19) 본래 大黃承氣湯證으로 되어 있으나 『동의수세보원』에 의해 수정함. -편저자 주

20) [보충한 설명] 脾約은 肺熱로 인하여 생기는 병증이니 온 몸의 진액을 맡은 폐가 화삭(火爍)을 받으면 진액이 스스로 고갈되기 때문에 소화의 명령을 행하여 脾에 전송하는 기능이 멈추게 된다. 肺가 이미 전송의 임무를 잃으면 脾 또한 운화의 권한을 잃게 되므로 진액이 고갈되어 대변이 秘結된다.

21) [보충한 설명] 亡陽證은 汗出不止가 되면 腎 가운데 용뇌지화(龍雷之火)가 물을 빨아서 상승하게 되므로 陰氣가 上竭되어 생기는 병증이니 반드시 몸에 惡寒이 나고 수족이 차며 목마른 줄은 몰라도 뜨거운 음료를 좋아하고 氣가 微弱하며 脈이 浮數하는 증후를 나타낸다.

⑤ 구토가 있으면 반드시 大寒이 오는 것.

⑥ 傷寒病에 小腹硬滿證이 있는 것.

### 5) 진단

(1) 건강상태

① 맥박이 緩弱한 것.

② 음식의 소화가 잘 되는 것.

(2) 병적상태

① 평소에 속이 답답하고 땀이 많은 것(裏煩汗多).

② 1개월간 2~3차례 설사가 있는 것.

③ 하루에 마른 변이 3~4차례 있는 것.

④ 별안간 입맛이 나서 음식을 평소 양의 2배씩 먹는 것.

(3) 심상증

① 인후증(喉科의 모든 병은 비록 중하다 하여도 문제가 안 된다).

② 어떤 병인지 막론하고 自汗이 없는 것과 人中(코중격의 바로 아래 오목한 곳)에 땀이 있는 것과 물을 잘 먹는 것.

(4) 금기(危險證)

① 亡陽病의 發熱汗多證.

② 脾約病의 發熱汗多惡寒證.

③ 陰毒證.[22]

22) [보충한 설명] 음독(陰毒): 傷寒論에서 말하는 陰毒은 亢極한 陽熱이 체내에 깊이 잠복함으로 인해서 신체 표면에 陰寒이 있는 것 같은 것과, 혹은 天地의 惡毒異氣가 陰經에 侵入함으로 인해서 面目이 푸르고(靑) 몸이 매 맞은 것 같으며 인후가 아픈 증을 호소하는 것을 지칭하였다. 그러나 후세에서 말하는 陰毒은 本腎의 氣가 虛冷하거나 혹은 房欲을 범한 후에 感寒이 되었거나 혹은 먼저 生冷에 상해 가지고 房事를 범해서 속에는 이미 伏陰이 있는데 밖으로 傷寒이 된 것이라 드디어 陰盛陽格이 되어 陽氣上脫의 증후를 초래하는 것을 지칭한다. 그 증은 眼痛·頭痛·腰重腹痛과 신체권태를 호소하되 심한 發熱은 없고 四肢가 逆冷하며 額上과 手背에 冷汗이 끊이지 않고 혹은 煩渴이 심하며 精神이 恍惚하고 六脈이 沈細하고도 빠르되 尺部가 短小하고 寸口가 혹 없기도 하

④ 胃家實病의 濈然(빠른 모양) 微汗出證.

⑤ 어떤 병을 막론하고 發熱汗多한 것.

⑥ 淸水를 下泄하는 것.

(5) 不治證 : 心下의 우측편에 痞가 結硬되어 있는 臟結證.

【參考】 少陰人 陽證에서 보는 胃家實의 鬱狂證은 모두 身熱自汗이 없고, 亡陽證은 모두 身熱自汗이 있다. 그러나 亡陽證의 진단은 땀뿐만 아니라 소변에서도 본다. 소변이 淸利하고 自汗이 있는 것은 脾約證이니 險證이고, 小便이 赤澁하고 自汗이 있는 것은 陽明病發熱이니 危證이다. (단, 少陽人 裏熱證과 太陰人 裏熱證에도 또한 땀이 많고 小便이 赤澁한 者가 있으니 자세히 살펴 그르침이 없게 하라) 胃家實病은 처음 시작될 적에 出汗과 惡寒이 없고 다만 惡熱이 있다가 그 병이 危境에 빠져야 濈然히 微汗을 느끼며 潮熱(發熱의 일어남과 멈춤이 시기가 있어 潮水의 爽期가 없는 것과 같은 것)이 난다. 潮熱이 나는 것은 表寒振發의 力이 永竭한 證候이며, 脾約證은 始初될 적에 身熱과 自汗이 나고 惡寒은 없다가 그 病이 危境에 빠지게 되면 發熱·汗多·惡寒 등 증상을 나타낸다. 이러한 증상을 발하는 것은 裏熱撐支의 勢가 已窮한 까닭이니 脾絶의 증후이다. 霍亂[23]·關格[24]에 인중에 땀이 나는 것은 겨우 위험을 면한

---

며 5~6일 후에는 반드시 가슴 앞과 수족에 담홍색 작은 반(斑)을 발한다. 그리고 심한 자는 嘔吐呃逆을 발하고 혹은 손발톱이 푸르며 혹은 배가 쥐어뜯는 것 같이 아프고(絞痛), 혹은 얼굴이 붉고 발이 차며, 몸에 청흑색의 반(斑)을 발하고, 입과 코에 회색이 돋으며 혀가 검고 땅기고(舌黑而卷), 음경과 음낭이 당기며 六脈이 沈細而遲, 혹은 伏而不出, 혹은 빨라서 1호흡에 7~8회 이상이 된다.

23) [보충한 설명] 곽란(霍亂) : 揮霍悶亂하여 짧은 시간 안에 나타나는 병이니, 이 증은 모두 中氣가 원체 虛하여 혹은 안으로 七情에 傷하였거나 혹은 밖으로 六氣에 傷하였거나 혹은 邪惡에 中毒되었거나 혹은 汚毒과 毒氣에 촉범되었거나 혹은 陽熱이 外逼되었거나 혹은 陰寒이 內伏하였음으로 인해 나는 것이다. 흔히는 夏秋之交. 즉, 여름이 다 가고 가을이 되려는 환절기에 발하나 추운 계절에도 간혹 있다. 그 증이 心腹脹滿·嘔吐泄瀉·憎寒壯熱·頭痛眩暈 등 증을 호소하는 것이 보통인데 혹은 먼저 心痛이 있고 뒤에 토하거나 혹은 심복통이 있다가 구토와 설사가 교대로 일어나기도 하니 서양의학의 급성중독성위염이 바로 그것이다.

24) [보충한 설명] 관격(關格) : 위로는 吐逆하고 아래로는 소변과 대변이 막히는 등 증을 초래하는 병증이다.

것이오, 食滯가 크게 설사로 나오는 것은 좀 더 위험을 면한 것이며, 저절로 토하는 것은 快히 위험을 면한 것이다.

소음인의 병이 나으려는 땀은 먼저 인중으로부터 시작하여 일차 발한이 되면 胸膈이 상쾌하되 亡陽의 땀은 인중에는 혹 땀이 나다 혹 나지 않다가 하면서 누차 땀이 나는데 胸膈이 悶煩下陷해 버린다.

### 6) 임상상의 用意

소음인의 병은 血奪氣敗되기 쉬우니 溫補하기로서 爲主할 것이다.

### 7) 투약상의 用意

양명증·태양증의 위독한 자는 獨參八物湯, 補中益氣湯으로서 해소가 되나 병세가 위급할 때에는 1일 3~4번 복용하고 또는 연일 복용하지 않으면 안 된다.

소음증·태음증의 위독한 자는 獨參附子理中湯, 桂附藿陳理中湯으로서 해소가 되나 병세가 위급할 때에는 1일 3~4번 복용하고 또는 연일 복용하지 않으면 안 된다. 그러나 만일 병세가 극히 위험할 때는 1일 4번 복용하고, 병세가 반쯤 위험할 때에는 1일 3번 복용하고, 병세가 줄어들지 않으면 1일 2번 복용하고, 병세가 약간 감소하면 2일에 3번 복용하니 하루는 1번 복용, 다음날은 하루 2번 복용한다. 병세가 크게 줄어들면 1일 1번 복용하고, 또 크게 줄어들면 2~5일 간격을 두면서 1번 복용한다.

### 8) 약이의 반응

(1) 葛根 : 呃氣(딸꾹질)를 發한다.

(2) 甘遂 : 口渴이 나고, 泄瀉가 된다.

(3) 蕎麥 : 浮氣가 난다.

(4) 大黃 : 泄瀉가 난다.

(5) 靈砂 : 手足厥冷이 된다.

(6) 梨子 : 呃氣를 發한다.

(7) 麻黃 : 口渴汗多하며, 惡寒이 난다.

(8) 石膏 : 痰이 盛하고 泄瀉가 난다.

(9) 水銀 : 腹痛이 난다.

(10) 使君子 : 呃氣를 發한다.

(11) 牛肉 : 痢疾이 생긴다.

(12) 柴胡 : 땀이 그치지 않는다.

(13) 豬肉 : 滯(위장 카타르)와 動風(갑자기 쓰러지는 것, 인사불성이 되는 것)이 된다.

(14) 黃栢 : 口逆이 난다.

(15) 黃連 : 頭痛이 난다.

### 9) 평소의 섭생

항상 낭희浪喜, 심락深樂, 불안정심不安定心을 경계할 것이다.

### 10) 소음인의 증치시괄 證治詩括

(1) 表病

① 腎熱少陰人 太陽傷風證

② 發熱惡寒但無汗 當用川芎桂枝湯

③ 芎歸香蘇散 藿香正氣散

④ 發熱惡寒又有汗 是乃亡初不可輕

⑤ 先用黃芪桂枝湯 補中升陽兩益湯

⑥ 三日汗流病不愈 當用桂枝附子湯

⑦ 人參桂枝附子湯 升陽益氣附子湯

⑧ 發熱血證腎陽困 當用川芎桂枝湯

⑨ 黃芪桂枝湯 八物君子湯

⑩ 大腸怕寒小腹滿 正氣香砂兩湯解

⑪ 外熱包裏冷 巴豆當下利

⑫ 因以藿香正氣散 八物君子湯和解

⑬ 陽明微汗發潮熱 先用藿香正氣散

⑭ 香砂養胃湯 八物君子湯

⑮ 循衣摸床兩手撮 微喘直視不識人

⑯ 八物巴豆互相用 或用獨參八物湯

⑰ 亡陽先自脾約始 小便赤澁自汗出

⑱ 黃芪桂枝附子湯 人參桂枝附子湯

⑲ 厥陰乍冷溫 舌卷手足厥

⑳ 人參吳茱湯 獨參八物湯

㉑ 如有小腹滿 巴豆當下利

㉒ 腹寒食吐蛔不安 理中可用陳桂烏

(2) 裏病

① 胃寒少陰人 腹痛太陰證

② 下利口不渴 外無身體痛

③ 當用白何理中湯 白何附子理中湯

④ 痼冷有積滯 巴豆當下利

⑤ 太陰下利淸穀證 當用藿香正氣散

⑥ 香砂養胃湯 薑朮寬中湯

⑦ 陰毒兼吐利 身痛如被杖

⑧ 當歸人參桂皮湯 人參附子理中湯

⑨ 直中陰經乾霍亂 怕寒踡臥面靑白

⑩ 桂附藿陳理中湯 參桂附子各二錢

⑪ 獨參湯加生薑念 更加陳砂各一錢

⑫ 少陰下清水 脉微但欲寐

⑬ 心煩口不和 身痛有表證

⑭ 官桂附子理中湯 或以桂枝易官桂

⑮ 下利仍便閉 巴豆用無疑

⑯ 臟厥發燥亦膚冷 或吐或瀉無暫定

⑰ 官桂附子理中湯 吳茱附子理中湯

⑱ 臟結結硬病 元來死不醫

⑲ 黃疸腹微滿 小便大便利

⑳ 茵蔯橘皮湯 茵蔯附子湯

㉑ 茵蔯四逆湯 瘴疸巴豆丹

㉒ 二干二陳香附益 能使少陰利小便

㉓ 水結無熱證 痞滿臍下近

㉔ 桂枝半夏生薑湯 赤白何烏寬中湯

㉕ 吐血獨參八物湯 咽喉獨參官桂湯

㉖ 浮腫獐肝海鹽酒 赤白何烏寬中湯

㉗ 瘧病惡寒時 川芎桂枝湯

㉘ 經年不愈咽喉痛 金色黃章金蛇酒

㉙ 痢疾蒜蜜湯 漏瘡山蔘末

㉚ 半身不遂鐵液水 中氣不語合谷針

## 4. 少陽人 (火氣成局 · 馬之性)

### 1) 외부상태

(1) 용모

① 목이 패(項秀)고 머리에 南北(前後로 내민 것)이 났다.

② 눈썹과 눈(眉目)이 명랑明朗하다.

③ 입의 살이 얇고 하관下顴이 빠르나(입술과 턱이 얕고 뜬 모양(脣頷淺薄) · 하관이 뾰족한 모양(下顴尖)) 혹은 둥글고 적다(團小))

④ 빛이 희다(粹白).

(2) 기육 : 천박淺薄하다.[25]

(3) 체격

① 가슴(胸襟)이 넓다(包勢盛壯).

② 엉덩이(膀胱)가 좁다(坐勢孤弱).

③ 어깨가 平平하다.

(4) 체능體能 : 위가 盛하고 아래가 虛하여 걸으면 흔들기를 잘한다.

(5) 성음 : 가늘어도 명랑(細亮)하다.

【參考】 其狀 立則好仰、行則好搖、其兩臂兩肘、則常出於背。

그 모양이 서 있을 때는 고개를 쳐들기를 좋아하고 갈 때는 흔들기를 좋아하며, 그 두 팔이 늘 뒷짐을 지고 있다.[26]

### 2) 내부상태

(1) 脾 : 크다.

---

25) 淺薄(천박): 얕고 살짝 위로 들면 들리기 쉽다 －편저자 주

26) 김기욱, 문재곤.『뜻으로 푼 황제내경 영추』, 법인문화사. 2014, p.337

(2) 臀 : 작다.

### 3) 심리상태

(1) 심정

① 편사심偏私心이 과하다.

② 외교를 좋아하고 허화虛華를 차린다.

③ 외계外界를 중히 여기고 가정을 가볍고 소홀히 여긴다.

④ 적은 재주를 믿고 내가 잘난 체 하기를 잘한다.

(2) 성정

① 매사에 한없이 자세하며, 하려고 하고 내버려 두기를 싫어한다(欲擧而不欲措).

② 표예호용剽銳好勇하여 강무성剛武性이 강하다.

③ 폭애暴哀와 심노深怒가 심하다.

(3) 식성 : 날 것, 찬 것(生冷物)을 좋아한다.

(4) 특징 : 총명하여 사무에 능하다.

[주의] 행동이 경솔하여 신중하지 못하고, 언어와 화난 기분을 참지 못하고 자기를 지나치게 믿고(自恃)와 고집이 세서 가증하기 짝이 없는 자도 또한 소양인이다. 소양인도 혹은 키가 작고 정아靜雅하여 외형이 소음인과 흡사한 자가 있으니 병세와 한열에 집증執證을 자세히 하여 소음인으로 잘못 치료하지 말 것이다.

**【參考】** 靈樞 通天篇曰 少陽之人、諟諦好自貴有小小官、則高自宜、好爲外交而不內附

『영추』 통천편에서 말하길, 소양인은 신중하고 자존심이 강하며, 하찮은 관직을 맡아도 대단하다고 여기며, 밖으로 떠벌이고 사귀기를 좋아하지만 가까이해야 하는 사람을 받아들이지 않는다.[27]

〔 又 〕少陽之人 多陽少陰、經小而絡大、血在中而氣外、實陰而虛陽、獨寫其絡脈、則强氣脫而疾、中氣不足、病不起也。

소양인은 양기가 많고 음기가 적으니, 경맥이 작고 낙맥이 커서 혈은 속에 있고 기는 밖에 있으므로 치료할 때에는 음기를 충실하게 하고 양기를 사해야 한다. 그러나 낙맥만을 사하면 양기가 급히 빠지도록 재촉하여 중기가 부족해지므로 병이 낫지 않는다.

### 4) 소질과 특이증

(1) 局限脾寒表證

① 大青龍湯證.

② 小柴胡湯證.

③ 結胸證(장액성 흉막염).

④ 亡陰證.

⑤ 發狂譫語證.

(2) 局限胃熱裏證

① 桂麻各半湯證.

② 白虎湯證.

③ 陽厥 즉 熱厥.

④ 消渴證.

27) 김기욱, 문재곤.『뜻으로 푼 황제내경 영추』. 법인문화사. 2014, p.335-336

(3) 易感證

① 亡陰證(陰氣가 下降하지 못하고 도리어 上升하는 證).

② 中風證.

③ 吐血證.

④ 嘔吐證.

⑤ 腹痛證.

⑥ 食滯痞滿證.

⑦ 浮腫之證.

⑧ 喘促證.

⑨ 結胸之證.

⑩ 痢疾.

⑪ 胸脇滿證.

(4) 특이증

① 脾臟이 寒邪를 받을 때는 表寒證(仲景이 말한 太陽病, 脈浮緊發熱惡寒身痛等證)을 초래하는 것.

② 胃腑가 熱邪를 받을 때는 裏熱證(仲景이 말한 三陽合病)을 초래하는 것.

③ 傷寒病에 걸리면 心下結胸證이 있는 것.

④ 熱이 勝하면 腹痛이 나는 것.

⑤ 嘔吐가 있으면 반드시 大熱이 생기는 것.

## 5) 진단

(1) 건강상태 : 大便이 처음에는 燥하고 끝에는 滑하며 자루가 굵고 소통이 잘 되는 것 (大便頭燥尾滑、體大而疏通者).

(2) 병적상태

① 갑자기 구토가 있는 것.

② 평시에 살이 차고 설사가 많은 것(表寒下多).

③ 간간이 조금씩 코피(鼻血)가 나오거나 혹은 입이나 코의 가래 중에 피가 섞여 나오는 것(토혈의 일종).

④ 1일 이상씩 대변이 나오지 않는 것.

⑤ 입안에서 조용히 차가운 침이 거꾸로 올라오는 것(구토의 일종).

(3) 심상증

① 結胸證.

② 表證과 裏證을 막론하고 手足掌心(手와 足掌의 中心)에 땀(汗)이 있는 것.

③ 頭痛·腦强·寒熱往來·耳聾·胸滿 등의 증상을 招來하는 傷寒尤證에 1~3차례 다시 통증이 있는 것.

(4) 금기증

① 亡陰證

② 三消病(上中下三消, 즉 당뇨병).

③ 어느 병이나 막론하고 手足掌心에 땀이 안 나는 것.

④ 健忘證.

⑤ 中風證.

⑥ 浮腫證.

⑦ 背癰·腦疽·纏喉風(안으로는 咽喉病이 있고, 밖으로는 項과 頰에 腫瘍이 나는 것).

⑧ 唇瘇(人中穴 혹은 人中穴 좌우 부근에 종기가 생기는 것으로 좁쌀과 같이 작은 것도 위태하다).

⑨ 陽毒發斑.

⑩ 流注.

⑪ 丹毒.

⑫ 黃疸.

⑬ 傷寒病에 小腹硬滿證이 있는 것.

⑭ 身熱頭痛이 나며 泄瀉가 된 지 一二日 혹 三四日에 痛勢가 낫지 않고 便秘가 되는 것.

⑮ 身熱·頭痛·揚手擲足과 引飮證을 초래하는 것.

(5) 불치증

① 陽明病陽厥證의 譫語便秘證.

② 中風證의 半身不遂와 一臂不遂證.

③ 吐血證.

【參考】 소양인이 身熱頭痛이 있고 설사가 난 뒤에 대변이 만 하루 동안 간신히 一次 滑利(大便이 묽고 滑하게 보이는 것)하거나 혹은 三四五次만 小小滑利하고 身熱頭痛이 그대로 있는 것은 便秘가 될 징조인데, 譫語(헛소리)가 있기 前에 이 證候가 있으면 며칠 후에 반드시 譫語가 있을 것이고, 譫語가 있은 후에 이 증세가 있으면 당장 動風이 되려는 것이다.

소양인이 병후 1일에 滑利가 되는 것은 陰氣가 下降되는 것이니 手足掌心에 땀이 먼저 나면 病이 반드시 낫는다. 그러나 2~3일이 되어도 설사와 병이 그대로 계속되는 것은 亡陰이 되려는 것이 틀림없는 것이다. 소양인의 병이 나으려는 설사는 수족장심에 먼저 땀이 나면서 一次 滑泄이 되며 表氣가 淸寧하고 정신이 爽明하나, 亡陰證이 되려는 설사는 手足掌心에 땀이 없이 누차 泄利가 되며 表氣가 溯寒하고 精神이 鬱冒해진다.

## 6) 少陽少陰人의 寒熱病證 區別

(1) 寒熱 구별

① 少陽人 : 大便不通이 있으면 胸膈이 반드시 烈火와 같이 덥다.

② 少陰人 : 泄瀉가 不止하면 臍下가 반드시 氷冷과 같이 차다.

(2) 病證 구별

① 少陽人 : 傷寒病에는 心下結胸證이 있다.

② 少陰人 : 傷寒病에는 小腹硬滿證이 있다.

### 7) 임상상의 用意

소양인의 병은 陽이 많고, 陰證이 적음으로 陰을 實하게 하고 陽을 瀉케 하여 淸凉補陰으로써 위주할 것이다.

### 8) 약이의 반응

(1) 雞肉 : 陽毒發斑이 된다.

(2) 附子 : 發熱升毒이 된다.

(3) 人參 : 發熱升毒이 된다.

(4) 皁角 : 口逆이 난다.

(5) 沈香 : 口渴이 난다.

### 9) 평소의 섭생

항상 폭애暴哀, 심노深怒, 공구심恐懼心을 경계할 것이다.

### 10) 소양인의 증치시괄 證治詩括

(1) 表病

① 脾寒少陽人 煩燥太陽證

② 發熱惡寒無汗出 當用荊防敗毒散

③ 口苦咽乾少陽病 脾腎陰氣壅不下

④ 脇滿猶輕胸滿重 敗毒導赤瀉白散

⑤ 無論表裏病 當觀掌心汗

⑥ 初痛再痛三痛病 敗毒導赤瀉白散

⑦ 結胸乾嘔亦短氣 膈內拒痛水逆吐

⑧ 甘遂口涎三五分 仍煎荊防導赤散

⑨ 藥不還吐不用遂 導赤散加茯澤旬

⑩ 亡陰始不利 內炭外如氷

⑪ 身熱頭痛泄瀉證 猪苓車前瀉白散

⑫ 身寒腹痛泄瀉者 荊防地黃苦參湯

⑬ 忽然有吐生奇證 當用敗毒觀動靜

⑭ 揚手擲足引飮泄 雖有泄瀉用石膏

⑮ 瀉白散加連蔓旬 或用地黃白虎湯

⑯ 腹痛六味地黃湯 痛時滑石苦參湯

⑰ 喎斜獨活地黃湯 平心靜慮戒哀怒

⑱ 譫語發狂動風證 地黃白虎四五服

⑲ 亡陽亡陰證 用藥二三日

⑳ 試看盤龍山老戎 提呼驚覺後世人

(2) 裏病

① 胃熱少陽人 似瘧太陽證

② 荊防瀉白散 便秘白虎湯

③ 陽明大熱病 不利大小便

④ 地黃白虎爲聖藥 必觀大便通不通

⑤ 上消渴多飮 凉膈散火湯

⑥ 中消消穀飢 忍冬地骨湯

⑦ 癰疽中消證 上消當早治

⑧ 陰虛午熱背寒證 不善心身百必死

⑨ 獨活地黃湯 十二地黃湯

⑩ 中風不遂未如何 間以服藥待自愈

⑪ 痰涎微血是吐血 冷涎逆吐亦嘔吐

⑫ 中風嘔吐獨地湯 吐血十二地黃湯

⑬ 浮腫必治四五日 初發當用大安湯

⑭ 解後荊防地黃湯 當用木通二三錢

⑮ 二活荊防伏苓湯 能使少陽利小便

⑯ 傷寒喘促病 靈砂用一分

⑰ 因煎荊苽藥 必無遲滯救

⑱ 痢疾將有浮腫漸 宜用黃連淸腸湯

⑲ 瘧病間兩日 緩治不可急

⑳ 不發獨活地黃湯 發日荊防敗毒散

㉑ 獨活地黃四十貼 荊防敗毒二十貼

㉒ 咽喉外腫纏喉風 殺人最急二三日

㉓ 人中穴許逼近腫 雖如粟粒亦危證

㉔ 輕者凉膈白虎湯 重者當用熏鼻方

㉕ 輕粉一分五厘末 乳沒甘遂各五分

㉖ 小兒食多肌瘦病 宜用蘆薈地骨湯

㉗ 毒腫灌香油 熏入牛角片

㉘ 腦疽蛇頭瘡 外傅河豚卵

㉙ 火傷蟲狗咬 亦無不得效

㉚ 一脚不仁少年人 二三次用龍虎丹

㉛ 一臂不遂六十老 輕粉五厘病輒加

㉜ 咽不入水便不通 得効甘遂天一丸

㉝ 日梳少陽忌 易得喎斜病

㉞ 膝寒食滯便不通 輕粉甘遂虎龍丹

㉟ 齒齦出血頃刻危 香油火熬灼齒縫

㊱ 太陰八十老 日梳四十年

# 제3편 사상임상학

## 第3編 四象臨床學

〔杏坡 按〕[1] 사상의학을 근저로 病證論治를 탐구하여 밝힘에 있어서 그 원칙인 人物名目論을 떠나서 病證名目으로 병의 원인을 해설하는 것이 이제마 선생의 '혼동해서 보지 말라'(不可混看)의 경계 말씀을 범하는 것과 같아 싫은 감정이 없지 않으나 이른바 '뿌리와 기둥을 찾아서 그 줄기와 잎을 수집하라'(探其根株而採其枝葉)를 하려면 또한 '싫어하거나 번거로워하지 말라'(不可厭煩)는 가르침을 어길 수 없으므로 각 병증마다 병의 근원을 밝히는 방식으로 설명을 덧붙이는 바이다.

1) 이태호 선생의 글.

# 1. 外感諸病

## 1) 中風門[2]

[總訣] ① 風性洒淅百病長 感輕名傷感重中

② 眞類血脈與臟腑 寒熱閉脫査核詳

### (1) 卒中風[3]

① 太陰人

調胃續命湯 (第 8方)

② 少陰人

川芎桂枝湯 (第 9方)

八物君子湯 (第 12方)

---

2) [註] 中은 외부 물체가 자신에게 도달하는 것, 즉 다른 것의 침습이란 뜻이다. 風은 공기의 한열관계가 불어나는 것과 응축되는 것으로 인하여 생기는 유동을 말하는 것이니, 중풍이란 즉 무형의 사기인 풍의 침습을 받았다는 것이다. 풍은 天地正氣의 하나로서 八居의 위치를 循할 때에는 만물이 힘입어 生長收藏하는 것이나 한번 太過淫溢, 즉 유동이 과극할 때에는 무형의 사기로 변하여 능히 우리의 신체를 도적처럼 침입해 오니 잘 움직이고 자주 변하여서 모든 병의 우두머리가 되는 것이다. 그러나 우리의 기혈이 盛壯하고 調養에 실패가 없다면 風邪가 어디로 좇아 도적처럼 침입하겠는가? 모두 氣體의 虛弱과 榮衛의 失調로 말미암아 經絡이 空踈하고 腠理가 開徹하여 이것이 허한 틈을 타고 들어와 만들어지는 것인데 熱을 挾하는 것과, 寒을 挾하는 것의 두 가지가 있으니 痿墮緩弛하는 것은 열을 낀 것, 急痛拘攣하는 것은 한을 낀 것이다. 『內經』에서 말한 '偏枯' '風痱' '風癔' '風痺'라 한 것은 그의 大要로서 氣血偏虛·半身不遂· 肌肉枯瘦·骨間疼痛 등의 증상을 偏枯라 하고, 神智不亂·身體無痛·四肢不擧, 혹은 一臂不遂 등의 증상을 風痱라 하며, 忽然迷仆·舌强不語·喉口窒塞·噫噫有聲 등의 증상을 風癔라 하고, 肉厚身頑·不知痛痒·筋骨痿弱·肢體不仁 등의 증상을 風痺라 한다.

3) [註] 이 證은 『內經』에서 말하는 '擊仆' 속칭 '卒中風' 서양의학에서 말하는 '뇌출혈'로 그 원인은 氣虛血衰로 營衛失調·腠理不密이 되어 風邪가 乘虛深入이 된 것인데, 外感傷風類와는 현격히 다른 것으로 흔히는 卒然昏仆·不省人事·痰涎壅盛·言語蹇澁 등의 증상을 나타낸다.
육맥은 沈伏한 것이 보통이나 또한 脈隨氣奔이 되어 손가락 아래가 洪盛한 것도 있다. 緊을 겸한 것은 表邪, 大를 겸한 것은 氣虛, 遲를 겸한 것은 虛寒, 數을 겸한 것은 虛熱, 滑을 겸한 것은 痰濕이 많으며, 浮遲한 者는 吉하고, 堅大急疾한 者는 凶하다.

③ 少陽人

獨活地黃湯 (第 8方)

荊防地黃湯 (第 9方)

(2) 中腑[4]

① 太陰人

調胃續命湯 (第 8方)

② 少陰人

獨蔘八物湯 (第 15方)

人蔘桂枝附子湯 (第 2方)

③ 少陽人

獨活地黃湯 (第 8方)

荊防地黃湯 (第 9方)

(3) 中腑二便閉[5]

① 太陰人

清肺瀉肝湯 (第 19方)

二門五味湯 (第 59方)

② 少陰人

巴豆丹 (第 30方)

獨蔘八物湯 (第 15方)

③ 少陽人

輕粉甘遂龍虎丹 (第 28方)

---

4) [註] 중풍의 표증으로서 육부가 허약하고 腠理가 不密한 까닭에 풍사가 內襲하여 가지고 著於四肢가 되어 나타나는 것이니, 서양의학에서 말하는 뇌출혈증 중의 '중앙회전(中央回轉) 혹은 중앙엽출혈(中央葉出血)'에 해당할 것 같다. 그 證이 痰涎壅盛·氣喘如雷·面顯五色·脈浮惡風·手足不隨·肢節廢 등의 국소 불수 등 증을 나타내되 오직 눈으로 볼 수 있고, 입으로 말할 수 있는 것이 특징이다.

5) [註] 中腑의 증상을 모두 갖추고 대변, 소변이 막혀서 안 나오는 證을 말함이다.

地黃白虎湯 (第 18方)

### (4) 臟腑俱中[6]

① 太陰人

淸肺瀉肝湯 (第 19方)

二聖救苦丸 (第 50方)

② 少陰人

巴豆丹 (第 30方)

官桂附子理中湯 (第 35方)

③ 少陽人

輕粉甘遂龍虎丹 (第 28方)

降火地黃湯 (第 14方)

### (5) 救 急

① 太陰人

牛黃淸心丸 (第 45方)

石菖遠志散 (第 46方)

滾痰湯 (第 55方)

瓜蒂散 (第 39方)

② 少陰人

蘇合香元 (第 54方)

獨蔘八物湯 (第 15方)

四逆湯 (第 49方)

③ 少陽人

荊防地黃湯 (第 9方)

6) [註] 痰水가 火를 억제하여 心竅를 폐색함으로 해서 돌연히 쓰러져서 不語·窒塞 등의 증상을 보임을 말함이니 表裏가 모두 병이 된 것으로『內經』에서 말한 '痱' 속칭 風懿가 그것이다.

靈砂散 (第 48方)

獨活地黃湯 (第 8方)

(6) 口眼喎斜[7]

① 太陰人

太陰調胃湯 (第 1方)

② 少陰人

祛風散 (第 20方)

牽正散 (第 80方)

③ 少陽人

獨活地黃湯 (第 8方)

荊防地黃湯 (第 9方)

(7) 鼻頭痛[8]

① 太陰人

如神柱 (第 53方)

② 少陰人

川芎桂枝湯 (第 9方)

補中益氣湯 (第 6方)

③ 少陽人

荊防敗毒散 (第 1方)

(8) 癱 瘓[9]

① 太陰人

---

7) [註] 입과 눈이 혹은 왼쪽 혹은 오른쪽으로 와사되는 병증을 말함이니, 풍사가 경락에 직접 들어간 것으로서, 『內經』에서 말한 '偏枯' 서양의학의 '안면신경마비'가 그것이다.

8) [註] 이 설은 풍사가 콧구멍으로 들어가 正氣와 더불어 相搏하기 때문에 생기는 것이다.

9) [註] 좌반신불수를 탄(癱), 우반신불수를 탄(瘓)이라 한다. 이것은 또 중혈맥(中血脈)의 하나의 증證으로서 속칭 '외퇴풍(腲腿風)', 서양의학의 뇌출혈중 '내낭부출혈(內囊部出血) internal capsule hemorrhage'이 그것이다.

太陰調胃湯 (第 1方)

調胃升淸湯 (第 12方)

② 少陰人

十全大補湯 (第 14方)

八物君子湯 (第 12方)

唐橘湯 (第 81方)

③ 少陽人

獨活地黃湯 (第 8方)

荊防地黃湯 (第 9方)

(9) 痰 盛[10)]

① 太陰人

太陰調胃湯 (第 1方)

蘿葍子承氣湯 (第 26方)

② 少陰人

木香順氣散 (第 53方)

祛風散 (第 20方)

③ 少陽人

李氏凉膈散 (第 40方)

凉膈散火湯 (第 20方)

(10) 熱 證[11)]

① 太陰人

藁本浮萍湯 (第 35方)

---

10) [註] 즉, 담연옹성증(痰涎壅盛證)을 말함이다.

11) [註] 모든 積熱 혹은 鬱火暴發로 인하여 오는 것으로서, 흔히는 牙關緊急·兩手握固 등의 증상을 나타낸다.

② 少陰人

八物君子湯 (第 12方)

③ 少陽人

凉膈散火湯 (第 20方)

(11) 虛 證[12)]

① 太陰人

太陰調胃湯 (第 1方)

調胃升淸湯 (第 12方)

② 少陰人

八物君子湯 (第 12方)

③ 少陽人

荊防地黃湯 (第 9方)

(12) 調 氣

① 太陰人

淸心蓮子湯(第 15方)

② 少陰人

蘇合香元 (第 54方)

赤白何烏寬中湯 (第 22方)

③ 少陽人

六味地黃湯 (第 41方)

(13) 半身不遂[13)]

---

12) [註] 氣血虛損과 老人의 忽言不出 등의 증상을 말함이다.

13) [註] 이 證은 血氣의 偏虛로 말미암아 風邪가 臟腑에 留着되었다가 兪(經氣의 委輸處)에 들어가서 각각 그의 門戶를 찾아(兪) 혹은 좌, 혹은 우로 유행하다가 한쪽으로 偏入하여 脈道를 막는 까닭에 手足枯瘦·骨節疼痛·擧動不便 등의 증상을 초래하게 되는 것이니 『內經』에서 말하는 '偏枯', 서양의학의 뇌출혈증 중 '내낭부출혈'이 그것이다.

① 太陰人

調胃續命湯 (第 8方)

藁本浮萍湯 (第 35方)

② 少陰人

祛風散 (第 20方)

唐橘湯 (第 81方)

③ 少陽人

輕粉甘遂龍虎丹 (第 28方)

(14) 不 語[14)]

① 太陰人

牛黃淸心丸 (第 45方)

祛風解語散 (第 56方)

② 少陰人

壽脾解語湯 (第 82方)

③ 少陽人

歸腎解語湯 (第 54方)

(15) 暴 瘖[15)]

① 太陰人

熊膽散 (第 40方)

調胃續命湯 (第 8方)

② 少陰人

14) [註] 風邪가 舌本으로 侵入한 까닭으로 舌强不語하게 되는 것인데, 서양의학의 하전두회(inferior frontal gyrus) 즉 브로드만 영역44(BA 44)가 브로카 실어증(운동성실어증)과 연관되기도 한다.

15) [註] 평소에 腎虛한 데다가 厲風의 손상을 입어 語言蹇澁, 瘖啞·, 肪枯細緩弱 혹은 耳聾 혹은 腰背相引痛·足痿不能行 등의 증상을 초래하는 것인데, 『내경』에서 말하는 '腎氣內奪則舌瘖足廢'라는 것이 그것이다.

十全大補湯 (第 14方)

獨蔘八物湯 (第 15方)

③ 少陽人

凉膈散火湯 (第 20方)

李氏凉膈散 (第 40方)

(16) 通 治

① 太陰人

調胃升淸湯 (第 12方)

② 少陰人

十全大補湯 (第 14方)

③ 少陽人

荊防地黃湯 (第 9方)

(17) 風 痺[16]

① 太陰人

調胃續命湯(第 8方)

② 少陰人

芎歸香蘇散 (第 10方)

③ 少陽人

荊防敗毒散 (第 1方)

(18) 斑 疹[17]

① 太陰人

---

16) [註] 虛邪와 血氣가 相搏하여 關節에 모여가지고 상하로 유주(游走)하는 까닭에 或赤或腫 또는 筋脈弛緩不收 등의 증을 나타내는 것이니 『내경』에서 말하는 '陰陽俱病, 命曰風痺', 서양의학의 '요산성 관절염'이 그것이다.

17) [註] 疹의 出痕이 珠點과 같고 혹 赤 혹 紫하며, 煩躁不寧한 者는 營氣의 逆滯所致이니 반드시 먼저 耳尖冷·呵尓睡驚·噴嚔·眼澁 등의 증상을 보인다.

葛根解肌湯 (第 11方)

清肺瀉肝湯 (第 19方)

② 少陰人

祛風散 (第 20方)

補中益氣湯 (第 6方)

十全大補湯 (第 14方)

③ 少陽人

凉膈散火湯 (第 20方)

消毒飮 (第 46方)

(19) 歷節風[18]

① 太陰人

清肺瀉肝湯 (第 19方)

② 少陰人

祛風散 (第 20方)

③ 少陽人

凉膈散火湯 (第 20方)

輕粉乳香沒藥丸 (第 31方)

(20) 破傷風[19]

① 太陰人

三黃散 (第 62方)

② 少陰人

如神湯 (第 86方)

---

18) [註] 온몸 여기저기의 마디마디를 돌아다니면서 통증이 있는데 호랑이가 무는 것과 같은 증상을 말함이니, 外臺秘要에서 말하는 '白虎歷節風', 서양의학의 '관절류마티스'가 그것이다.

19) [註] 이 證은 神昏不語·牙關緊急·口吐涎沫·角弓反張 등의 증상을 나타내는 것으로서 옛 의서에서 말하는 '痓病', 서양의학에서 말하는 '파상풍'이 그것이다.

③ 少陽人

乳香沒藥輕粉丸 (第 30方)

## 2) 傷寒門[20]

[總訣] ① 寒乃天地殺厲氣 春溫夏熱通以謂

② 六經治法各有異 必賴先師究詳旨

### (1) 太陽證 (단, 六經形證의 註解는 一編 病理條 參照)

① 太陰人

麻黃發表湯 (第 28方)

調胃續命湯 (第 8方)

② 少陰人

〈腎熱〉 川芎桂枝湯 (第 9方)

八物君子湯 (第 12方)

〈怕寒〉 藿香正氣散 (第 89方)

香砂養胃湯 (第 21方)

芎歸香蘇散 (第 10方)

〈虛泄〉 藿香正氣散 (第 89方)

③ 少陽人

---

20) [註] 대개 우리의 신체가 寒에 감촉되면 온도가 방산되기 때문에, 이때에 체표의 피부는 반드시 긴축하여 발열이 되고, 체내의 장위(腸胃)는 반드시 물이 고여서 운반하기 어려워진다(停水難運). 이 현상 즉, 한사의 손상으로 인하여 생기는 병증을 상한이라고 하니 서양의학에서는 '장티푸스'가 그것이다. 그런데 상한에는 넓은 의미와 좁은 의미의 상한이 있다. 넓은 의미는 風寒濕熱溫, 즉〔難經五十八難〕에서 말하는 傷寒有五之傷寒이라는 外感病의 총칭이니 예로 『素問』에서 말하는 熱病皆傷寒이라는 것과 『仲景傷寒論』의 명칭이 모두 그것이다. 좁은 의미의 상한은 傷寒五種의 하나에서 다만 寒邪外襲만을 지칭함이니 예로 太陽病의 發熱未發熱을 막론하고 반드시 惡寒·體痛·嘔逆證狀을 보이며 脈은 陰陽이 俱緊한 것을 傷寒이라 하는 것이 그것이다.

荊防敗毒散 (第 1方)

〈甚〉 荊防導白散 (第 4方)

(2) 長感寒[21]

① 太陰人

寒多熱少湯 (第 21方)

升芩調胃湯 (第 7方)

熊膽散(第 40方)

〈熱〉 承氣調胃湯 (第 6方)

潤肺淸肝湯 (第 23方)

② 少陰人

〈厥陰〉 人蔘吳茱萸湯 (第 34方)

獨蔘八物湯 (第 15方)

③ 少陽人

〈裏證似瘧〉 猪苓車前子湯 (第 6方)

〈便閉〉 荊防導白散 (第 4方)

(3) 陽明證

① 太陰人

葛根解肌湯 (第 11方)

② 少陰人

八物君子湯 (第 12方)

升陽益氣湯[22] (第 5方)

③ 少陽人

---

21) [註] 이제마 선생이 말하는 寒厥四五日에 發熱이 되고 額上에 微汗이 나는 證. 즉, 胃脘이 衰弱·表局이 虛薄해서 寒을 이기지 못할 때 外被寒邪所着이 되었다는 것이니 속칭 염병(전염병)이 그 것이다.

22) [註] 亡陽證에는 4개의 처방 중에서 생각해서 뽑아서 치료하면 된다.

荊防敗毒散 (第 1方)

〈甚〉 李氏導赤散 (第 44方)

〈骨蒸有汗〉 荊防導赤散 (第 2方)

猪苓車前子湯 (第 6方)

地黃白虎湯 (第 18方)

(4) 少陽證

① 太陰人

熱多寒少湯(第 18方)

② 少陰人

藿香正氣散 (第 89方)

香砂養胃湯 (第 21方)

③ 少陽人

荊防敗毒散 (第 1方)

荊防導白散 (第 4方)

〈便秘〉 地黃白虎湯 (第 18方)

(5) 太陰證

① 太陰人

〈寒多〉 太陰調胃湯 (第 1方)

〈熱多〉 葛根解肌湯 (第 11方)

② 少陰人

白何烏理中湯 (第 42方)

白何烏附子理中湯 (第 41方)

〈陰毒〉 人蔘陳皮湯 (第 32方)

人蔘桂皮湯 (第 33方)

③ 少陽人

〈身寒亡陰〉荊防地黃湯 (第 9方)

猪苓車前子湯 (第 6方)

(6) 少陰證

① 太陰人

熱多寒少湯 (第 18方)

② 少陰人

官桂附子理中湯 (第 35方)

吳茱萸附子理中湯 (第 39方)

③ 少陽人

地黃白虎湯 (第 18方)

〈身寒亡陰〉滑石苦蔘湯 (第 7方)

(7) 半表裏[23)]

① 太陰人

承氣調胃湯 (第 6方)

② 少陰人

川芎桂枝湯 (第 9方)

藿香正氣散 (第 89方)

③ 少陽人

新小柴胡湯 (第 55方)

荊防導白散 (第 4方)

(8) 發 狂[24)]

---

23) [註] 邪가 表에 있으면 寒熱이 정해진 시간 없이 발생하고, 邪가 裏에 있으면 다만 발열이 있고 오한이 없게 되는데, 오직 邪가 半表半裏에 끼어 있게 되면 寒熱의 往來가 정해진 시간이 있고, 少陽經의 여러 病證을 나타낸다.

24) [註] ① 太陽證 六七日에 下劑의 誤用으로 생기는 것은 熱在下焦. ② 陽明證에 初欲食 骨節疼痛과 함께 나타나는 것은 水不勝穀. ③ 亡陽證과 함께 나타나는 것은 以火迫刦으로써이다. 이 병증의 원

① 太陰人

葛根承氣湯 (第 24方)

蘿葍子承氣湯 (第 26方)

② 少陰人

獨蔘八物湯 (第 15方)

③ 少陽人

新大柴胡湯 (第 56方)

〈泄後便秘表證〉 白虎湯 (第 32方)

降陰白虎湯 (第 58方)

(9) 譫 語[25)]

① 太陰人

葛根承氣湯 (第 24方)

② 少陰人[26)]

③ 少陽人

〈陽明〉 地黃白虎湯 (第 18方)

〈少陽〉 新大柴胡湯 (第 56方)

(10) 痞 氣[27)]

① 太陰人

---

인은 이상의 3가지밖에 없으나, 열독이 胃에 있는 것이 더욱 많아서 往往 少臥不飢·歌哭笑罵 등의 증상을 보이고 심하면 登高而歌·棄衣而走·踰垣上屋의 난동을 연출한다.

25) [註] 이 證은 實證에서 나타나는 것인데 진액이 外竭되면 胃中燥熱이 心部로 상승함으로 心이 熱邪의 胃濆을 받아 神識이 혼미해지는 까닭에 오는 것이다. 눈을 감고 날마다 하는 일들을 스스로 말하는 것은 熱이 輕한 것이오, 혼자 귀신의 형상이 보인다 하거나 혹은 사람을 못 알아보거나, 쉬지 않고 말하는 것은 熱이 심한 것이며, 헛소리를 하고 욕을 하며 가까운 사람·먼 사람을 가리지 않고 눈을 뜨고 평소에 보지 못한 일을 말하는 것은 熱이 가장 극렬한 것이다.

26) [註] 病의 경중이 섬어에 있지 않으니, 본 조문에 의하여 치료할 것이다.

27) [註] 〔難經五十六難〕에서 말하는 '脾之積氣'의 痞氣가 아니고, 『傷寒論』에서 말하는 '發病於陰而反下, 因作痞'라는 즉, 下藥을 너무 일찍 사용해서 虛邪內入이 되어 초래되는 '胸中但滿而按之不痛' 병증을 말함이다.

蘿蔔子承氣湯 (第 26方)

② 少陰人

巴豆丹 (第 30方)

藿香正氣散 (第 89方)

③ 少陽人

〈腹痛〉 滑石苦蔘湯 (第 7方)

贊化丹 (經驗方의 第 22方)

荊防地黃湯 (第 9方)

(11) 吐 蛔[28]

① 太陰人

熱多寒少湯 (第 18方)

② 少陰人

理中湯 (第 46方)

白何烏附子理中湯 (第 41方)

③ 少陽人[29]

(12) 結胸證[30]

① 太陰人

李氏承氣湯(第 66方)

② 少陰人

桂枝半夏生薑湯 (第 19方)

---

28) [註] 이 證은 胃는 虛하고 邪는 盛하여 寒熱이 착란됨으로 인해서 오게 되는 것인데, 흔히는 胃脘에 통증이 있다 없다 하고, 몸 위에 열이 났다 차가와졌다 하며, 얼굴 위가 붉었다 희어졌다 하고, 맥이 어지럽다 조용해지기도 하며, 涎沫을 토하면서 먹지 못하는 증상을 나타내니 대개 厥陰證·胃冷·藏厥 등의 증상에서 보게 된다.

29) [註] 結胸과 亡陰證에 준하여 치료한다.

30) [註] 病이 陽에서 發한 것에 잘못 藥을 썼기 때문에 생기는 證이니 膈內가 拒痛하여, 손을 대지 못하게 하는 것이 그의 특증으로 서양의학의 '장액성 흉막염'이 바로 그것이다.

赤白何烏寬中湯 (第 22方)

巴豆丹 (第 30方)

③ 少陽人

導赤降氣湯 (第 3方)

〈譫語〉 地黃白虎湯 (第 18方)

大·小甘遂散 (第 52方, 第 53方)

(13) 中 寒[31)]

① 太陰人

太陰調胃湯 (第 1方)

② 少陰人

白何烏附子理中湯 (第 41方)

③ 少陽人

滑石苦蔘湯 (第 7方)

(14) 瘟 疫[32)]

**【參考】** 六經中病이 아닌 것이 없으니 태음인, 소음인, 소양인이 모두 그에 준하여 치료할 것이다.

---

31) [註] 寒邪에 적중해서 생기는 이른바 類傷寒의 하나로 그의 주요 원인은 元陽이 평소 허하여 膚腠가 空豁한 까닭에 寒邪가 三陰經에 直入함 때문이다. 身體强直·口噤不語·四肢戰掉·灑淅惡寒·卒然眩暈·身體無汗, 혹은 洞泄不禁·脈象遲緊 등의 증상을 초래하여 그 병이 갑자기 발생하는 것이 傷寒의 邪가 循經漸入하는 것과 같지 아니하며, 또 傷寒은 發熱이 되어도 中寒은 發熱이 안 된다.

32) [註] 背微惡寒·頭額暈脹·胸膈痞滿·手指痠痲 등의 증상을 전구증으로 하다가 3일 후 수많은 원래 증상을 발하는 전염성의 역기병(癘氣病)이니, 그 원인은 장위腸胃의 濕熱鬱蒸으로 해서 생기는 것으로 〔金匱方〕에서 논한 陽毒, 〔吳又可〕에 논한 瘟疫, 〔外臺秘要〕에 논한 斑爛隱疹, 서양의학의 '발진티푸스'가 그것이다.

### 3) 暑證門[33)]

【參考】 만일 惡寒 혹은 四肢逆冷을 보이고, 심지어 迷悶不省 · 霍亂吐利 · 痰滯嘔逆 · 腹滿瀉利가 되는 것은 暑傷이 아니라 暑로 인하여 스스로 초래된 病이다.

[總訣] ① 暑乃長夏盛熱氣 灼灼愴愴俱可廢

② 其證熱煩又渴汗 變生吐逆與喘滿

(1) 中 暑[34)]

① 太陰人

生脈散 (第 49方)

② 少陰人

桂附藿陳理中湯 (第 37方)

白何烏理中湯 (第 42方)

③ 少陽人

朱砂益元散 (第 26方)

(2) 暑 滯[35)]

---

33) [註] 暑는 夏月相火의 令을 말함이니, 사람이 그 氣에 感觸되어 口齒로부터 肺와 胃에 侵入하면 身熱·汗出而喘·煩渴多言·倦怠少氣 혹은 下血, 發黃, 生斑 등의 증상을, 心包에 侵入되어 血脈으로 퍼져 가지고 腦에 들어가면 四肢搐搦·不省人事 등의 증상을 보인다.

34) [註] 스스로 暑氣를 받은 것을 中暑, 스스로 熱氣에 핍박받은 것을 中暍이라 말한다. 즉, 腎水가 평소에 虧虛해서 暑氣가 痰을 鼓激시켜 가지고 心包를 壅塞하였거나, 혹은 무더위에 피로로 인하여 暑邪가 內襲해 가지고 氣機를 停阻시킴으로 해서 생기는 병이다. 그 證이 面垢悶倒·昏不知人·冷汗自出·手足微冷 등의 증상을 보이고 或吐或瀉 혹은 喘滿口渴을 초래하되 다만 中寒證의 厥逆無脈·口鼻氣冷과 中風證의 手足搐引·痰涌喉中이 되어 소리가 톱으로 써는 것과 같지 아니한 것만이 서로 다른데 서양의학의 '일사병'이 즉 그것이다.

35) [註] 이 證은 暑日房勞 혹은 기름진 음식, 과일을 섞어서 먹어서 온몸의 양기가 펴지지 못한 까닭

① 太陰人

清心蓮子湯 (第 15方)

蘿葍子承氣湯 (第 26方)

② 少陰人

桂附藿陳理中湯 (第 37方)

白何烏理中湯 (第 42方)

③ 少陽人

甘遂天一丸 (第 27方)

### (3) 煩 渴[36]

① 太陰人

生脈散 (第 49方)

葛根解肌湯 (第 11方)

② 少陰人

白何烏理中湯 (第 42方)

三味蔘萸湯 (第 60方)

③ 少陽人

朱砂益元散 (第 26方)

### (4) 吐 瀉[37]

① 太陰人

熱多寒少湯 (第 18方)

〈中毒〉 麝香散 (第 41方)

---

에 생기는 것으로서 脈이 沈細 혹은 弦緊·面垢·無汗·惡寒·四肢厥逆拘急·霍亂嘔吐 등의 증상을 초래한다.

36) [註] 문자 그대로 煩悶燥渴證을 말함인데, 스스로 暑氣를 받은 것으로 인해서 熱中心脾가 된 것이니 陰에 속하였다.

37) [註] 霍亂吐瀉와 같이 躁擾煩亂이 없이, 다만 위로 토하고 아래로 설사하는 證을 말함이니, 그의 원인은 伏暑節의 冒暑가 漸而持久가 되어 三焦腸胃間에 藏伏하였음으로이다.

② 少陰人

十二味寬中湯 (第 23方)

三味蔘萸湯 (第 60方)

③ 少陽人

猪苓車前子湯 (第 6方)

### 4) 濕證門[38]

[總訣] ① 濕乃火土相蒸氣 薰染在殊分內外

② 能滯能漬滲又溢 健脾燥濕分利主

#### (1) 通 治

① 太陰人

〈寒〉 腎氣調胃湯 (第 9方)

〈熱〉 承氣調胃湯 (第 6方)

② 少陰人

寬中湯 (第 44方)

③ 少陽人

猪苓車前子湯 (第 6方)

38) [註] 濕은 重濁하고 質이 있는 邪로써 외감을 따라서 생기거나, 안에서 內生하는 2가지가 있어서 기거의 不攝으로 인하여 濕氣가 肌膚로부터 侵入한 것을 外感, 飮食의 不節로 인하여 脾陽이 不運化濕이 된 것을 內生이라 하는데, 外感은 重하고 內生은 輕하나, 甚한 것은 外感은 반드시 臟腑에 漸入하고 內生은 반드시 經絡에 漸傳한다. 그 證이 上에 在한 것은 頭重目黃·鼻塞聲重, 中에 在한 것은 痞悶不舒, 下에 在한 것은 足脛跗腫, 經絡에 在한 것은 日晡發熱·筋骨疼痛·腰痛不能轉側·四肢痿弱痠痛, 肌肉에 있는 것은 腫滿·按肉如泥, 肢節에 있는 것은 屈伸强硬, 隧道(血管)에 있는 것은 倦怠, 肺에 있는 것은 喘滿咳嗽, 脾에 있는 것은 痰涎腫脹, 肝에 있는 것은 脅滿㿗疝, 腎에 있는 것은 腰痛陰汗, 腑에 入하면 腸鳴·嘔吐·淋濁·大便泄瀉後重·小便秘澁黃赤, 臟에 入하면 昏迷不省·直視無聲 등의 증상을 보인다.

## 5) 燥證門[39]

[總訣] ① 燥是大空乾澁氣 陽明之金被火成

② 風熱勝濕津液涸 要潤榮衛忌辛香

### (1) 通 治

① 太陰人

淸肺瀉肝湯 (第 19方)

② 少陰人

八物君子湯 (第 12方)

③ 少陽人

凉膈散火湯 (第 20方)

## 6) 火證門[40]

【參考】火에는 五臟六腑火 · 虛火 · 實火 · 濕火 · 鬱火 · 陰虛火의 구별이 있다.

---

39) [註] 燥證은 火旺刑金으로 기인하는 것임으로 肺와 大腸에 발병이 흔한 것인데 肺가 火燥를 받게 되면 寒水生化의 源이 上竭되어, 능히 周身에 灌漑하여 百骸를 榮養하지 못함으로 色乾無潤하게 된다. 또 혹은 大病에 剋伐이 太過하였거나, 혹은 吐利가 심하여 津液이 없어졌거나, 혹은 養生에 잘못 金石之劑를 썼거나, 혹은 房事에 補陽燥劑를 복용하였거나, 기타 醇酒炙肉과 일체 辛熱之物이 모두 邪火를 偏助하고 眞陰을 손해하므로 인하여 점차 煎熬되어 가지고 血液을 衰耗케 하기 때문이다. 外에 있으면 皮膚가 들어 일어나고, 上에 있으면 咽鼻가 타듯이 마르고, 中에 있으면 水液이 衰少煩渴하고, 下에 있으면 腸胃가 枯涸하고 진액이 不潤하여 大小便을 보기 어려우며, 肺經에 있으면 乾咳痰結이 되고, 肺臟에 있으면 悲愁欲哭이 된다. 手足에 있으면 痿弱無力하고, 脈에 있으면 細澀하고도 微하며, 혹은 虛大數疾浮芤 等候를 보이나 세세히 관찰하고 무겁게 눌러보면 微細澀小가 그대로 있으니, 이것이 모두 陰血이 火熱에 손상된 현상이다.

40) [註] 火는 내암외명(內暗外明)한 陽의 精으로서 그 본성이 炎上하는 것인데, 인체에는 五行이 각각 하나씩밖에 없으나, 오직 火만 둘이 있어 君火는 心臟에 속하고 相火는 肝·腎에 寄하였다. 이것이 潛藏하고 있으면 百骸를 溫養하여 우리의 수명을 공고하게 하나 發動하면 陰液을 煎熬하여 元氣를

[總訣] ① 火是光熱燃燒象 其在人體分君相

② 動屬火化偏爲病 治宜補瀉與升降

(1) 熱 證[41]

① 太陰人

淸肺瀉肝湯 (第 19方)

② 少陰人

八物君子湯 (第 12方)

③ 少陽人

凉膈散火湯 (第 20方)

(2) 骨 蒸[42]

① 太陰人

太陰調胃湯 (第 1方)

淸心蓮子湯 (第 15方)

② 少陰人

補中益氣湯 (第 6方)

③ 少陽人

十二味地黃湯 (第 17方)

獨活地黃湯 (第 8方)

---

賊傷케 하니 陰虛하면 병이 되고, 陰絶하면 死歸한다. 岐伯의 病機十九條에 火에 속한 것이 다섯 가지니 '諸風掉眩、皆屬於肝、火之動也. 諸氣膹鬱、皆屬於肺、火之升也. 諸濕腫滿、皆屬於脾、火之勝也. 諸痛癢瘡、皆屬於心、火之用也.'라 하였다. 그런데 대체로 動하는 것은 전부가 火에 속하였다. 氣가 鬱하면 火가 肺에서 起하고, 大怒하면 火가 肝에서 起하고, 醉飽하면 火가 脾에서 起하고, 思慮하면 火가 心에서 起하고, 房勞하면 火가 腎에서 起한다. 이는 五臟所動이 火이다. 牙痛齦宣·腮頰頤腫은 胃火, 目黃口苦·坐臥不寧은 膽火, 舌胎喉痛·便秘不通은 大腸火의 動이오, 癃閉淋瀝·赤白帶濁은 小腸火, 小腹作痛·小便不利는 膀胱火, 頭眩體倦·手足心熱은 三焦火의 動이다.

41) [註] 日夜潮熱·熱無休間·脈數有力 등의 증상을 말함이니 實火에 속하였다.

42) [註] 三十三蒸의 하나이니 그 證이 흔히는 齒黑·腰痛·足逆·冷疳 등의 증상을 초래한다.

# 2. 內傷雜病

## 1) 飮食傷門[43]

[總訣] ① 內傷之病內生是 飮食勞役以爲首

② 脾胃俱傷不滋養 一身百證也變生

### (1) 食 傷[44]

① 太陰人

太陰調胃湯 (第 1方)

② 少陰人

香砂養胃湯 (第 21方)

③ 少陽人

凉膈散火湯 (第 20方)

### (2) 痰 滯[45]

① 太陰人

太陰調胃湯 (第 1方)

② 少陰人

香砂養胃湯 (第 21方)

---

43) [註] 內傷이라 함은 內生病을 말함이니, 일체 不外感內受病은 모두 內傷 아닌 것이 없거늘 古人은 勞役과 飮食傷만을 지칭함은 무슨 까닭인가? 사람은 음식으로 해서 生하고 음식은 脾胃로 위주함으로 때에 맞지 않은 굶주림과 배부름은 胃氣를 傷하며 脾는 또한 四肢를 主로 함으로 過勞하면 脾氣를 傷한다. 무릇 脾胃는 養生의 本이 됨으로 근본이 한번 傷하면 水穀의 精氣가 능히 陰陽을 化하고 營衛를 行하여 一身을 滋養하지 못하고, 그로 인하여 百病을 變生함으로서이다.

44) [註] 음식의 失節로 脾胃의 消化力이 不足하여 胸滿臟痛 증상을 초래하는 證을 말함이니, 서양의학의 '급성위카타르'가 그것이다.

45) [註] 痰鬱로 인한 소화불량. 즉, 胃에 痰이 있어 宿食을 끼고 생긴 滯證을 말함이니, 食小不飢·呑酸噫氣 등의 증상을 보이나 肌色은 예전과 같은 것이 특징이다.

③ 少陽人

涼膈散火湯 (第 20方)

(3) 冷 滯[46]

① 太陰人

太陰調胃湯 (第 1方)

② 少陰人

白何烏理中湯 (第 42方)

白何烏附子理中湯 (第 41方)

③ 少陽人

涼膈散火湯 (第 20方)

六味地黃湯 (第 41方)

(4) 宿 滯[47]

① 太陰人

太陰調胃湯 (第 1方)

② 少陰人

如意丹 (第 66方)

③ 少陽人

涼膈散火湯 (第 20方)

六味地黃湯 (第 41方)

贊化丹 (經驗方의 第 22方)

(5) 倒 飽[48]

① 太陰人

46) [註] 胃腸이 虛寒하여 생긴 滯證.

47) [註] 즉, 오래된 체증이다(舊滯)이다.

48) [註] 문자 그대로 먹은 것이 되살아 오르는 證을 말함이니, 서양의학의 '소화불량'의 하나의 證이다.

淸心蓮子湯 (第 15方)

調胃升淸湯 (第 12方)

② 少陰人

香砂六君子湯 (第 67方)

補中益氣湯 (第 6方)

③ 少陽人

六味地黃湯 (第 41方)

荊防地黃湯 (第 9方)

### (6) 不思飮食[49]

① 太陰人

淸心蓮子湯 (第 15方)

調胃升淸湯 (第 12方)

② 少陰人

香砂六君子湯 (第 67方)

補中益氣湯 (第 6方)

③ 少陽人

六味地黃湯 (第 41方)

荊防地黃湯 (第 9方)

### (7) 酒 傷[50]

① 太陰人

承氣調胃湯(去 大黃)(第 6方)

---

49) [註] 음식 생각이 없는 것이니, 즉 소화불량의 一證이다.

50) [註] 즉, 飮酒 과도이니 술의 성질은 大熱한지라 升發行散하기를 잘하는 經脈홍분제로써 濁穢를 따라 下行치 않고 오로지 蒡滲하기를 잘한다. 만일 위에서 담으로 들어가서 담(膽)이 그 熱을 받아 가지고 腦에 옮기면 鼻淵·頭汗·腦熱·大泄 등의 증상이 되고, 腸에 注하면 大便溏·濕熱下泄 등의 증상이 되고, 담즙이 滿而溢出이 되면 經絡에 滲入하여 酒癉이 된다.

② 少陰人

八物君子湯 (第 12方)

③ 少陽人

六味地黃湯 (第 41方)

### (8) 呑 酸[51]

① 太陰人

葛根解肌湯 (第 11方)

② 少陰人

香砂養胃湯 (第 21方)

薑朮寬中湯 (第 27方)

③ 少陽人

凉膈散火湯 (第 20方)

### (9) 嘈雜噫氣[52]

① 太陰人

葛根解肌湯 (第 11方)

② 少陰人

香砂養胃湯 (第 21方)

薑朮寬中湯 (第 27方)

③ 少陽人

凉膈散火湯 (第 20方)

---

51) [註] 胸部에 酸味가 떠올라 와서 心臟을 자극하는 즉, 속칭 '신트림', 서양의학의 '위산과다증'으로서 그 원인은 濕熱이 肝部에 鬱積되면 肝火가 逆上하여 肺胃之間에 잠복하므로 음식이 胃에 들어가면 그에 鬱遏되어 傳化를 못하는 까닭에 中酸이 되는 것이니 오래되어도 치료가 안 되면 噎隔反胃로 옮겨간다.

52) [註] 嘈雜은 肺陰이 不充하여 肝火가 脾胃를 薰蒸함으로 中宮沖和의 氣가 적어져서 水穀의 精氣가 微微不行하는 까닭에 腹中이 고픈 것도 같고, 쓰린 것도 같아 형상을 이름붙일 수 없는 證. 噫氣는 胃氣가 阻鬱로 인하여 上升되는 證을 말함이니 속칭 '생목' 오른다는 것이 그것이다.

## 2) 虛勞門[53)]

[總訣] ① 虛是氣小損恣欲 其因不過內外傷

② 汗嗽神昏瘦百節 治分陰陽與氣血

### (1) 通 治

① 太陰人

太陰調胃湯 (第 1方)

調胃升淸湯 (第 12方)

拱辰黑元丹 (第 31方)

---

53) [註] 虛勞(虛損)는 氣血不足과 精神困憊의 총칭이니 밖으로는 酒色에 傷하고 안으로는 七情에 傷한 것과 飮食勞倦·嗜欲無節 等이 모두 이 證의 基因이 된다. 무릇 酒傷肺하면 濕熱이 薰蒸하여 肺陰이 弱해지고, 色傷腎하면 精室이 空虛하여 相火가 無制하게 되며, 思慮傷心이 되면 血耗가 되어 火가 上炎하기가 쉽고, 勞倦傷脾가 되면 熱이 生하여 內傷眞陰이 되며, 怒傷肝이므로 鬱怒하면 肝火가 內熾하여 血을 灼하고 大怒하면 肝火가 上升하여 吐血이 된다. 그런데 그 受病되는 것이 陽分에 있는 것도 있고, 陰分에 있는 것도 있으며 一證에만 偏發되어 혹은 잠시만 困憊한 것, 혹은 먼저 氣를 傷하여 精에 미친 것, 혹은 먼저 精을 傷하여 氣에 미친 것이 있다.
顴赤脣紅한 者는 陰이 下에서 虛하여 逼於陽인 까닭, 口多乾渴한 者는 腎水가 不足하여 引水自救하는 까닭, 音啞聲不出하는 者는 腎氣가 竭乏한 까닭, 氣息이 喘急한 者는 陰虛肺槁가 되어 氣無所歸한 까닭, 喉乾咽痛한 者는 眞水가 下虧하여 虛火가 上浮하는 까닭, 不眠恍惚하는 者는 血不養心이 되어 神不能藏이 되는 까닭이다. 때때로 煩躁가 많은 者는 陽中無陰이 되어 柔不制剛이 되는 까닭, 嗔怒하기를 잘하고 筋急痠痛이 되는 者는 水虧木燥가 되어 肝失所資가 되는 까닭, 飮食이 不甘하고 肌肉이 漸削되는 者는 脾元이 守失되어 化機가 日敗하는 까닭, 心下가 跳動하고 怔忡不息이 되는 것은 氣不歸精이 되는 까닭, 痰이 많으나 혹은 淸水와 같고 혹은 白沫이 多한 者는 水泛爲痰이 되었는데 脾가 虛하여 능히 制水를 못하는 까닭이다.
骨痛如折이 되는 것은 腎은 骨을 主로 하는 것인지라 眞陰이 敗竭된 까닭, 腰脅痛이 되는 것은 肝腎이 虛한 까닭, 膝下가 冷한 것은 命門이 衰絶하여 火不歸原이 되는 까닭, 小便이 黃澁淋瀝한 것은 眞陰이 虧竭하여 氣不化水가 되는 까닭, 足心이 如烙한 것은 虛火爍陰이 되어 涌泉이 涸竭된 까닭이다.
皮膚가 寒慄하고 涎沫을 吐하는 것은 胃가 虛한 까닭, 咳嗽內熱이 되어 唾液이 腥黏한 것은 營이 虛한 까닭인데 斲喪(傷耗)에서 起因되어 肝腎이 過傷한 者는 흔히 亡血失精이 되어 死하고, 鬱結에서 起因되어 內火灼津이 된 者는 흔히 血結·乾欬·發癰이 되어 死하고, 藥의 誤用으로 脾胃가 受傷된 데에 起因한 者는 흔히 飮食減少, 喘嗽泄瀉가 되어 死한다. 만일 五敗·九死·十絶의 證候를 보이는 것과 위로는 痰火·喘嗽가 있어 눕지를 못하고, 아래로는 下焦에 大便이 溏稀한 者 혹은 泄瀉日久로 糞門에 瘻瘡이 生한 者는 모두 不治한다.

鹿茸大補湯 (第 32方)

【參考】 혹 鹿茸을 葛茸으로 바꾼다.[54)]

② 少陰人

補中益氣湯 (第 6方)

八物君子湯 (第 12方)

十全大補湯 (第 14方)

③ 少陽人

六味地黃湯 (第 41方)

荊防地黃湯 (第 9方)

### 3) 霍亂門[55)]

#### (1) 通 治

① 太陰人

熱多寒少湯 (第 18方)

〈關格〉 葛根解肌湯 (第 11方)

② 少陰人

十二味寬中湯 (第 23方)

三味蔘萸湯 (第 60方)

桂附藿陳理中湯 (第 37方)

〈關格〉 巴豆丹 (第 30方)

---

54) 본래 鹿茸으로 葛茸을 바꾼다로 되어 있으나 鹿茸大補湯에는 녹용이 들어 있고, 갈용이 없으므로 녹용 대신 갈용을 쓴다는 것이 옳은 듯함. -편저자 주

55) [註] 少陰人 不治證 參考證 條註(73쪽)에 해석이 있다.

③ 少陽人

猪苓車前子湯 (第 6方)

〈關格〉 甘遂天一丸 (第 27方)

(2) 嘔 吐[56)]

① 太陰人

淸心蓮子湯 (第 15方)

② 少陰人

三味蔘萸湯 (第 60方)

③ 少陽人

六味地黃湯 (第 41方)

(3) 乾 嘔[57)]

① 太陰人

淸心蓮子湯 (第 15方)

② 少陰人

白何烏官桂理中湯 (第 47方)

桂枝半夏生薑湯 (第 19方)

③ 少陽人

六味地黃湯 (第 41方)

---

56) [註] 嘔는 口中有聲하면서 物이 있는 것. 즉, '웩웩' 소리를 내며 게우는 것. 吐는 口中出物하면서 소리가 없는 것. 즉, 吐하기는 해도 소리는 없는 것을 말함인데, 嘔吐는 모두 胃에 속한 것으로서 挾寒이 된 것은 喜熱惡寒·肢冷脈小, 挾熱이 된 것은 喜冷惡熱·燥渴脈洪 등의 증상을 보이며 氣滯로 인한 것은 脹滿不通, 痰飮으로 인한 것은 遇冷卽發이 된다. 嘔苦 즉, 吐物이 쓴 것은 邪가 膽에 있는 것이오, 吐酸 즉, 吐物이 신 것은 火가 肝에 入함이다. 涎水를 嘔하는 것은 痰飮에 속한 것이나, 또한 蟲患도 있으며 酸腐를 吐하는 것은 食滯에 속한 것이나 또한 火도 있다. 淸水를 吐하는 것은 土(脾)의 卑監(不及의 뜻)이오, 綠水를 吐하는 것은 木(肝)의 發生이다. 黑水는 胃底로 말미암아 翻出되는 것이오, 臭水는 腸中으로 좇아 거슬러 오는 것이다.

57) [註] 有聲無物而嘔涎沫. 즉, 거품만 나오고 다른 것은 나오지 않는 마른 嘔逆을 말함이니, 이 證은 胃家의 氣血이 兩虛한 까닭이다.

### (4) 惡 心[58]

① 太陰人

熱多寒少湯 (第 18方)

【參考】 혹 大黃을 加한다.

② 少陰人

白何烏官桂理中湯 (第 47方)

桂枝半夏生薑湯 (第 19方)

官桂附子理中湯 (第 35方)

吳茱萸附子理中湯 (第 39方)

③ 少陽人

凉膈散火湯 (第 20方)

## 4) 咳嗽門[59]

[總訣] ① 肺氣如鍾撞則鳴 或痰或血治須分

---

58) [註] 心下怏怏, 欲吐不吐의 證을 말함이니, 속칭 '속이 매슥매슥'하다는 것으로서 그의 원인은 痰이 中脘에 凝結됨으로이나 혹은 濕熱이 胃中을 壅遏한 까닭이다.

59) [註] 有聲을 咳, 有痰을 嗽라 하니 咳嗽는 즉, 氣管呼吸의 不順한 현상으로써 肺部에 風寒火痰의 자극이 있으면 喉中에서 發聲이 되어 나는 것이나 사실은 外感內傷의 2가지 분류밖에 없다.
風寒暑濕의 外感은 반드시 皮毛로부터 侵入되는데 皮毛는 肺之合이 되는 까닭에 먼저 肺에 入하였다가 오래되면 五臟에 遞傳되며 七情饑飽의 內傷은 陰損於下, 火亢於上이 되는 것인데 肺는 中氣出入의 孔道가 되는 까닭에 五臟의 邪火가 上逆迫肺를 한다. 外感도 不爲嗽하는 것이 있으나 대개 感重한 것은 臟腑를 徑傷하고 皮毛에 不留하며, 內傷에도 嗽가 되지 않는 것이 있나니 대개 病淺한 것은 本臟에만 머물고 上攻치 아니하므로 外感에 咳嗽를 보이는 것은 輕證이오, 內傷에 咳嗽를 보이는 것은 重證이다. 外感證은 그 오는 것이 갑작스럽고 흔히 頭痛身痛·惡寒發熱·鼻塞聲重·鼻涕氣急 등의 증상을 보이며, 內傷은 그 오는 것이 서서히 오고 흔히 灑寒潮熱·形容瘦減·痰多帶血·氣短喉乾 등의 증상을 보인다.
〔脈象〕 咳嗽脈은 浮한 것은 風, 緊한 것은 寒, 洪數한 것은 熱, 濡細한 것은 濕이다.

② 再加和胃疏肝法 咳血之原卽此尋

### (1) 通 治

① 太陰人

太陰調胃湯 (第 1方)

鹿茸大補湯 (第 32方)

拱辰黑元丹 (第 31方)

經驗調胃湯 (第 10方)

腎氣調胃湯 (第 9方)

〈喘〉 麻黃定喘湯 (第 16方)

② 少陰人

〈勞嗽〉 補中益氣湯 (第 6方)

〈寒〉 白何烏附子理中湯 (第 41方)

官桂附子理中湯 (第 35方)

〈風寒〉 祛風散 (第 20方)

〈鬱〉 十二味寬中湯 (第 23方)

〈血〉 補中益氣湯 (第 6方)

十全大補湯 (第 14方)

③ 少陽人

〈勞嗽〉 前胡地黃湯 (第 10方)

〈鬱〉 荊防導白散 (第 4方)

〈火〉 地黃白虎湯 (第 18方)

〈濕〉 荊防地黃湯 (第 9방)

〈喘〉 前胡地黃湯 (第 10方)

【參考】 瓜蔞仁을 加한다.

六味地黃湯 (第 41方)

[補遺] 證과 症의 구별 : 證은 체내의 病狀이 신체 겉으로 발현되는 것이 사물의 對證이 있는 것과 같다는 뜻이니, 後人이 症字로써 대신 쓴 것은 본의를 잃은 것이다.

## 5) 積聚門[60]

[總訣] ① 積纍聚散謂積聚 外感內傷是爲祟

② 癥瘕痃癖痞血塊 詳分氣血施宜治

### (1) 酒 積[61]

① 太陰人

淸肺瀉肝湯 (第 19方)

② 少陰人

十二味寬中湯 (第 23方)

60) [註] 積이라 함은 積纍를 말함이니, 점차로 형성되는 것이다. 聚라 함은 聚散을 말함이니 만들어졌다가 없어졌다가 하는 것이 쉼없음을 가리키는데, 有形而堅硬不移하는 것은 積의 證이니 흔히 血分에 있고, 無形而脹痛不常하는 것은 聚의 證이니 흔히 氣分에 있으나 대개는 內傷飮食·外感風寒으로 말미암아 氣血이 알선(斡旋)치 못하고 留滯함으로 인해서 되는 것이다. 왼쪽에 있는 것은 死血積, 오른쪽에 있는 것은 氣食積, 가운데 있는 것은 痰飮이다. 또, 癥·瘕·痃·癖·痞·塊·血蠱의 구별이 있으니, 단단하고 이동이 안 되는 것을 癥이라, 단단하고 이동되는 것을 瘕라 하며, 배꼽의 근처에 있으며 弦과 같은 것을 痃이라, 脇間僻處에 있는 것을 癖이라, 皮裡膜外에 있는 것을 痞라, 水穀의 路에 團結된 것을 塊라, 癥瘕의 심한 것을 血蠱라 말함이니 모두 積聚의 한 가지 이름이다.

61) [註] 음주로 인하여 생긴 積을 말함이니 흔히는 面目黃·口乾渴·腹膜脹·時嘔痰水 혹은 腹痛泄瀉 등의 증상을 보인다.

【參考】 蒼朮을 加하고, 白何首烏를 去한다.

③ 少陽人

李氏涼膈散 (第 40方)

(2) 果菜積[62)]

① 太陰人

葛茸浮萍湯 (第 36方)

② 少陰人

香砂養胃湯 (第 21方)

③ 少陽人

荊防敗毒散 (第 1方)

【參考】 神麯과 麥芽를 加한다.

(3) 魚蟹積[63)]

① 太陰人

太陰調胃湯 (第 1方)

② 少陰人

香蘇散 (第 55方)

③ 少陽人

荊防敗毒散 (第 1方)

---

62) [註] 과채를 많이 먹어서 생긴 積을 말함이니 흔히는 不時瀉利·腹中成塊 등의 증상을 보인다.
63) [註] 魚蟹를 먹어서 생긴 積을 말함이다.

【參考】連翹와 牛蒡子를 加한다.

(4) 水 積[64]

① 太陰人

太陰調胃湯 (第 1方)

淸肺瀉肝湯 (第 19方)

② 少陰人

十二味寬中湯 (第 23方)

寬中湯 (第 44方)

③ 少陽人

荊防地黃湯 (第 9方)

甘遂天一丸 (第 27方)

(5) 蟲 積[65]

① 太陰人

麻黃定痛湯 (第 17方)

淸肺瀉肝湯 (第 19方)

② 少陰人

白何烏附子理中湯 (第 41方)

【參考】少陰人 冷積에 또한 이 方을 用하면 偉效가 있다.

③ 少陽人

64) [註] 水飮成積을 말함이니, 이 證은 胸脅引痛·瀝漉有聲·足脛脹滿 등의 증상을 보인다.

65) [註] 음식이 積聚되어 生蟲한 것을 말함이니, 이 證은 腹中時常攪痛·嘔吐淸水苦水 등의 증상을 보인다.

〈無塊〉滑石苦蔘湯 (第 7方)

李氏肥兒丸 (第 45方)

〈有塊〉忍冬藤地骨皮湯 (第 21方)

(6) 積 聚

① 太陰人

熱多寒少湯 (第 18方)

② 少陰人

薑朮破積湯 (經驗方의 第 5方)

③ 少陽人

忍冬藤地骨皮湯 (第 21方)

(7) 通 治

① 太陰人

四時丹 (經驗方의 第 16方)

② 少陰人

巴豆丹 (第 30方)

溫白元 (第 62方)

如意丹 (第 66方)

③ 少陽人

贊化丹 (經驗方의 第 22方)

### 6) 鬱證門[66]

66) [註] 鬱이라 함은 結而不舒를 말함인데, 이 證은 思慮의 過度로 臟氣가 衰弱해진 까닭에 氣·血·濕·熱·食·痰 等으로 인하여 병이 되어 가지고 마땅히 올라갈 것이 오르지 못하고, 내려갈 것이 내려가지 못하고, 마땅히 化할 것이 化하지 못하여 이에 六鬱病을 발생하게 되는 것인데 積聚癥瘕가 모두 鬱로 인해 만들어진 것이다.

[總訣] ① 滯而不通謂六鬱 氣血痰濕與食熱

② 治鬱大要有三法 順氣降火又化痰

(1) 氣 鬱[67]

① 太陰人

淸心蓮子湯 (第 15方)

② 少陰人

十二味寬中湯 (第 23方)

保命飮 (第 69方)

③ 少陽人

凉膈散火湯 (第 20方)

(2) 血 鬱[68]

① 少陰人

當歸白何烏寬中湯 (第 25方)

② 少陽人

生熟地黃湯 (第 15方)

(3) 濕 鬱[69]

① 太陰人

太陰調胃湯 (第 1方)

② 少陰人

十二味寬中湯 (第 23方)

---

67) [註] 胸脇滿痛·寒熱如瘧·脈沉澁 등의 증상을 초래하는 것.

68) [註] 四肢無力·溺淋便紅·脈沉芤澁 등의 증상을 초래하나 음식의 양은 줄어드는 것이 없는 것이 특징이다.

69) [註] 周身關節의 流走痛·首如物蒙·脈沉澀而緩 등의 증상을 초래하되 陰雨時에 곧 발생하는 것이 특징이다.

③ 少陽人

荊防地黃湯 (第 9方)

(4) 熱 鬱[70]

① 太陰人

熱多寒少湯 (第 18方)

淸肺瀉肝湯 (第 19方)

② 少陰人

十二味寬中湯 (第 23方)

③ 少陽人

陽毒白虎湯 (第 19方)

忍冬藤地骨皮湯 (第 21方)

(5) 食 鬱[71]

① 太陰人

淸心蓮子湯 (第 15方)

淸肺瀉肝湯 (第 19方)

② 少陰人

香砂養胃湯 (第 21方)

(6) 痰 鬱[72]

① 太陰人

熱多寒少湯 (第 18方)

② 少陰人

十二味寬中湯 (第 23方)

70) [註] 즉 火鬱이니 小便赤澁·五心煩熱·口苦舌乾·脈沉數 등의 증상을 초래하는 것.

71) [註] 噯酸惡食·黃疸鼓脹·痞塊와 氣口脈旺盛 등의 증상을 초래하는 것.

72) [註] 胸滿喘急·起臥怠惰·寸脈沉滑 등의 증상을 초래하는 것.

③ 少陽人

凉膈散火湯 (第 20方)

荊防導白散 (第 4方)

## 7) 浮腫門[73)]

【參考】 水腫에는 表裏寒熱의 구분이 있으나 陽水와 陰水로 크게 나뉘니 身熱·口渴·二便閉澁은 陽證으로서 喘咳하는 者는 表證에, 腹脹脇硬한 者는 裏證에 속하고 身冷·不渴·大便利는 陰證으로서 中氣·挾食·中寒·腎虛 등의 구별이 있는데, 서양의학상으로는 아래와 같이 구별한다.

① 울체성부종 : 내장의 문제로 해서 정맥이 압박되어 세정맥관에서 삼출되는 물을 임파액이 이완되고 움직이지 않는 까닭에 기인하는 것으로 이것은 주로 다리로부터 붓기를 시작한다.

② 신장성부종 : 신장 또는 전신의 혈관 문제로 해서 염분과 수분의 운행이 나쁘게 되어 이것이 신체 내에 정체되기 때문에 기인하는 것으로 이것은 특히 안검(눈꺼풀)으로부터 붓기를 시작한다.

③ 악액성부종 : 암·빈혈·결핵·당뇨병 등으로 해서 유발되는 것.

④ 점액수종 : 갑상선의 기능이 저하되어 일어나는 것.

⑤ 혈관신경성부종 : 혈관의 확장으로 일어나는 것.

---

73) [註] 水腫. 즉, 水氣로 해서 붓는 證이니 脾·肺·腎 三臟의 병이다. 대개 水는 至陰之物로서 그 本은 腎에 있는 것이므로 水化於氣가 되고, 그 標는 肺에 있으나 오직 土를 畏함으로 그 制는 脾에 있다. 만일 肺가 虛하면 氣가 化精化水를 못하며 脾가 虛하면 土가 制水를 못하고 도리어 剋하며 腎이 虛하면 水無所主가 되어 妄行한다. 水不歸經이 되면 逆而上泛하는 까닭에 脾에 傳入하면 肌肉이 浮腫하고 肺에 傳入하면 氣息이 喘急해진다. 나눠서 말하면 三臟이 각각 主하는 바가 있고, 합쳐서 말하면 모두 陰火가 衰微함으로 해서 腎中의 氣가 不化하는 까닭으로 水道가 不通되고 溢하여 腫이 되는 것이다.

⑥ 상피병象皮病 : 임파액의 울체와 피부의 염증으로 해서 일어나는 것.

⑦ 염증성부종 : 급성관절류마티스에 관절의 충혈, 충수돌기염에 회맹부의 충혈로 혈류가 느려져서 일어나는 것.

[總訣] ① 腫脹原因說的端 總因水氣竄皮間

② 無分表裏與虛實 泄水扶脾病自安

(1) 裏 熱[74]

① 太陰人

葛根浮萍湯 (第 34方)

② 少陰人

香砂養胃湯 (第 21方)

芎歸葱蘇理中湯 (第 38方)

③ 少陽人

木通大安湯 (第 23方)

(2) 表 寒[75]

① 太陰人

乾栗蠐螬湯 (第 37方)

② 少陰人

芎歸葱蘇理中湯 (第 38方)

保命飮 (第 69方)

獐肝鎭陰膾 (第 68方)

74) [註] 煩熱口燥·腹脹便閉·飮食喜冷 등의 증상이 보인다.

75) [註] 口不渴·飮食喜熱 등의 증상을 초래하는 것.

十二味寬中湯 (第 23方)

③ 少陽人

木通無憂湯 (第 16方)

## 8) 脹滿門[76)]

【參考】 發病이 오래 되지 않아서 或脹或消·腹皮稍軟·不洩不喘하는 者는 치료를 따르면 곧 나을 것이나, 만일 臍心凸起·利後脹急·久病羸乏·喘急不安 등의 증상과 腹現青筋·瓜甲青腫·頭面蒼黑·嘔吐頭重·上喘下泄이 되거나 혹은 便血이 되는 者는 모두 不治한다.

[總訣] ① 脹是皮肉膨而滿 脾胃虛弱爲主因

② 半瀉半補治當究 健脾順水且寬中

### (1) 氣 脹[77)]

① 太陰人

太陰調胃湯 (第 1方)

② 少陰人

十二味寬中湯 (第 23方)

③ 少陽人

〈虛〉 荊防地黃湯 (第 9方)

---

76) [註] 脹은 皮肉膨脹을 말함이니 서양의학에서 말하는 '腹水'가 그것으로써, 이 證은 흔히 脾胃가 虛弱하여 運化精微가 不能한 까닭에 水穀이 積而不散이 되어 생기는 것이니 飮食을 節操있게 못하여 調養이 不能하면 淸氣는 下降하고 濁氣는 胸腹에 塡滿함으로 濕熱이 相蒸하여 드디어 이 疾을 유발하는 것이다.

77) [註] 鼓脹氣滯로 말미암아 생기는 것으로서 흔히 七情鬱結·氣道壅隔으로 인하여 上不得降·下不得升이 되어 肚腹膨滿·四肢瘦削 등의 증상을 보인다.

〈火〉涼膈散火湯 (第 20方)

(2) 食 脹[78]

① 太陰人

太陰調胃湯 (第 1方)

〈火〉淸心蓮子湯 (第 15方)

② 少陰人

十二味寬中湯 (第 23方)

香砂養胃湯 (第 21方)

③ 少陽人

牧丹地黃湯 (第 13方)

李氏肥兒丸 (第 45方)

獨活地黃湯 (第 8方)

(3) 鼓 脹[79]

① 太陰人

淸心蓮子湯 (第 15方)

麻黃定痛湯 (第 17方)

② 少陰人

芎歸葱蘇理中湯 (第 38方)

保命飮 (第 69方)

〈滯〉香砂養胃湯 (第 21方)

十二味寬中湯 (第 23方)

③ 少陽人

---

78) [註] 飮食의 不化로 起因하는 것으로 痞滿作酸·朝能食·晝不能食 證을 보인다.

79) [註] 腹皮가 繃急하기 북과 같아(中空無物) 手按不卽起의 證을 말함이니 外皮繃急이 膚脹과 흡사하나 오직 鼓脹證은 腹筋이 돌기한 것이 그의 특징이다.

忍冬地骨皮湯 (第 21方)

## 9) 消渴門[80]

【參考】 소갈환자의 특히 주의하지 않으면 안 될 것은 음주와 房勞와 厚味를 경계하여야 만회할 수 있는 것이고, 그렇지 못하면 비록 좋은 처방이 있다 하여도 또한 효과를 보기가 어려울 것이다.

[總訣] ① 消是津少渴乃渴 恣欲失節薰成熱

② 滋陰瀉火保腸胃 精充液生渴自止

### (1) 上 消[81]

① 太陰人

80) [註] 消渴이라는 것은 津液少, 口常渴을 말함이니, 서양의학에서 말하는 당뇨병이 그것으로써 이 證은 대개 淫欲恣情 혹은 喜怒不愼 혹은 耗神過度 혹은 病後血衰·飮食不節로 해서 炎火가 臟腑를 上薰하여 熱燥를 生함으로 氣熾津涸이 되어 물(음료)을 찾는 것을 스스로 멈추는 것이 불가능하다가 오래되면 癰疽로 변하여 형성된다.
邪가 上焦에 있으면 胃中津液으로 하여금 上榮舌本이 不能하게 되어 上消가 되고, 邪가 中焦에 있으면 먹은 음식물이 隨火而化케 하여 가지고 善飢善渴·能食多瘦·小便頻數證을 초래하여 中消가 되고, 邪가 下焦 즉 腎에 있으면 燥熱이 腸胃에 아울러 引飮不絶·脚腿消瘦·溺有脂液 등의 증상을 초래하여 下消가 된다.
上中에 있는 경우는 치료할 수 있으나, 下에 있는 경우는 난치이며, 飮一溲一者는 치료할 수 있으나, 飮一溲二者는 난치이며, 小便에 甛氣가 있는 것과 豬脂와 麩농과 같은 것이 떠 있는 것은 穀氣와 腎氣가 並渴된 것이니 모두 불치에 속한다.

81) [註] 消의 上焦에 속한 것으로서 寒熱의 구별이 있다. 熱渴은 『素問氣厥論』에서 말하는 '心移熱於肺, 傳爲鬲消'라 한 것으로서 이는 上消熱에 속한 것이다. 그 證이 舌上赤裂·咽如火燒·口大渴·食量減少·大便如常·小便淸利 등의 증상을 보이는 것은 肺氣가 已燥된 데에 心이 다시 熱로써 옮겨 주었기 때문에 鬲上이 焦煩하여 飮水多而易消가 되는 까닭이다.
寒渴은 『素問氣厥論』에서 말하는 '心移寒於肺則肺消, 肺消者, 飮一溲二, 死不治'라 한 것으로서 이는 上消寒에 속한 것이다. 肺는 氣를 主로 하는 것으로서 그것이 能히 水道를 通調有制하게 되는 것은 心火의 時溫을 依賴케 되는 것인데 만일 心火가 不足하여 能히 肺를 溫하게 해주지 못하고 도리어 寒으로써 옮겨주면 肺氣가 枯塞해져서 飮一溲二가 된다.

萬金文武湯 (第 58方)

② 少陰人

補中益氣湯 (第 6方)

薑朮寬中湯 (第 27方)

八物君子湯 (第 12方)

③ 少陽人

凉膈散火湯 (第 20方)

### (2) 中 消[82]

① 太陰人

調胃升淸湯 (第 12方)

淸肺瀉肝湯 (第 19方)

② 少陰人

芎歸葱蘇理中湯 (第 38方)

③ 少陽人

忍冬藤地骨皮湯 (第 21方)

### (3) 下 消[83]

① 太陰人

淸肺瀉肝湯 (第 19方)

千金文武湯 (第 57方)

② 少陰人

補中益氣湯 (第 6方)

---

82) [註] 消의 中焦에 속한 것으로서 陽旺陰衰로 해서 脾胃에 蘊熱이 생기는 까닭에 유발되는 證이니 흔히는 口渴引飮·善食瘦削·全身自汗·大便硬結·小便頻數 등의 증상을 보인다.

83) [註] 消의 下焦에 속한 것으로서, 이 證은 色欲過度·心火不交·腎水下泄·心火上炎 소치로 생기는 것이므로 또한 腎消라 한다. 처음 시작될 때에는 便溺不攝·溺如膏淋·煩燥引飮 등의 증상을 보이다가, 점차 面目黧瘦·耳輪焦黑·小便濁而上浮如脂 등의 증상을 변하여 형성한다.

薑朮寬中湯 (第 27方)

八物君子湯 (第 12方)

③ 少陽人

熟地黃苦蔘湯 (第 22方)

黃連猪肚湯 (第 38方)

### 10) 黃疸門[84)]

【參考】 서양의학에서 말하는 황달은 담즙이 피에 혼류하는 까닭에 생기는 병으로서 제일 먼저 발현하는 곳은 눈의 흰자위, 입안의 윗턱 점막이며, 그 다음이 피부인데 그 빛은 볏집색·유황색·사프란 색, 레몬황색, 녹황, 누런 차색, 감람색, 청동색 등 여러 가지이다.

그 병인은 비소·인·납·면마근綿馬根(貫衆)의 중독으로부터 유발되기도 하고, 패혈증, 말라리아 등으로 해서 유발되기도 하며, 위장 카타르로부터 유발되는 카타르성 황달도 있다.

황달과 함께 발열, 단백뇨가 있고, 비장종대가 되는 것을 특히 전염성 황달이라고 하는데, 그 중에는 발진티푸스균으로 인하거나 나선균으로 인하는 렙토스피라증(Leptospirosis) 등이 있으나, 그것들은 물론 같은 중독이면서도 그 정도가 강하여 간장을 몹시 상하게 하는 까닭

84) [註] 이 證은 濕熱의 交結로 말미암아 膽熱液泄이 되어 가지고 胃의 濁氣로부터 相倂되기 때문에 上不得越, 下不得泄되어 熏蒸鬱遏이 되어 생기는 것인데 (胃의 土色 그대로 누르다) 脾肺에 侵淫하면 身目이 함께 누르고 膀胱에 流下하면 溺色變赤이 된다. 몸이 누르고 선명한 것은 熱勝屬陽이니 그 치료가 胃에 있고, 몸이 누르고 晦暗한 것은 濕勝屬陰한 것이니 그 치료가 脾에 있다. 그리고 傷寒表邪·天行時疫으로 해서 發黃하는 것은 外感이오, 食飮致傷·房勞過度로 해서 發黃하는 것은 內傷이다.
무릇 脈滑便堅하고 年壯氣實한 者는 치료되기가 쉬우나, 老人·虛人·脈虛濇 및 便利한 者는 치료되기가 어려우며, 疸毒이 入腹되어 喘滿한 者는 위태하고 寸口가 近掌無脈, 口鼻氣冷한 者는 모두 불치며, 小便利·口不渴한 者는 生하고 脈洪大·大便利·口渴이 있는 者는 죽는다.

에 간기능부전, 간성자가중독을 일으킨다 하였다.

[總訣] ① 疸是全身均發黃 膽液胃氣併不行

② 陽必寒熱陰嘔吐 濕熱表裏共滲利

### (1) 通 治

① 太陰人

太陰調胃湯 (第 1方)

退黃飮 (第 51方)

② 少陰人

香砂養胃湯 (第 21方)

茵蔯橘皮湯 (第 59方)

茵蔯四逆湯 (第 57方)

茵陳附子湯 (第 58方)

瘴疸丸 (第 63方)

巴豆丹 (第 30方)

③ 少陽人

〈虛勞〉 荊防地黃湯 (第 9方)

〈熱〉 荊防導白散 (第 4方)

猪苓車前子湯 (第 6方)

## 11) 瘧疾門[85]

85) [註] 瘧은 흔히는 夏暑內伏·秋凉外束으로 인하여 陰陽이 相搏於內하는 까닭에 생기는 병으로서 惡寒發熱을 시작으로 하여 灼熱難堪·頭痛眩暈·大渴引飮·脊齊强直·呵尔呻吟 등의 증상을 보이다가 汗出淋漓가 되며 모든 證이 消散된다.
얕은 것은 병이 三陽에 있으므로 衛氣를 따라 출입하여 一日一作이 되고, 깊은 것은 병이 三陰에

【參考】 학질은 그 종류가 대략 30여 종이 넘으나, 여기서는 寒 · 熱 · 勞의 처방만을 게재하였으므로 이에 대한 증후만을 간략히 논하기로 한다.

① 寒瘧 : 즉, 太陽瘧이니 寒多熱少 · 腰背頭項俱痛 등의 증상을 보인다.

② 熱瘧 : 즉, 陽明瘧이니 熱多寒少 · 目痛鼻燥 · 煩渴溺 등의 증상을 보인다.

③ 勞瘧 : 미미하게 惡寒發熱이 되고 혹은 半月 혹은 十日에 勞苦하면 재발하는 것을 말함이다.

【附記】 세균만능의 서양의학에서는 학질을 '間歇熱'(말라리아)이라 칭하는데 그 병원病原이 얼룩날개모기속(Anopheles)에 속하는 모기에 물려서 상호 전염된다고 한다.

[總訣] ① 瘧乃寒熱兼虐謂 夏暑秋凉相搏內

② 俗子不知妙又玄 只說蚫蟲螯相傳

## (1) 通 治

### ① 太陰人

〈寒瘧〉 太陰調胃湯 (第 1方)

〈熱瘧〉 葛根解肌湯 (第 11方)

〈勞久〉 太陰調胃湯 (第 1方)

---

있으므로 邪氣가 衛氣로부터 함께 나오지 못하여 혹은 間日, 혹은 三四日에 作하게 되는데 발작이 더딘 것은 병이 더욱 깊다.
脈象은 당연히 弦이 많은데 弦數한 것은 熱重, 弦遲한 것은 寒重이며 弦短한 것은 食傷, 弦滑한 것은 痰多이다. 또한 병이 오래면 脈이 虛微無力하여 弦하지 아니한 것 같은 것도 있으나, 반드시 虛數之中에 弦을 보여도 다만 手를 不搏하는 것이며 脈이 遲緩한 者는 저절로 낫는다.

〈孕婦〉 經驗調胃湯 (第 10方)

② 少陰人

川芎桂枝湯 (第 9方)

〈勞久〉 鷄蔘膏(第 29方)

③ 少陽人

荊防敗毒散 (第 1方)

獨活地黃湯 (第 8方)

〈裏熱〉 荊防導白散 (第 4方)

地黃白虎湯 (第 18方)

## 12) 邪祟門[86]

[總訣] ① 脈無定準面無常 夜睡流涎鬼祟傷

② 治宜補虛安神主 祛邪逐祟以後佐

### (1) 通 治

① 太陰人

四時丹 (經驗方의 第 16方)

② 少陰人

溫白元 (第 62方)

---

86) [註] 이 證은 正氣가 虛弱하여 精明之氣가 邪를 이겨내지 못하기 때문에 혹은 邪心이 起하여 그의 類를 초래하고 혹은 畏懼가 깊어서 그의 性靈을 惑하게 하여 생기는 것이다. 흔히는 面黃肌瘦, 혹은 寄夢驚心, 혹은 昏倦嗜臥, 혹은 言語錯亂, 혹은 嗜好失常하기도 하며, 혹은 음식을 久絶해도 色神不變 혹은 危篤垂斃가 되었다가도 忽然 康强 혹은 禍福을 妄言해도 明徵不謬 혹은 叫號震擊하여 猛悍無常하기도 한다. 또 痰客中焦가 되어 升降을 방해하는 까닭에 十二官이 각각 그 職이 되어 視聽言動이 모두 虛妄하게 되는 者도 있고, 思想太過·心神虧損으로 精氣運用이 一臟에 偏聚되어 驚惕如癡케 되어 中鬼邪證과 같은 者가 있다.

如意丹 (第 66方)

③ 少陽人

贊化丹 (經驗方의 第 22方)

### 13) 精 門[87]

【參考】 위물소감爲物所感이 되어 교합交合하지 아니하여도 암류暗流되는 것을 유정遺精, 꿈으로 인해서 생기는 것을 몽유夢遺 또는 몽설夢泄, 小便을 볼 때 누설漏泄되는 것을 요정尿精, 보거나 듣는 것만으로도 유출流出되는 것을 정루精漏, 음경 속에서 하얀 액체가 유출되는 것을 백음白淫, 요도구멍에서 때때로 예탁물穢濁物이 유출되어 농과 같은 것이 나오는 것을 백탁白濁이라 한다.

[總訣] ① 元精元氣爲身本 主宰在心藏制腎

② 夢泄精遺神不守 淸心滋陰治得宜

#### (1) 夢 遺[88]

① 太陰人

淸心蓮子湯 (第 15方)

淸肺瀉肝湯 (第 19方)

乾栗樗根皮湯 (第 38方)

---

87) [註] 精은 人類生殖의 원소로 예부터 칭하길 '天癸'가 즉 이것인데, 精과 氣가 相養하여 氣聚가 되면 精이 盈하고 精盈이 되면 氣가 盛해진다. 대개 精의 主宰는 心에 있고 精의 藏制는 腎에 있으므로 心腎二氣가 調和되면 精盈不虧가 되고 만일 心의 所感된 바 있어 君火搖於上·相火熾於下가 되면 水不能藏이 되어 精이 隨泄케 된다.

88) [註] 꿈을 꿔서 精泄을 말함이니 心不攝念·腎不攝精으로 인하여 腎氣가 不固한 까닭에 생기는 證이다.

定神瀉肝湯 (第 20方)

② 少陰人

補中益氣湯 (第 6方)

白朮散

**【參考】** 白朮一味를 細末하여 복용한다.

③ 少陽人

六味地黃湯 (第 41方)

〈骨蒸〉 十二味地黃湯 (第 17方)

十二味歸腎湯 (第 17方)

(2) 白 淫[89]

① 太陰人

淸心蓮子湯 (第 15方)

淸肺瀉肝湯 (第 19方)

定神瀉肝湯 (第 20方)

乾栗樗根皮湯 (第 38方)

② 少陰人

補中益氣湯 (第 6方)

白朮散

**【參考】** 白朮一味를 細末하여 복용한다.

---

89) [註] 脾가 風邪를 받아서 腎에 傳하면 風能煽熱이 되는 까닭에 邪熱內結·眞精不守가 되어 白物이 游淫而出하는 것이다.

③ 少陽人

六味地黃湯 (第 41方)

〈骨蒸〉 十二味地黃湯 (第 17方)

十二味歸腎湯 (第 17方)

## 14) 氣 門[90]

**[總訣]** ① 人之營養賴五穀 血充骸澤元氣足

② 九竅毛孔皆爲路 最要乃是呼與吸

### (1) 七 氣[91]

① 太陰人

淸心蓮子湯 (第 15方)

麝香散 (第 41方)

② 少陰人

七氣湯 (第 83方)

十二味寬中湯 (第 23方)

**【參考】** 五靈脂와 枳角을 加한다.

③ 少陽人

90) [註] 無形質可見而相感應者曰氣라 하니 氣는 즉 인간의 원동력으로서 經에서 말하는 '上焦開發, 宣五穀味, 熏膚, 充身, 澤毛, 若霧露之漑, 是爲氣'라 한 것이 이것이다. 사람의 稟氣는 一般이나 氣病의 주요 원인이 되는 七情의 感觸은 아홉 가지이니 『素問擧痛論』에서 말한 '諸痛皆因於氣, 百病皆生於氣, 怒則氣上, 喜則氣緩, 悲則氣消, 恐則氣下, 寒則氣收, 熱則氣泄, 驚則氣亂, 勞則氣耗, 思則氣結, 九氣不同'이라 말함이 이것이다.

91) [註] 喜·怒·憂·思·悲·恐·驚의 七氣(情) 鬱結로 인한 心腹絞痛證을 말함이다.

涼膈散火湯 (第 20方)

【參考】黃連과 牛蒡子를 加한다.

(2) 氣 鬱 (참고로 鬱證條를 보시오)

① 太陰人

淸心蓮子湯 (第 15方)

麝香散 (第 41方)

② 少陰人

正氣天香湯 (第 84方)

寬中湯 (第 44方)

③ 少陽人

涼膈散火湯 (第 20方)

(3) 九 氣[92]

① 太陰人

淸心蓮子湯 (第 15方)

麝香散 (第 41方)

② 少陰人

正氣天香湯 (第 84方)

③ 少陽人

涼膈散火湯 (第 20方)

(4) 中 氣[93]

92) [註] 七情에 寒熱二氣를 더한 九氣의 鬱結로 인한 心腹絞痛證을 말함이다.

93) [註] 中風의 氣에 속한 것으로서, 이 證은 七情의 內傷으로 인하여 氣機가 猝阻되어 가지고 痰潮昏塞 혹은 牙關緊急 등의 증상을 초래하는 것인데 극히 中風과 비슷하지만 風中은 몸이 더우나 氣

① 太陰人

石菖蒲遠志散 (第 42方)

滾痰散 (第 55方)

② 少陰人

木香順氣散(第 53方)

蘇合香元 (第 54方)

③ 少陽人

朱砂益元散 (第 26方)

### (5) 短 氣[94]

① 太陰人

太陰調胃湯 (第 1方)

鹿茸大補湯 (第 32方)

拱辰黑元丹 (第 31方)

② 少陰人

補中益氣湯 (第 6方)

升陽益氣湯 (第 5方)

八物君子湯 (第 12方)

③ 少陽人

六味地黃湯 (第 41方)

荊防地黃湯 (第 9方)

### (6) 氣 滯[95]

---

中은 몸이 차며, 風中은 痰涎이 많으나 氣中은 痰涎이 없으며, 風中은 脈이 浮하고 人迎에 應하나, 氣中은 脈이 沈하고 氣口에 應하는 것이 서로 다른 것이다.

94) [註] 이 證은 胸陽의 不暢所致로 기인하는 것으로 寸口脈이 沈微且緊한 勢를 보이는 것이 보통인데 緊한 것은 寒, 微한 것은 虛, 微緊이 相搏한 것은 短氣로 呼吸이 雖數而不能接續, 似喘而不擡肩, 似呻吟而無痛楚, 呼吸急而無痰聲 등의 증상을 보인다.

95) [註] 中氣가 滯澀不宣한 것을 말함인데, 이 證은 흔히 氣衰血澀으로 인하여 초래하는 것이나 각기

① 太陰人

石菖蒲遠志皁角散 (第 42方)

滾痰散 (第 55方)

② 少陰人

寬中湯 (第 44方)

橘皮一物湯 [一味煎服]

③ 少陽人

牧丹皮地黃湯 (第 13方)

(7) 氣 痛[96]

① 太陰人

淸肺瀉肝湯 (第 19方)

② 少陰人

寬中湯 (第 44方)

橘皮一物湯 [一味煎服]

③ 少陽人

牧丹皮地黃湯 (第 13方)

## 15) 神 門[97]

---

그 옹체된 臟腑를 따라 서로 다르다. 즉, 氣가 肝에 滯하면 肝氣不順 혹은 搠脅而疼·風患掉眩·目疾癃疽 등의 증상을, 氣가 心에 滯하면 神不定, 寢不安 및 諸痛瘡瘍 등의 증상을 보이고, 氣가 肺에 滯하면 肺氣가 不淸한 까닭에 液凝爲痰이 되어 膹鬱喘欬하거나 혹은 大腸에 傳入하여 飧泄이 된다. 그리고 氣가 腎에 滯하면 腰疼水枯·瞳入昏暗·兩耳不聽이 되며, 氣가 脾에 滯하면 胃納減少·飮食不化가 되며 혹은 泄瀉·中滿·腫脹 등의 증상을 초래하기도 한다.

96) [註] 이 證은 흔히는 氣道에 痰滯·血積阻滯의 소치로 생기는 것이나 또한 血脈空虛·虛氣流入으로 해서 오는 것도 있나니, 앞의 것은 實證에, 뒤의 것은 虛證에 속한 것으로, 그 證候의 구별은 다음과 같다. ① 氣滯上焦가 된 것은 心胸痞痛 ② 氣滯中焦가 된 것은 腹脅刺痛 ③ 氣滯下焦가 된 것은 疝瘕腰痛 ④ 氣滯於內한 것은 癖積疼痛 ⑤ 氣滯於外한 것은 遍身이 刺痛浮腫 혹은 膹脹이 된다.

97) [註] 靈魂通悟를 神이라 하나 이에는 精神과 神氣 즉, 內經에서 말하는 '神明' 계통의 질환을 말함

[總訣] ① 神明常舍心君臟 一身爲主統七情

② 九氣六欲受耗損 驚悸怔仲健忘證

### (1) 驚 悸[98]

① 太陰人

牛黃淸心元 (第 45方)

三神散 (第 43方)

② 少陰人

蘇合香元 (第 54方)

八物君子湯 (第 12方)

③ 少陽人

六味地黃湯 (第 41方)

十二味地黃湯 (第 17方)

### (2) 怔 忡[99]

---

이니, 바꿔 말하면 官能得신경질환(신경증으로 여겨짐-편저자 주) 등을 지칭함인데 神明은 心君臟에 居하고 있으며 七情을 統率한 까닭에 六慾七情의 內因的耗損이 驚悸·怔仲·健忘 등 여러 증상을 유발한다.

98) [註] 이 證은 갑자기 큰 소리를 듣거나 혹은 괴이한 물체를 목격하거나 혹은 위험한 경우를 당하여 초래되는 이른바 '心惕惕然而驚'을 말함이다. 그러나 오직 心氣가 先虛해야만 비로소 觸事易動이 되는 것이오, 心氣가 強固한 者는 괴이한 것을 만난다 하더라도 또한 不動한다. 肝과 胃로 말미암아 發生되는 것은 肝은 木과 風에 속하고 風木은 震動하기를 잘하는 까닭이며, 胃는 多氣多血한 것이니 血氣가 壅하면 熱하기가 쉽고 熱하면 火를 畏하여 驚하기를 잘하며 胃氣가 厥하면 憂懼가 생기는 까닭에 人의 煩憂를 실현하여 驚하게 된다. 陽明은 土에 屬하고 土(胃)는 木(肝)을 畏하는 까닭에 驚하는 것인데 驚하면 氣가 亂하여 鬱해져서 火와 涎을 生하고 涎과 氣의 相搏이 短氣自汗·眠多異夢·隨即驚覺 등의 증상을 초래하는 것이다.

99) [註] 이 證은 心下惕惕然跳, 築築然動하여 本來所驚한 바 없이 心動不寧이 되는 것으로 陰虛勞損한 사람이 흔히 앓게 되니 대개 陰虛於下하면 宗氣가 無根한 까닭에 氣不歸原이 되는 까닭이다. 그러므로 上에 있으면 胸臆에 浮撼하고 下에 있으면 배꼽 옆에 振動하되 虛微한 者는 움직임 또한 미미하고, 허가 심한 경우에는 움직임 또한 심하게 된다. 무릇 脈이 沈細한 者는 飮에 속하고 結代한 者는 虛而有飮이며 虛弱한 자는 氣虛에, 沈數한 者는 血熱에 속한 것이고, 尺中이 弦緊한 者는 腎氣凌心이니 속히 節欲節勞·養氣養精을 할 것이다.

① 太陰人

牛黃淸心元 (第 45方)

三神散 (第 43方)

② 少陰人

赤白何烏寬中湯 (第 22方)

③ 少陽人

【參考】 적당한 처방을 아직 발견치 못하였다.[100)]

(3) 健 忘[101)]

① 太陰人

三神散 (第 43方)

調胃升淸湯 (第 12方)

② 少陰人

八物君子湯 (第 12方)

十全大補湯 (第 14方)

③ 少陽人

六味地黃湯 (第 41方)

荊防地黃湯 (第 9方)

(4) 癲 癎[102)]

100) 朱砂散을 고려해 볼 수 있을 것이다. -편저자 주

101) [註] 이 證은 心腎不交의 소치이니 대개 心不下交於腎이 되면 濁火가 亂其神明하고 腎不上交於心이 되면 精氣가 伏而不用이 되며 火가 上에 居하면 그로 인하여 痰이 되고, 水가 下에 居하면 그로 인하여 躁를 生하고 躁擾不寧이 되는 까닭이다.

102) [註] 이 證은 發作할 때에 猝然眩仆·昏不知人이 되고 심하면 瘛瘲抽搐·撞目上視 혹은 口眼歪斜 혹은 口作畜聲 등의 증상을 보이다가 장차 깨어날 때가 되면 涎沫을 토하는 것이 통례인데, 깨어난 후에 다시 발작이 되어 연일 발하는 자도 있고, 1일에 3~5 차례를 발하는 자도 있다. 그 주 원인은 腎中의 龍火가 上升함으로 肝火가 이를 幇助하여 痰涎을 釀成해 가지고 經絡에 鬱結되는 까닭에

① 太陰人

〈熱〉 淸肺瀉肝湯 (第 19方)

〈寒〉 牛黃淸心元 (第 45方)

石菖蒲遠志皀角散(第 42方)

三神散 (第 43方)

② 少陰人

獨蔘八物湯 (第 15方)

十二味寬中湯 (第 23方)

如意丹 (第 66方)

③ 少陽人

〈熱〉 地黃白虎湯 (第 18方)

十二味地黃湯 (第 17方)

〈虛〉 荊防地黃湯 (第 9方)

### (5) 癲狂[103]

① 太陰人

淸肺瀉肝湯 (第 19方)

牛黃淸心元 (第 45方)

石菖蒲遠志皁角散 (第 42方)

三神散 (第 43方)

---

이와 같은 搐搦現象을 보이는 것이니 追痰涎排泄於外를 시켜서 正氣가 소생하여 회복되면 병이 물러간다. 병을 앓고 난 후 혹은 鬱悶한 환자에게 이런 질환이 많은 것은 몸의 기운이 本虛한데 다시 六淫에 감하여 氣虛不能化痰·陰虛不能制火가 되는 까닭에 火炎痰壅이 되어 經絡을 閉遏함으로써이다. 그 脈이 浮한 者는 陽癎, 沈한 者는 陰癎이며 虛弦은 驚癎, 沈數은 實癎, 浮滑洪數은 風癎, 細弦微緩은 虛癎인데 脈이 細緩한 者는 비록 久劇한 것이라도 치료 가능하지만 虛散 및 沈實弦急한 者는 불치며 目瞪如愚한 者도 또한 불치가 된다.

103) [註] 이 證은 대개 抑鬱하여 일을 이루지 못하거나, 희망을 잃어 멍하고 흥미가 없는 상태로 인하여 精神恍惚·言語錯亂·或歌·或笑·或悲·或泣·如醉如狂·言語無次·穢潔不知 등의 증상을 초래하여 몇 해가 지나도 낫지 않게 되는 것인데, 모두 鬱痰이 心包를 鼓塞하여 神不守舍가 되는 까닭이다.

② 少陰人

獨蔘八物湯 (第 15方)

十二味寬中湯 (第 23方)

如意丹 (第 66方)

③ 少陽人

〈熱〉 地黃白虎湯 (第 18方)

十二味地黃湯 (第 17方)

〈虛〉 荊防地黃湯 (第 9方)

## 16) 血證門[104)]

### (1) 衄血[105)]

① 太陰人

補肺元湯 (第 29方)

② 少陰人

---

104) [註] 血은 水穀精微의 변화된 것으로 경락중에 灌注하여 신체 각 부위를 영양하고, 또한 노폐물의 액체를 배설시키는 인체 내의 중요한 유동성 물질의 일종이다. 대개 起居不節·七情過度·기타 勞倦·色欲·飮食傷 等이 모두 火를 動하고 氣를 損하게 하는 것인데 火가 動하면 血熱妄行이 되고 氣가 損하면 血이 붙어 있을 곳이 없게 된다. 위로 妄行하면 七竅에 나타내어 衄血·吐血이 되며, 아래로 流注하면 二陰에 나타내어 溺血·便血이 되고, 경락에 壅瘀하면 發爲癰疽, 腸臟에 鬱結하면 留爲癥塊가 되며 혹은 風熱을 타(乘)고 斑이 되고 疹이 되기도 하고, 혹은 陰寒에 滯하여 痛이 되고 痹가 되기도 한다. 그의 밖으로 보이는 證으로는 肺와 胃에 熱積한 者는 반드시 胸滿脈實, 火怒氣逆한 者는 반드시 面青脈弦이 되고 陽이 虛하고 血外走가 된 者는 반드시 虛冷惡寒, 陰이 虛하여 火上亢이 된 者는 喘欬內熱이 된다. 勞心不能生血이 된 者는 반드시 煩心躁悶, 勞力不能攝血이 된 者는 반드시 自汗倦怠가 되고 鬱結傷脾한 者는 憂恚少食, 勞傷肺氣한 者는 久欬無痰이 되며 氣血이 不統이 된 者는 血必散漫, 積瘀停蓄이 된 者는 血必成塊가 된다. 熱鬱이 위에 있는 경우는 其血必紫, 虛炎이 下起한 者는 其血必鮮, 感寒泣血한 者는 血必黑黯, 肺臟에 生癰한 者는 血必兼膿이 된다. 先痰帶血이 되는 것은 痰火積熱로 先血兼痰이 되는 것은 陰虛火猖으로 由因되는 것이다. 飮食飽悶이 되어 吐血을 하는 者는 반드시 食傷胃脘이 되어 不運하는 까닭이고, 飮酒過醉가 되어 吐血을 하는 者는 酒傷清道가 되어 妄行하는 까닭이다. 대개 病於內한 者는 瘀則易治, 乾則難治이며 病於外한 者는 下流하는 것은 順證이오, 上溢하는 것은 逆證이며, 潮熱이 없는 것은 輕證이나 潮熱이 있는 者는 重證이오, 身熱不得臥하는 者는 死한다.

105) [註] 血의 上出 혹은 旁出하는 것의 총칭이나 여기서는 다만 鼻出血을 지칭함이다.

香附子八物湯 (第 17方)

③ 少陽人

〈虛〉生熟地黃湯 (第 15方)

〈火〉凉膈散火湯 (第 20方)

(2) 吐 血[106)]

① 太陰人

淸心蓮子湯 (第 15方)

〈熱〉淸肺瀉肝湯 (第 19方)

〈勞〉山藥補肺元湯 (第 30方)

**【參考】** 蓮肉을 加한다.

② 少陰人

獨蔘八物湯 (第 15方)

獐肝鎭陰膾 (第 68方)

十全大補湯 (第 14方)

補中益氣湯 (第 6方)

③ 少陽人

獨活地黃湯 (第 8方)

十二味地黃湯 (第 17方)

十二味歸腎湯 (第 17方)

荊防地黃湯 (第 9方)

---

106) [註] 이 證은 血이 胃에서 나오는 것으로 純血을 토출하되 소리의 음향이 없어 嘔血의 漉漉有聲한 것과 같지 아니하며 胃는 水穀의 海인지라 雜質을 가운데 포함한 까닭에 토하는 것이 많으나 곧 응결되지 않는데 脈이 靜하고 발열이 안 되는 것은 해가 없다.

### (3) 尿血[107]

① 太陰人

淸肺瀉肝湯 (第 19方)

〈色傷〉 淸心蓮子湯 (第 15方)

② 少陰人

赤白何烏寬中湯 (第 22方)

③ 少陽人

生熱地黃湯 (第 15方)

凉膈散火湯 (第 20方)

### (4) 便血[108]

① 太陰人

淸肺瀉肝湯 (第 19方)

淸心蓮子湯 (第 15方)

② 少陰人

十全大補湯 (第 14方)

理中湯 (第 46方)

---

107) [註] 血이 精管으로부터 나오는 것으로서 혹은 소변과 함께 나오는 것도, 혹은 순전히 혈만 나오는 것도 있다. 흔히는 腎陰이 虧損되어 下焦에 結熱되었거나 혹은 內臟에 損虧된 곳이 있어 妄行하는 血이 胞中에 滲入된 소치인데 통증을 호소하지 아니하여, 임증(淋證)에 血이 요관으로부터 나오며 음경 속 통증이 심한 것과 같지 않다.

108) [註] 이 證은 피가 항문을 통해 나오는 것으로서 흔히는 위장이 火熱의 熏蒸을 받아 기인되는 것이나 혹은 寒熱燥濕이 그 氣를 怫鬱하거나 혹은 飮食不節·用力過度로 陰絡을 손상하였거나 혹은 邪가 陽經을 상한 까닭에 血이 상처 부위를 행하다가 邪에 막혀(阻)가지고 脈外로 漏泄되거나 혹은 絡內의 陰血이 留着된 邪로 인하여 擗裂外溢이 되어 二腸에 모두 滲入해서 泄瀉外出이 되는 것이다. 血色이 純淸한 것은 風, 煙塵과 같은 것은 濕, 黯而淡한 것은 寒, 紅而鮮한 것은 熱, 糟粕이 相混한 것은 食積이며, 遇勞卽發이 되는 것은 元氣內傷, 後重便減하는 것은 濕毒蘊滯, 後重便增하는 것은 脾元下陷, 跌傷으로 인하여 便黑한 것은 瘀로서 先吐後便이 되는 것이라야 順證이다. 便血의 脈은 尺은 반드시 芤濇하고 關은 반드시 微緩한 것인데 小하고도 留連하는 者는 生하고 數疾浮大한 者는 死한다. 右關이 沈緊한 者는 飮食이 脾를 傷하여 攝血이 不能한 것이오, 右寸이 浮洪한 者는 肺經의 積熱이 大腸에 下傳한 것이며 房勞奪精·身熱色夭(少好貌 약간 좋은 모양)·腹脹·脈大時絕이 되는 것은 모두 다 逆證이다.

香砂養胃湯 (第 21方)

③ 少陽人

凉膈散火湯 (第 20方)

生熱地黃湯 (第 15方)

(5) 齒舌血[109]

① 太陰人

葛根承氣湯 (第 24方)

② 少陰人

吳茱萸附子理中湯 (第 39方)

〈血汗〉 補中益氣湯 (第 6方)

升陽益氣附子湯 (第 3方)

〈九竅出血〉 十全大補湯 (第 14方)

③ 少陽人

陽毒白虎湯 (第 19方)

催生飮 (第 51方)

(6) 失血眩暈[110]

① 太陰人

太陰調胃湯 (第 1方)

山藥補肺元湯 (第 30方)

② 少陰人

八物君子湯 (第 12方)

補中益氣湯 (第 6方)

---

109) [註] 치아와 혀에서 출혈되는 것. 즉, 치혈(齒血)과 설혈(舌血)을 함께 말한 것으로서 齒血은 手足陽明, 足少陰 三經의 병이오, 舌血은 心臟의 蘊熱로 되는 것이나 혹은 脾腎二經의 虛火가 上炎되는 까닭에 오기도 한다.

110) [註] 失血의 과다로 精神이 眩暈한 證.

升陽益氣湯 (第 5方)

③ 少陽人

六味地黃湯 (第 41方)

獨活地黃湯 (第 8方)

### 17) 聲音門[111]

【總訣】① 聲音根腎出肺關 心經痰火言語愆

② 瘖之主因神氣精 外宜發散內滋補

(1) 風寒失音[112]

① 太陰人

太陰調胃湯 (第 1方)

麥門冬遠志散 (第 44方)

② 少陰人

川芎桂枝湯 (第 9方)

③ 少陽人

荊防敗毒散 (第 1方)

歸腎解語湯 (第 54方)

(2) 色傷失音[113]

111) [註] 聲音은 耳官에 감각되는 것으로서 무릇 물체의 顫動이 공기로부터 자극되는 것이 모두 다 소리를 형성하는 것이나, 사람에 있어서는 根於腎·出於肺가 된다. 心은 舌을 主로 함으로 心病에는 舌不能轉이 되며, 肺는 氣를 主로 함으로 肺病에는 氣奪難發이 되며, 腎은 精을 藏하였음으로 陰이 虛하며 氣不接陽이 된다. 聲瘖의 證이 五臟에 關係가 있으나 그 실체는 神·氣·精 세 가지 병에 불과한 것이며 內外感傷은 邪干心肺의 소치이다.

112) [註] 즉, 外感聲瘖은 風寒이 皮毛에 침습한 까닭에 熱鬱이 되어 肺가 不淸함으로 기인된 失音證을 지칭함이다.

113) [註] 腎虛聲瘖으로서 色欲傷陰의 소치로 기인되는 것이다.

① 太陰人

腎氣調胃湯 (第 9方)

② 少陰人

十全大補湯 (第 14方)

補中益氣湯 (第 6方)

③ 少陽人

荊防地黃湯 (第 9方)

(3) 病後失音[114)]

① 太陰人

調理肺元湯 (第 27方)

【參考】石菖蒲를 加한다.

② 少陰人

十全大補湯 (第 14方)

③ 少陽人

六味腎氣丸 (第 37方)

(4) 中風失音[115)]

① 太陰人

祛風解語散 (第 56方)

② 少陰人

壽脾解語湯 (第 82方)

祛風散 (第 20方)

114) [註] 氣血의 虛損으로 인하여 오는 瘖證이다.
115) [註] 風邪가 舌本에 침입하여 초래하는 瘖證이다.

③ 少陽人

歸腎解語湯 (第 54方)

### (5) 産後失音[116]

① 太陰人

調理肺元湯 (第 27方)

補肺元湯 (第 29方)

【參考】石菖蒲를 加한다.

② 少陰人

十全大補湯 (第 14方)

③ 少陽人

荊防地黃湯 (第 9方)

荊防敗毒散 (第 1方)

## 18) 津液門[117]

【總訣】① 人體流質是爲津 汗血精淚及口涎

---

116) [註] 敗血濕痰이 心竅를 迷塞한 소치로 기인한 瘖證이다.

117) [註] 진액은 인체의 유동물질로서 皮에 있어서는 汗이 되고, 肉에 있어서는 血이 되고, 腎에 있어서는 精이 되고, 口에 있어서는 涎이 되고, 目에 있어서는 淚가 되니 經에서 말한 '三焦出氣、以溫肌肉、充皮膚爲其津、其流而不行者爲液'이라 말한 것이니 즉 이것이다. 그런데 유동물질 중 특히 汗은 人體膚孔 中에서 排出되는 물, 즉 濕熱 혹은 勞働으로 인하여 皮膚外部에 排泄되는 것이나 天熱·衣厚, 勞働을 인하지 않고 스스로 나오는 이른바 '濈濈然, 無時而出'을 自汗이라 하니 이 證은 흔히는 胃熱에서 시작되어 가지고 이어서 表虛로 바뀐 者에게서 보게 된다. 이른바 '寐時通身如沐, 覺來漸收'를 盜汗이라 하니 이 證은 平時에는 衛氣行陽이 되어 衛氣가 鼓其脈氣於外하므로 津液을 約束하여 땀이 안 나다가, 눈을 감으면 衛氣行陰이 되어 血氣가 固其表를 못해 腠理가 열리어 汗出이 되다가 잠에서 깨게 되면 行陽之氣가 復散於表가 되어 그치는 것이다.

② 五臟各自有主液 唾出醒收是盜汗

### (1) 自汗盜汗

① 太陰人

調胃升淸湯 (第 12方)

② 少陰人

補中益氣湯 (第 6方)

③ 少陽人

〈上消〉 凉膈散 (第 39方)

〈骨蒸〉 十二味地黃湯 (第 17方)

獨活地黃湯 (第 8方)

## 19) 痰飮門[118]

**【總訣】** ① 痰謂稠濁飮稀淸 多因風濕寒熱盛

② 能上能下無不到 其元氣一致百病

---

118) [註] 무릇 稠濁한 것을 痰, 淸稀한 것을 飮이라 하나 보통은 痰病을 대략 칭해서 痰飮이라 하는데 그의 본질은 진액의 化生으로서 흔히는 風寒濕熱之盛과 七情飮食之鬱로 인하여 氣逆液濁을 유발하게 되는 것이고 다량의 稀黏한 즙을 變成하여 혹은 吐咯上出, 혹은 凝滯胸膈, 혹은 留於腸胃, 혹은 客於經絡四肢가 되어가지고 氣를 따라 升降하여 遍身上下에 도달하지 못하는 곳이 없게 된다. 옛 현인들이 말한 '痰爲亂世之盜賊'라 말함은 진실로이로서이다. 그 보이는 證으로는 喘·咳·嘔·噁心嘔吐·痞膈壅塞·眩暈·嘈雜·怔仲·心悸·癲狂·寒熱·痛腫이 되고, 혹은 胸脅이 漉漉有聲, 혹은 背心一點이 常如冰冷, 혹은 渾身習習如蟲行, 혹은 胸臆間에 如有二氣交紐, 혹은 身中結核이 되나 不紅不腫, 혹은 頸項成塊가 되어 似癧非癧 하기도 한다. 혹은 塞於咽喉가 狀如梅核, 혹은 出於咯吐가 形若桃膠, 혹은 皮間이 赤腫如火, 혹은 心下가 寒痛如冰, 혹은 一肢가 腫硬麻木, 혹은 脅梢에 癖積成形, 혹은 骨節이 刺痛無常, 혹은 腰腿가 痠刺無力, 혹은 吐冷涎綠水墨汁, 혹은 夢煙火劍戟叢生, 혹은 腹中作泄, 혹은 二便에 時로 濃汁狀物을 같이 나오기도 한다. 기타 關格不通·走馬喉痹·齒痛耳鳴·勞瘵癱瘓等證과 婦人의 經閉帶下, 小兒의 驚風搐搦과 심지어 無端見鬼·似祟非祟等證이 하나도 痰으로 나타나지 않는 것이 없다. 무릇 初起時에 中焦에 停留하면 頭痛寒熱이 外感과 유사하고 오래서 脾肺에 停留되면 朝欬夜重이 內傷과 類似하며 혹 肢節에 流注되면 疼痛이 風痹와 유사하나 다만 胸滿食減·肌色如故한 것과 脈이 滑不勻한 것만이 서로 다르다.

(1) 風 痰[119]

① 太陰人

調胃續命湯 (第 8方)

② 少陰人

祛風散 (第 20方)

③ 少陽人

荊防敗毒散 (第 1方)

(2) 寒 痰[120]

**【參考】** 옛적에 痰의 黃稠한 것은 熱, 稀白한 것은 寒이라 한 것은 그의 大槪를 말한 것이다.

① 太陰人

調胃續命湯 (第 8方)

熊膽散 (第 40方)

② 少陰人

赤白何烏寬中湯 (第 22方)

理中湯 (第 46方)

③ 少陽人

荊防敗毒散 (第 1方)

(3) 濕 痰[121]

---

119) [註] 이 證은 脈弦面青·肢脅滿悶·便溺秘澁 등의 증상을 보이고 때로는 躁怒가 있으며, 痰이 맑고도 거품이 많은 것이 그의 特徵인데, 이는 濕이 肝經에 있는 까닭이다. 만일 外感風邪가 與痰相搏이 된 것은 頭風暈眩·暗風悶亂 혹은 搐搦瞤動 혹은 癱瘓 등의 증상을 보인다.

120) [註] 이 證은 脈沈面黑·小便急痛·足寒而逆·心多恐怖 등의 증상을 보이며 痰色이 稀白하거나 혹은 黑點이 있는 것이 특징인데, 이것은 濁이 腎經에 있는 소치이다. 만일 外感寒凉이 與痰相搏이 된 것은 四肢不擧·氣結刺痛·骨痺清冷 등의 증상을 보인다.

【參考】脈이 浮大한 것은 兼風, 浮濇한 것은 主濕, 沈滑한 것은 頑結이다.

① 太陰人

調胃續命湯 (第 8方)

熊膽散 (第 40方)

② 少陰人

赤白何烏寬中湯 (第 22方)

③ 少陽人

荊防導白散 (第 4方)

### (4) 熱 痰[122)]

① 太陰人

淸肺瀉肝湯 (第 19方)

② 少陰人

人蔘白何烏寬中湯 (第 24方)

補中益氣湯 (第 6方)

當歸白何烏寬中湯 (第 25方)

③ 少陽人

凉膈散火湯 (第 20方)

陽毒白虎湯 (第 19方)

### (5) 鬱 痰[123)]

---

121) [註] 이 證은 脈緩面黃·肢體沈重·嗜臥不收·腹脹食滯 등의 증상을 보이며, 그 痰이 滑而易出·色白而多한 것이 특징인데, 이것은 濕이 脾經에 있는 소치이다. 만일 外感濕氣로 인하여 生痰된 것은 身重而輭·倦怠困弱 등의 증상을 보인다.

122) [註] 이 證은 脈洪面赤·煩熱心痛·口乾脣燥·時多喜笑 등의 증상을 보이며, 그 痰이 堅而成塊한 것이 특징이다. 이것은 濕이 心經에 있는 소치이다.

123) [註] 즉, 氣鬱生痰으로서 이 證은 七情鬱結로 인하여 痰滯咽喉가 되어 오는 것인데 그 形이 敗絮 혹은 梅核와 같아 咯之不出·嚥之不下가 되며 胸膈痞悶에 혹 겸하여 惡心을 하기도 하며 脈은 沈滯 혹은 滑하다.

① 太陰人

清肺瀉肝湯 (第 19方)

② 少陰人

當歸白何烏寬中湯 (第 25方)

③ 少陽人

凉膈散火湯 (第 20方)

(6) 氣 痰[124)]

① 太陰人

滾痰湯 (第 55方)

② 少陰人

寬中湯 (第 44方)

③ 少陽人

導赤降氣散 (第 3方)

(7) 食 痰[125)]

① 太陰人

太陰調胃湯 (第 1方)

② 少陰人

香砂養胃湯 (第 21方)

③ 少陽人

六味地黃湯 (第 41方)

(8) 酒 痰[126)]

---

124) [註] 一名 燥痰으로서 이 證은 脈澀面白·氣上喘促·灑淅寒熱·悲愁不樂 등의 증상을 보이며, 그 痰이 澀而難出·或如米粒·黏亮而少한 것이 특징인데, 이것은 濕이 肺經에 있는 소치이다.

125) [註] 즉, 食積生痰이니 이 證은 飮食不消로 인하여 日久生痰이 되었거나 혹은 瘀血을 끼(挾)고 窠囊을 形成함으로써인데 흔히는 痞滿不通·口出臭氣 등의 증상을 보이나 혹은 瘧痢를 형성하기도 한다.

① 太陰人

熱多寒少湯 (第 18方)

② 少陰人

星香正氣散 (第 90方)

③ 少陽人

李氏凉膈散 (第 40方)

荊防導白散 (第 4方)

### (9) 驚 痰[127]

① 太陰人

滾痰湯 (第 55方)

石菖蒲遠志皁角散 (第 42方)

② 少陰人

蘇合香元 (第 54方)

溫白元 (第 62方)

③ 少陽人

朱砂益元散 (第 26方)

### (10) 流 注[128]

① 太陰人

淸肺瀉肝湯 (第 19方)

---

126) [註] 酒積으로 인하여 생긴 痰으로서 흔히 너무 술을 마시기 좋아하거나 혹은 음주 후 차를 많이 마셔서 오는 것인데, 다만 술 마신 다음 날 곧 토하고, 음식 맛이 없으며 신물을 토하는 증상을 보인다.

127) [註] 이 證은 부인에게 많은 병으로서 대개는 산후 혹은 월경이 아직 깨끗이 끝나지 않은 때의 성교로 인하여 驚氣가 虛를 타고 들어와 맺혀서 痰塊가 되어 腹部에 停滯되는 것인데 발작이 되면 轉動跳躍, 痛不可忍케 된다.

128) [註] 外感內傷 등 여러 가지 관계로 陰氣가 虛해진 까닭에 血이 注凝되어 생기는 것인데, 그 形이 漫腫無頭·皮色不變되는 것과 穴道가 없이 隨處可生되는 것이 그의 특징으로서 이른바 '或一或三、或五或七(奇數)、此猶未穿、彼又腫起'라 말함이 즉 그것이다.

② 少陰人

十二味寬中湯 (第 23方)

祛風散 (第 20方)

③ 少陽人

陽毒白虎湯 (第 19方)

輕粉乳香沒藥丸 (第 31方)

(11) 痰 厥[129)]

① 太陰人

〈寒〉 菖蒲透邪煎[130)]

〈熱〉 葛根承氣湯 (第 24方)

② 少陰人

星香正氣散 (第 90方)

③ 少陽人

黃連導白湯 (第 5方)

(12) 痰 塊[131)]

① 太陰人

淸肺瀉肝湯 (第 19方)

② 少陰人

溫白元 (第 62方)

十二味寬中湯 (第 23方)

---

129) [註] 痰으로 인하여 생긴 厥病을 말함이니 寒痰迷心이 되어 隧道不行이 되면 四肢厥冷·僵仆卒倒·口吐涎沫·人事不省·氣喘脈弦 등의 증상을 보인다.

130) 원지상 원저. 김정렬, 양재원, 정준민, 한동윤. 『東醫四象新編』에 의하여 보충함. 서울:도서출판 정담. 2002, p.52 -편저자 주

131) [註] 이 證은 濕痰으로 인하여 流注成塊(核大)한 것으로서 不紅不腫·不硬不痛·亦不作膿·推動輭滑이 그 특징인데 흔히는 頸項에 발생하나 또한 手臂肩背에 나는 것도 있다. 무릇 上體에 나는 것은 風熱을, 下體에 나는 것은 濕熱을 겸한 것이다.

芎歸葱蘇理中湯 (第 38方)

③ 少陽人

陽毒白虎湯 (第 19方)

輕粉乳香沒藥丸 (第 31方)

## 20) 蟲 門

【總訣】① 蟲因風濕變以生 仲景分經屬厥陰

② 千古醫師工殺毒 祇原來歷未分明

### (1) 蛔 蟲[132]

① 太陰人

麻黃定痛湯 (第 17方)

② 少陰人

白何烏理中湯 (第 42方)

白何烏附子理中湯 (第 41方)

③ 少陽人

滑石苦蔘湯 (第 7方)

六味地黃湯 (第 41方)

## 21) 小便門[133]

132) [註] 흔히 소아에게 있는 것으로서 그 證이 惡心·嘔吐·口渴·頭痛·眩暈·下痢·舌苔·鼻孔瘙痒 등의 증상을 보인다.

133) [註] 인체의 소변을 배설하는 것을 총칭하는 것으로서 經에서 말하는 '膀胱者、州都之官、津液藏焉、氣化則能出矣'라 말함이 그것이다.

【總訣】① 三焦決瀆爲出路 肺主通調脾轉布

② 但治小腸與膀胱 世人那得知其故

(1) 不 利[134)]

① 太陰人

〈虛〉 太陰調胃湯 (第 1方)

〈熱〉 熱多寒少湯 (第 18方)

【參考】 寒證과 熱證을 상세히 분별하여 치료할 것이다.

② 少陰人

赤白何烏寬中湯 (第 22方)

〈虛〉 李氏補中益氣湯 (第 6方)[135)]

③ 少陽人

猪苓車前子湯 (第 6方)

〈虛〉 木通無憂湯 (第 16方)

〈實熱〉 地黃白虎湯 (第 18方)

(2) 不 禁[136)]

① 太陰人

134) [註] 이 證은 小便이 淋瀝點滴而出하기를 1일 수십 회씩 되는 것을 말함이니, 흔히는 오랜 병을 앓고 나서 생기는 것으로서 小便閉처럼 갑자기 생기는 것이 아니다.

135) 원지상 원저. 김정렬, 양재원, 정준민, 한동윤. 『東醫四象新編』에 의하여 보충함. 서울:도서출판 정담. 2002, p.52 -편저자 주

136) [註] 小便이 저절로 내려와 참을 수 없는 證.

【參考】三消에 의하여 나눠서 치료할 것이다.

② 少陰人

補中益氣湯 (第 6方)

理中湯 (第 46方)

③ 少陽人

六味地黃湯 (第 41方)

凉膈散火湯 (第 20方)

(3) 五 淋[137]

① 太陰人

〈寒〉 太陰調胃湯 (第 1方)

〈熱〉 熱多寒少湯 (第 18方)

② 少陰人

薑朮寬中湯 (第 27方)

補中益氣湯 (第 6方)

【參考】香附子와 川芎을 加한다.

③ 少陽人

荊防地黃湯 (第 9方)

荊芥淸腸湯 (第 25方)

猪苓車前子湯 (第 6方)

137) [註] 이 證은 흔히 腎虛不能制火로 해서 小腸膀胱間에 鬱熱不化가 되는 까닭에 드디어 下焦로 하여금 陰陽이 괴천(乖舛)하고 淸濁이 相干케 함으로 膏血沙石이 모두 膀胱水道로 좇아 나와 淋瀝不斷이 되고 심한 者는 窒塞其間이 되어 悵悶難耐케 되는 것이다.

【參考】木通과 生地黃을 加한다.

(4) 莖中痒痛[138)]

① 太陰人

淸心蓮子湯 (第 15方)

熱多寒少湯 (第 18方)

② 少陰人

薑朮寬中湯 (第 27方)

補中益氣湯 (第 6方)

【參考】香附子와 川芎을 加한다.

③ 少陽人

導赤降氣湯 (第 3方)

(5) 交 腸[139)]

① 太陰人

太陰調胃湯 (第 1方)

熱多寒少湯 (第 18方)

② 少陰人

補中益氣湯 (第 6方)

八物君子湯 (第 12方)

③ 少陽人

138) [註] 음경 속이 가려우면서 아픈 證.

139) [註] 대변과 소변이 위치를 바꿔서 나오는 證을 말함이니 혹은 크게 노하거나 혹은 취하거나 배불리 먹어서 臟氣가 괴란(乖亂)되어 상도(常道)를 따르지 않는 까닭이다.

猪苓車前子湯 (第 6方)

荊防地黃湯 (第 9方)

### 22) 大便門[140]

【總訣】① 大便無分結與溏 只將寒熱細評章

② 至於痢證尤難治 還將醫師妙主張

#### (1) 滯 泄[141]

① 太陰人

太陰調胃湯 (第 1方)

淸心蓮子湯 (第 15方)

② 少陰人

香砂養胃湯 (第 21方)

藿香正氣散 (第 89方)

白何烏附子理中湯 (第 41方)

③ 少陽人

牧丹皮地黃湯 (第 13方)

贊化丹 (經驗方의 第 22方)

#### (2) 暑 泄[142]

① 太陰人

葛根解肌湯 (第 11方)

140) [註] 체내에서 배설되는 糞滓의 총칭이다.

141) [註] 滯로 인하여 오는 설사증이다.

142) [註] 暑로 인하여 오는 설사증이다.

李氏調胃湯[143)]

② 少陰人

白何烏理中湯 (第 42方)

白何烏附子理中湯 (第 41方)

③ 少陽人

朱砂益元散 (第 26方)

猪苓車前子湯 (第 6方)

(3) 虛 泄[144)]

① 太陰人

太陰調胃湯 (第 1方)

淸心蓮子湯 (第 15方)

② 少陰人

白何烏理中湯 (第 42方)

白何烏附子理中湯 (第 41方)

人蔘附子理中湯[145)]

③ 少陽人

牧丹皮地黃湯 (第 13方)

猪苓車前子湯 (第 6方)

(4) 腎 泄[146)]

① 太陰人

143) 원지상 원저. 김정렬, 양재원, 정준민, 한동윤. 『東醫四象新編』에 의하여 보충함. 서울:도서출판 정담. 2002, p.52. -편저자 주

144) [註] 脈이 虛하고 또 下泄하는 證을 말함이니 『素問玉版論要編』에 '虛泄爲奪血'이라는 것이 이것이다.

145) 원지상 원저. 김정렬, 양재원, 정준민, 한동윤. 『東醫四象新編』에 의하여 보충함. 위의 책, p.53.

146) [註] 腎虛로 인한 泄瀉證을 말함이니 腎이 衰하여 閉藏之職을 잃게 되면 命火熄而水獨流가 되는 까닭에 늘 五更天將明할 時에 二三次를 洞泄하게 된다.

腎氣調胃湯 (第 9方)

淸心蓮子湯 (第 15方)

② 少陰人

【參考】 아직 특효방을 발견치 못하였으나 補其陰을 하여 腎中의 水火로 相濟케 해서 開闔之權을 하는 것이 得宜일 것 같다.[147]

③ 少陽人

木通無憂湯 (第 16方)

(5) 痢 疾[148]

【參考】 서양의학에서는 세균성전염병이라 하여 1902년(고종 광무 6년, 메이지 35년) 일본의 시가 키요시(志賀 潔)박사가 적리균赤痢菌을 발견하여 세계학계의 경이로운 충동을 주었다.

① 太陰人

乾栗樗根皮湯 (第 38方)

淸心蓮子湯 (第 15方)

葛根承氣湯 (第 24方)

② 少陰人

147) 원지상 원저. 김정렬, 양재원, 정준민, 한동윤. 『東醫四象新編』에 의하면 人蔘附子理中湯(或君製何烏 倍白朮)을 사용할 수 있을 듯 하다. 서울:도서출판 정담. 2002, p.53. -편저자 주

148) [註] 大便下黏物而不暢을 通稱 痢라 하는데 이 證은 臟腑의 傳化失職으로 인하여 津液이 受傷된 까닭에 奔迫無度한 下痢를 하게 된다. 氣分熱而腐化成汁이 되면 白痢, 血分熱而下潰가 되면 赤痢가 되며 腸胃가 熱灼하고 津液이 不升하여 舌乾咽澀·食不得下가 되면 噤口를, 肝氣가 太泄하면 暴注를 成하며, 만일 秋收氣候를 만나 肝泄而肺不受邪가 되어 金木이 서로 다투어 大腸阻澀이 되면 裏急後重·腸管發赤·膜油發腫이 되며 甚하여 潰爛이 되면 腹痛而便膿이 되어 瘀熱이 膜油隱匿之地에 留伏하면 休息痢가 된다.

香砂養胃湯 (第 21方)

蒜蜜膏 (第 71方)

蒜蜜湯 (第 28方)

鷄蔘膏 (第 29方)

赤蛇煎 (第 70方)

**【參考】** 寒이 심하면 理中湯 (第 46方) 등 여러 처방을 선택해 활용하라.

③ 少陽人

黃連淸腸湯 (第 24方)

木通無憂湯 (第 16方)

(6) 便 閉[149]

① 太陰人

葛根承氣湯 (第 24方)

承氣調胃湯 (第 6方)

〈虛甚〉 二門五味湯 (第 59方)

② 少陰人

巴豆丹 (第 30方)

薑朮寬中湯 (第 27方)

③ 少陽人

地黃白虎湯 (第 18方)

輕粉甘隧龍虎丹 (第 28方)

149) [註] 糞滓의 閉塞不通을 말함이니 이 證은 종종 10일이나 혹은 15일이 지나도 해결되지 않고 심하면 胸腹脹滿·氣悶欲死하게까지 되어 大便燥結證의 배설하기가 매우 곤란한 것과는 서로 다르다.

## 23) 頭 門[150]

【總訣】① 頭乃三陽所總司 藥分三面按經施

② 若還眩暈分虛實 瀉實滋虛兩路馳

### (1) 頭 痛

① 太陰人

〈寒〉 太陰調胃湯 (第 1方)

〈熱〉 葛根解肌湯 (第 11方)

〈風〉 如神炷 (第 53方)

〈痰〉 熱多寒少湯 (第 18方)

〈偏頭痛〉 葛根解肌湯 (第 11方)

② 少陰人

補中益氣湯 (第 6方)

八物君子湯 (第 12方)

〈風痰〉 祛風散 (第 20方)

【參考】祛風散 元方에 다시 川芎을 加하여 복용하는 것이 좋다.

③ 少陽人

荊防地黃湯 (第 9方)

〈實熱〉 地黃白虎湯 (第 18方)

〈風〉 荊防敗毒散 (第 1方)

〈痰〉 導赤降氣湯 (第 3方)

150) [註] 머리(頭)는 홀로 위쪽에 머무니 사람의 머리(으뜸)首를 칭한다.

涼膈散火湯 (第 20方)

〈偏頭痛〉 黃連地黃湯 (第 12方)

## 24) 面 門[151]

【總訣】① 面著臟腑總精華 或榮或悴占驗可

② 位在頭部正前面 眉目口鼻皆此在

### (1) 面 熱[152]

① 太陰人

熱多寒少湯 (第 18方)

〈女勞〉 淸心蓮子湯 (第 15方)

② 少陰人

補中益氣湯 (第 6方)

③ 少陽人

涼膈散火湯 (第 20方)

〈骨蒸〉 十二味地黃湯 (第 17方)

### (2) 面 寒[153]

① 太陰人

太陰調胃湯 (第 1方)

〈黃黑〉 熱多寒少湯 (第 18方)

---

151) [註] 頭의 앞 부분에 위치한 것으로 눈썹, 눈, 입, 코가 모두 여기에 있는데, 고서에 얼굴(面)은 즉, 험(驗)이라 하였다. 그것은 臟腑의 精華가 모두 面上에 나타나게 되므로 或榮 或悴를 점검할 수 있다는 것을 의미한 것 같다.

152) [註] 이 證은 飮食을 失節하게 되면 胃가 소화를 시키기 어렵게 되어 熱毒을 釀成하여 가지고 足陽明經을 따라 頭面에 上達하게 되므로 드디어 面熱如醉가 되는 것이다.

153) [註] 이 證은 陽明經의 虛寒 소치로 오는 것이다.

② 少陰人

白何烏附子理中湯 (第 41方)

人蔘附子理中湯[154]

③ 少陽人

荊防地黃湯 (第 9方)

十二味地黃湯 (第 17方)

(3) 風 熱[155]

① 太陰人

熱多寒少湯 (第 18方)

② 少陰人

八物君子湯 (第 12方)

③ 少陽人

凉膈散火湯 (第 20方)

(4) 雀 班[156]

① 太陰人

藁本黃栗白芷散

【參考】三味를 爲末하여 세수할 때 사용한다.

西施玉容散(活套上統 雜方門을 보시오)

【參考】少陰人, 少陽人이 모두 다 같다.

---

154) 원지상 원저. 김정렬, 양재원, 정준민, 한동윤. 『東醫四象新編』에 의하여 보충함. 서울:도서출판 정담. 2002, p.54. -편저자 주

155) [註] 風熱의 上壅으로 面部에 赤色을 보이는 證을 말함이다.

156) [註] 이 證은 經絡血分에 火鬱이 된 데에 風邪外搏이 되어 面上에 淡黃色의 무수한 쇄점(碎點)이 생기는 것이니 속칭 '주근깨'가 그것이다.

② 少陰人

菉豆藿香散

【參考】二味를 爲末하여 세수할 때 사용한다.

③ 少陽人

防風天花粉散

【參考】二味를 爲末하여 세수할 때 사용한다.

## 25) 眼 門[157]

【總訣】① 眼爲五臟六腑精 營衛魂魄所常營

② 腎爲骨精屬瞳人 肺屬白睛肝黑睛

### (1) 通 治

① 太陰人

〈寒〉太陰調胃湯 (第 1方)

〈熱〉熱多寒少湯 (第 18方)

〈洗藥〉立效散 (第 52方)

② 少陰人

157) [註] 眼은 司視之竅로 안에 존재하는 白球를 白睛, 外의 검은 색깔(烏珠)을 黑睛, 黑睛 內의 人面이 반사되어 보이는 것을 瞳이라 하는데, 이 瞳으로 말미암아 物影을 攝取하여 대뇌에 전하여야 시각이 생기는 것이다. 黑睛과 白睛外에 包圍된 것을 目胞, 目胞의 上下邊을 目弦, 弦上의 毛를 첩모(睫毛)라 하니 모두 눈의 보호물로서 惱怒煙酒의 傷於內와 風熱塵埃의 傷於外가 모두 目病이 된다. 『靈樞脈度編』에는 '肝氣通於目、肝和則目能辨五色'이라 하였다.

補中益氣湯 (第 6方)

十全大補湯 (第 14方)

八物君子湯 (第 12方)

燰肝散 (第 77方)

硫黃散 (第 78方)

③ 少陽人

荊防地黃湯 (第 9方)

生熟地黃湯 (第 15方)

〈火〉 凉膈散火湯 (第 20方)

李氏凉膈散 (第 40方)

〈寒熱〉 陽毒白虎湯 (第 19方)

〈雜藥〉 點眼散 (第 50方)

(2) **點眼藥**(太陰人 少陰人 少陽人 모두 같다.)

① 明目散 (太陰人의 第 60方)

## 26) 耳 門[158]

**【總訣】** ① 耳雖腎竅辨聲音 繞耳游行是膽經

② 時背不知淸木火 漫將滋腎詡高明

158) [註] 耳는 듣는 것을 담당하는 구멍으로서 머리의 양쪽에 돌출한 것을 이륜(耳輪) 또는 이각(耳殼)이라 하고(質은 연골(輭骨)로 되고 形은 나팔(喇叭)과 같으며 부정돌기형(不正突起形)이 있어 두성(兜聲)의 用이 되는데 그 안에 있는 이공(耳孔)이 소리를 전도하게 된다) 孔口 前의 小骨을 耳眩이라 한다. 孔內에는 耳毛가 있어 塵埃와 小蟲의 찬입(竄入)을 방지하고 孔底에는 고막(난원형의 얇은 막으로 탄력성이 있다)이 있어 성음을 귓속 이소골에 전하여 청각이 생기게 된다. 『靈樞脈度編』에는 「腎氣通於耳、腎和則耳能聞五音」이라 하였다.

### (1) 耳聾[159]

① 太陰人

腎氣調胃湯 (第 9方)

鹿茸大補湯 (第 32方)

② 少陰人

八物君子湯 (第 12方)

十全大補湯 (第 14方)

③ 少陽人

荊防地黃湯 (第 9方)

### (2) 耳鳴[160]

① 太陰人

腎氣調胃湯 (第 9方)

鹿茸大補湯 (第 32方)

② 少陰人

八物君子湯 (第 12方)

十全大補湯 (第 14方)

③ 少陽人

荊防地黃湯 (第 9方)

### (3) 聤膿[161]

① 太陰人

---

159) [註] 耳聾證을 초래하는 원인은 10여 가지가 있으나, 대체로 맥이 浮而盛한 것은 風, 濇하고 濡한 것은 虛, 洪하고 實한 것은 熱이다.

160) [註] 이 證은 勞傷血氣·精脫腎憊로 인하여 생기는 것으로 혹은 蟬躁 혹은 鐘鼓 혹은 水激과 같아 그 證이 한 가지로 일치하지 않으나 대체로 暴鳴聲大하고 손으로 누르면 더욱 심한 것은 實, 漸鳴聲細하여 손으로 누르면 울리지 않거나 혹은 약간 감소하는 것은 虛에 속한다 하였다.

161) [註] 즉, 黃膿이 유출되는 耳疳을 말함이니 耳中津液이 風熱로부터 相搏하므로 인해서 생기는 것으로 서양의학에서 이른바 '외이도염'이 즉 그것이다.

葛根解肌湯 (第 11方)

② 少陰人

八物君子湯 (第 12方)

十全大補湯 (第 14方)

③ 少陽人

凉膈散火湯 (第 20方)

### 27) 鼻 門[162)]

**【總訣】** ① 肺氣通調鼻自安 只宜疏散肺風寒

② 却因挾孔陽明脈 惹出乾淸燥熱端

#### (1) 鼻 淵[163)]

① 太陰人

葛根解肌湯 (第 11方)

葛根承氣湯 (第 24方)

如神炷 (第 53方)

② 少陰人

十全大補湯 (第 14方)

③ 少陽人

---

162) [註] 鼻는 냄새를 담당하는 구멍으로 입술 위에 융기되어 있으며, 그 내부에는 근육과 연골, 경골로 구성되어 있는데, 왼쪽 오른쪽 2개의 구멍이 있고, 콧구멍 안에는 점막과 작은 털이 있다. 무릇 물질의 氣가 공기를 따라 여기에 전달되어가지고 향취를 식별하게 되는 것이나 더욱이 호흡에 의지하는 바가 크다. 『靈樞脈度編』에는 '肺氣通於鼻、肺和則鼻能知香臭矣'라 하였다.

163) [註] 鼻中에서 항상 탁체(濁涕)가 유출되다가 오래되면 다만 황탁물(黃濁物)이 유출되어 如膿如髓·腥臭難聞이 되는 것을 말함이니 그 원인은 風寒火熱이 腦部에 凝鬱된 소치로서 서양의학에서 말하는 '상악동 축농증'이 그것이다.

陽毒白虎湯 (第 19方)

凉膈散火湯 (第 20方)

(2) 鼻 塞[164]

① 太陰人

如神炷 (第 53方)

② 少陰人

芎歸香蘇散 (第 10方)

【參考】細辛과 胡椒를 加한다.

③ 少陽人

荊防敗毒散 (第 1方)

(3) 鼻 痛[165]

【參考】太·少陰陽人이 모두 다 祛風邪 · 消痰火之劑를 선택해서 사용하여야 할 것이다.

(4) 鼻 痔[166]

① 太陰人

淸肺瀉肝湯 (第 19方)

② 少陰人

164) [註] 즉, 비옹(鼻齆)으로서 肺의 寒과 熱로 인하여 오는 鼻의 窒塞不通證을 말함이니 서양의학에서 말하는 '만성비염'이 즉 그것이다.

165) [註] 風邪가 鼻中에 침입하여 正氣로부터 상박(相搏)하는 까닭에 오는 병증이다.

166) [註] 肺經에 風濕熱鬱이 凝滯하여 오는 것으로 그 證이 콧속에 석류와 같은 자색의 약간 단단한 굳은 살(痔)이 발생하여 점차 커져서 하수되어 콧구멍을 막게 되어 숨 쉬는 것이 잘 통하지 않게 되는 것이니 서양의학의 '비용(鼻茸)'이라 하는 것이 즉 그것이다.

十全大補湯 (第 14方)

③ 少陽人

荊防導白散 (第 4方)

(5) 鼻 瘡[167]

① 太陰人

如神炷 (第 53方)

② 少陰人

八物君子湯 (第 12方)

③ 少陽人

凉膈散火湯 (第 20方)

## 28) 脣及口舌門[168]

【總訣】① 口脣屬脾舌屬心 心脾受熱胃熱兼

② 舌胎屬火分眞假 枯潤之間仔細審

---

167) [註] 이 證은 肺經의 壅熱이 콧구멍을 上攻하여 聚而不散이 되는 까닭에 생기는 것인데, 그 證이 콧구멍 내 좁쌀 모양의 종(腫)을 발생하여 처음에는 건조하고 동통을 느끼다가 심하면 코 밖에 홍색의 약간 종(腫)을 일으킴과 함께 불로 지지는 듯한 통증을 초래한다.

168) [註] 口脣 : 口는 얼굴의 아래쪽에 위치하여 말하고 먹는 임무를 담당하는 구멍으로, 입의 가장자리를 입술(脣)이라 하는데, 입술 내에는 치아(齒)가 있고, 치아의 안쪽에는 혀(舌)가 있어서 음식이 모두 이로 말미암아 안으로 들어가서 신체를 영양하고 언어가 모두 이로부터 밖으로 나오게 된다는 의미이다.

舌 : 구강 내에 위치한 적색의 근육으로 표면에는 요철과 같이 울퉁불퉁하고 돌기처에는 많은 작은 점을 형성하는데 혀의 중심에는 형체가 버섯과 같고, 점과 같은 것의 곁에는 꽃봉오리와 같고, 혀뿌리에 있는 것은 형체가 작은 콩과 같으며 그 수는 8~10개 정도로 보통은 사람인자 형으로 배열되어 있다. (표면은 모두 점막으로 덮여 있다). 그런데 혀는 안으로는 심장에 응하고, 밖으로는 미각을 담당함으로써 짠맛과 쓴맛은 혀의 중심에서, 단맛과 신맛은 혀의 가장자리에서 가장 감촉하기 쉽다. 『靈樞』에는 '脾氣通於口、脾和則口能知五穀、心氣通於舌、心和則舌能知五味矣'라 하였다.

(1) 通 治[169]

① 太陰人

調中湯[170]

黑奴丸 (第 47方)

二聖救苦丸 (第 50方)

【參考】 위의 三方은 모두 含嗽料로서 혹은 明目散을 含嗽하기도 한다.

② 少陰人

八物君子湯 (第 12方)

人蔘散 (第 72方)

③ 少陽人

凉膈散火湯 (第 20方)

陽毒白虎湯 (第 19方)

李氏肥兒丸 (第 45方)

〈脣腫〉 水銀熏鼻方 (第 47方)

輕粉乳香沒藥丸 (第 31方)

## 29) 牙齒門[171]

---

169) [註] 입술과 입, 혀 등의 모든 병에는 각각 그 적당한 처방을 선택해서 사용해야 할 것이다.

170) 원지상 원저. 김정렬, 양재원, 정준민, 한동윤. 『東醫四象新編』에 의하여 보충함. 서울:도서출판정담. 2002, p.57 -편저자 주

171) [註] 치아는 입의 잇몸에서 생기는 뼈로서 이것에 의지해서 음식을 씹는 것인데, 속칭 아(牙)라 하여 門牙·虎牙·糟牙·上下盡根牙의 별칭이 있으나 모두 밖은 법랑질로 쌓여 있고, 가운데는 치질(齒質), 안은 백악질(白堊質)로 되어 있다. 그 수는 소아는 20개로 유치이고, 성인은 대략 32개인데 영구치이다. 『靈樞五味篇』에 '齒者骨之所終也'라 하였다.

【總訣】① 胃主牙狀腎主牙 補虛淸熱各專家

② 倘有風化生蟲䘌 抵穴探巢外治誇

(1) 通 治

① 太陰人

如神灶 (第 53方)

歸腎一擦光 (第 54方)

② 少陰人

補中益氣湯 (第 6方)

祛風散 (第 20方)

壽脾解語湯 (第 82方)

③ 少陽人

荊防敗毒散 (第 1方)

凉膈散火湯 (第 20方)

陽毒白虎湯 (第 19方)

催生飮 (第 51方)

## 30) 咽喉門[172]

【總訣】① 最重喉喉出納關 那禁邪氣壅其間

② 淸心開肺還平胃 唯望醫師妙轉旋

---

172) [註] 咽은 식도의 윗부분, 위로 마시는 음료가 통과하는 길로, 음식이 반드시 입을 거쳐서 후두를 거쳐 삼켜서 위로 들어가게 되는 까닭에 '咽은 因也'라 하였다. 喉는 頸項 內의 소리와 숨과 수족을 통하는 길로 舌本의 아래, 식도와 기도 위에 있는데(연골로 구성되어 있으나, 각각 근육의 접합이 있다) 喉가 크면 소리도 크고, 喉가 적으면 소리도 적다. 사실은 肺와 胃 二經이 所主하는 것이나 少陰君火 少陽相火의 脈도 또한 이에 얽혀 있다.

### (1) 乳 蛾[173]

① 太陰人

熱多寒少湯 (第 18方)

葛根大承氣湯 (第 25方)

如神炷 (第 53方)

〈虛〉 太陰調胃湯 (第 1方)

**【參考】** 升麻와 白芷를 加한다.

② 少陰人

赤蛇煎 (第 70方)

獨蔘八物湯 (第 15方)

獐肝鎭陰膾 (第 68方)

溫白元 (第 62方)

**【參考】** 혹은 狗糞으로 當處를 薰蒸한다.

③ 少陽人

凉膈散火湯 (第 20方)

陽毒白虎湯 (第 19方)

甘遂天一丸 (第 27方)

〈甚重危〉 水銀薰鼻方 (第 47方)

173) [註] 이 證은 肺經積熱이 受風凝結된 까닭에 생기는 것으로 咽喉의 곁에 발생하여 그 형상이 누에와 같기도 하고 혹은 대추씨와 같기도 하며 심하면 빨갛게 붓고 아프기도 하는데 쌍아(雙蛾)는 가볍고 단아(單蛾)는 중하다.

輕粉乳香沒藥丸 (第 31方)

### (2) 諸 證

① 太陰人

熱多寒少湯 (第 18方)

如神炷 (第 53方)

〈虛〉 太陰調胃湯 (第 1方)

**【參考】** 升麻와 白芷를 加한다.

② 少陰人

赤蛇煎 (第 70方)

獨蔘八物湯 (第 15方)

獐肝鎭陰膾 (第 68方)

溫白元 (第 62方)

③ 少陽人

凉膈散火湯 (第 20方)

陽毒白虎湯 (第 19方)

甘遂天一丸 (第 27方)

〈甚重危〉 水銀薰鼻方 (第 47方)

輕粉乳香沒藥丸 (第 31方)

**【參考】** 纏喉風은 脣腫條와 같다.

### (3) 誤 吐 (蟲骨鐵等物)

① 太陰人

二門五味湯 (第 59方)

【參考】 大黃과 升麻를 加한다.

② 少陰人

砂仁煎 (第 91方)

【參考】 혹은 當歸와 川芎을 等分하여 煎服하고 危急할 時는 人蔘三兩과 當歸·川芎 各五錢을 水煎하여 蜜을 和하여 복용한다.

③ 少陽人

催生飮 (第 51方)

六味地黃湯 (第 41方)

【參考】 危急할 時는 朴消와 滑石末을 豬脂에 調服한다 [174]

## 31) 胸 門[175]

【總訣】 ① 上焦心肺屬胸中 空濶無塵比太空

② 寒熱血痰相阻滯 開提升降具全功

### (1) 胸 痛[176]

174) 원지상 원저. 김정렬, 양재원, 정준민, 한동윤. 『東醫四象新編』에 "朴硝, 滑石, 磁石末을 猪脂에 함께 사용한다. 소음인, 소양인, 태음인에 모두 가능하다."는 기록이 더 있음. 서울:도서출판 정담. 2002, p.58 -편저자 주

175) [註] 喉 아래, 배의 위쪽으로 뼈가 많은 곳을 胸이라 한다.

① 太陰人

麻黃定痛湯 (第 17方)

② 少陰人

【參考】傷寒結胸條와 같다.

〈藏結〉人蔘白何烏寬中湯 (第 24方)

寬中湯 (第 44方)

③ 少陽人

【參考】傷寒結胸條와 같다.

## 32) 乳 門

【總訣】① 乳爲男女性命根 衝脈上升於此止

② 是乃氣血所化成 氣化爲速血化晩

### (1) 下 乳[177] (서양의학 명칭 : 유즙부족증(乳汁不足症))

① 太陰人

補肺元湯 (第 29方)

補肺通乳散 (第 61方)

② 少陰人

香附子八物湯 (第 17方)

---

176) [註] 氣壅攻刺而痛하고 流走不散하는 證을 지칭함이다.

177) [註] 즉, 乳汁不下이니 産後婦人이 乳汁이 不下하여 點滴全無한 것은 氣血이 마른 까닭이다.

香蘇散 (第 55方)

甘橘煎 (第 85方)

③ 少陽人

通乳歸腎湯 (第 61方)

六味地黃湯 (第 41方)

(2) 乳 癰[178] (서양의학 명칭 : 유방암(乳癌))

① 太陰人

熱多寒少湯 (第 18方)

〈虛〉 調胃續命湯 (第 8方)

② 少陰人

八物君子湯 (第 12方)

十全大補湯 (第 14方)

③ 少陽人

導赤降氣湯 (第 3方)

凉膈散火湯 (第 20方)

(3) 消 乳[179]

① 太陰人

**【參考】** 五味子 蓮肉 等藥을 사용한다.

② 少陰人

178) [註] 이 證은 肝氣鬱結·胃熱壅滯로 인하여 생기는 것으로 남자에게는 매우 드물고 여자에게 자못 많은 것인데, 그 證은 乳房이 紅腫되어 熱痛不已하다가 14일이 되면 농을 형성한다.

179) [註] 乳脹欲消의 뜻이니 서양의학의 '유즙루(乳汁漏)'가 그것이다.

【參考】黃芪 人蔘 等藥을 사용한다.

③ 少陽人

【參考】熟地黃 生地黃 等藥을 사용한다.

## 33) 腹 門 (附 臍)[180]

【總訣】① 大腹中州總屬脾 虛寒實熱辨毫釐

② 木邪水濕皆爲寇 痰血蛔蟲亦易治

### (1) 痛 治

① 太陰人

淸心蓮子湯 (第 15方)

太陰調胃湯 (第 1方)

〈急痛〉 麝香散 (第 41方)

〈臍築〉 太陰調胃湯 (第 1方)

② 少陰人

理中湯 (第 46方)

寬中湯 (第 44方)

〈臍築〉 理中湯 (第 46方)

180) [註] 배는 인체의 전면에 위치하여 늑골 이하, 전음(前陰) 위쪽으로 부드러운 부위의 총칭으로서, 고서에서는 복을 부(富)라 하였다. 여러 가지 물건을 가득 채우고 있는 것이 부자와 같다고 한 것이다. 그런데 배는 소화기관을 모두 포괄한 까닭에 음식이 과하면 복벽이 고장(鼓漲)되니 오래된 병에 복부가 연약한 경우는 살고, 복부가 단단한 경우에는 죽는다. 복부는 모든 음(陰)의 도회(都會)로서 大腹은 太陰에, 臍腹은 少陰에, 少腹은 厥陰에 속하였다. 大腹痛은 食積外邪, 臍腹痛은 熱積痰火, 小腹痛은 瘀血, 痰, 溺澀이 많으나 대개는 寒에 속한 것이 많다.

③ 少陽人

荊防地黃湯 (第 9方)

滑石苦蔘湯 (第 7方)

〈臍築〉 六味地黃湯 (第 41方)

## 34) 腰 門[181]

【總訣】① 腰爲腎竅宜補溫 濕着血瘀皆令痛

② 亦有痛連肩背者 太陽經病討根源

### (1) 腰 痛[182]

① 太陰人

太陰調胃湯 (第 1方)

葛茸大補湯 (第 32方)[183]

② 少陰人

補中益氣湯 (第 6方)

十二味寬中湯 (第 23方)

③ 少陽人

荊防地黃湯 (第 9方)

六味地黃湯 (第 41方)

181) [註] 신체 양쪽의 빈 공간, 늑골과 비골(髀骨) 사이에 있는 것을 통칭하여 허리(腰)라 하나니 굴신(屈伸)의 중요한 곳이 됨으로써 腰라 한 것이라 한다.

182) [註] 腰는 腎의 府로서 諸經이 모두 腎에 連貫되어 가지고 腰脊에 얽혀 있으므로 腎이 만일 한번 虛하게 되면 반드시 腰痛이 생기게 된다. 이 證이 비록 內傷外感의 다름이 있으나, 그 원인이 되는 것은 房勞過度·負重勞傷의 소치가 아닌 것이 없나니 經에서 말한 '邪之所湊、其氣必虛'라 한 것이 바로 이를 가리켜 말한 것이다.

183) 원지상 원저. 김정렬, 양재원, 정준민, 한동윤. 『東醫四象新編』에 의하여 보충함. 서울:도서출판 정담. 2002, p.59 -편저자 주

### (2) 挫閃痛[184]

① 太陰人

三黃湯 (第 62方)

② 少陰人

如神湯 (第 86方)

③ 少陽人

乳香沒藥輕粉丸 (第 30方)

【參考】 血竭湯에 呑下한다.

## 35) 脅 門[185]

【總訣】 ① 側邊肝膽所分司 和暢陰陽兩得宜

② 若係結痛宜破利 非痰卽血莫遲疑

### (1) 脅 痛[186]

① 太陰人 ② 少陰人 ③ 少陽人이 모두 氣門과 같다.

## 36) 皮 門

184) [註] 壓迫·打撲·閃挫 等의 외부 유발의 기계적 부상으로 인하여 擧身不能仰俯·動搖不能轉側 等候를 보이는 것을 말함이니 서양의학의 '좌상(挫傷)'이 바로 그것이다.

185) [註] 협(脅)은 신체의 양측에 위치한 腋下로부터 肋骨盡處에 이르기까지의 총칭으로서 肝膽二經이 모두 여기에 循하였다. 고서에 脅은 挾이라 하였다. 兩臂所挾을 의미한 것 같다.

186) [註] 이 證은 서양의학에서 말하는 '늑막염(肋膜炎)', 古人이 말하는 '脅痛本是肝家病'이라 한 것이 모두 이를 지칭함인데, 肝은 胠脇肋間에 머물고 있으므로 胠脇肋痛은 모두 肝에 속하였다. 무릇 七情六鬱의 犯과 飮食勞働의 傷이 痰凝氣聚·血蓄成積을 유발하여 經筋所過에 挾邪爲痛이 되는 것인데 왼쪽이 아픈 것은 肝火와 氣 혹은 瘀血. 오른쪽이 아픈 것은 脾火 혹은 痰과 食에 속한 것이니 분별하여 치료할 것이다.

【總訣】① 皮乃腎合人之陽 風寒先入皮毛中

② 腠理皮毛金氣屬 痛痒瘡痒心火攻

(1) 癰 疹[187)]

① 太陰人 ② 少陰人 ③ 少陽人이 모두 風門의 歷節風條와 같다.

(2) 痒及麻木[188)]

① 太陰人 ② 少陰人 ③ 少陽人이 모두 風門의 風痺癱瘓條와 같다.

단, 少陽人은 黃連과 瓜蔞仁을 加한다.

## 37) 手 門[189)]

【總訣】手爲四末屬脾經 兩掌中心屬少陰

厥熱兩條須辨治 熱潮時節要分明

(1) 臂痛[190)]

① 太陰人

太陰調胃湯 (第 1方)

熱多寒少湯 (第 18方)

---

187) [註] 이 證은 熱邪가 客於皮膚가 된 데에 다시 風濕의 相搏을 만난 소치로 생기는 것인데, 風邪所搏이 되면 赤疹, 濕邪所搏이 되면 白疹을 형성한다. 처음 일어날 때에는 모기나 등에가 문 것 같으나 煩癢이 이상하여 심하면 遍身癢痛·心胸滿悶·口苦咽乾 등의 증상을 초래한다. 무릇 赤疹은 熱을 얻으면 심해지고 寒을 얻으면 줄어들며, 白疹은 雨를 만나면 심하고 晴을 만나면 흩어져 물러나는 것이 통례이다.

188) [註] 癢은 瘙癢, 麻木은 不仁證이다.

189) [註] 手라 함은 손가락에서 손목까지 혹은 손가락에서 어깨까지의 총칭으로 手三陰脈이 모두 臟으로부터 나와 여기에 走行하고 있다.

190) [註] 팔꿈치에서 손목까지를 臂라 하나 어깨 이하의 통증이 생기는 것을 총칭하여 비통(臂痛)이라 한다. 밖으로는 風寒濕 三氣의 所襲, 안으로는 痰飮氣血이 經絡에 凝滯不通해서 생기는 것인데, 그 證이 痹而不利·甚하면 屈而難伸 혹은 伸而難屈하게 된다.

② 少陰人

川芎桂枝湯 (第 9方)

十二味寬中湯 (第 23方)

③ 少陽人

導赤降氣湯 (第 3方)

## 38) 足門[191]

【總訣】足居下部腎之分 又屬陽明灌大筋

寒熱腫疼依法治 總於胃腎問原因

### (1) 通 治[192]

【參考】① 각기脚氣는 대개 風·寒·暑·濕의 邪가 足經絡에 外襲하였거나 酒食·房勞의 傷이 下元의 不足을 유발하여 그 患이 脚에 있는 것이나 氣痛을 일으킴으로 脚氣라 하는데, 서양의학에서도 역시 '脚氣'라 칭한다. 처음 일어날 때에는 무릎에서 발에 이르기까지 마비 혹은 冷痛 혹은 痿弱 혹은 腫痛 혹은 攣急 등의 증상을 보이다가 오래되면 枯細하게 보이고 혹은 蒸蒸發熱 혹은 洒洒惡寒 혹은 氣衝穴先痛 등의 증상을 초래하니 이것은 모두 脚氣의 正病이다. 혹은 發熱頭痛·寒熱往來 혹은 腹內作痛 혹은 음식을 보면 구토가 생김 혹은 언어착란言語錯

191) [註] 足은 踝·跗·趾 三部로 구성되어 있어서 그 구조가 손과 서로 흡사하나 오직 그 構造가 手와 相似하나 오직 아치(arch)를 형성하여 동작할 때에 능히 탄력성을 내서 전신의 진탕을 면하게 해준다. 발가락은 발의 방향에 연결하여 원래는 일직선이 된 것이나 다만 신발을 신기 때문에 항상 그 형체를 변형시킨다. 또 인체의 하지를 총칭 발(足)이라고 하는데, 足三陰脈은 여기로부터 腹에, 足三陽脈은 頭로부터 여기에 走行하였다.

192) [註] 脚氣·脚腫 등의 하부병 일체.

亂 등의 증상을 같이 보이기도 하는데 이것은 脚氣의 겸증兼證이다. 옛 처방에 정병, 겸증에 대한 논이 없던 것을 景岳이 홀로 분석한 것인데 참으로 확실한 논이라 하겠다. 무릇 이 질환이 緩急의 두 가지 병세가 있어서 緩한 것은 병이 오는 것이 점차적으로 오고, 급한 것은 그 병이 오는 것이 매우 빠르므로 완만하게 치료하다가 氣上衝이 되어 殺人하기가 쉽다.

② 학슬풍鶴膝風은 三陰의 虧損으로 해서 생기는 것이나 혹은 立而交媾를 하여 寒濕이 下部에 侵襲되기 때문에 오기도 하는데 上下腿는 가늘지만 오직 膝眼만이 腫大하여 그 形이 鶴의 膝과 같다. 처음 시작될 때에는 寒熱이 交作하고 痛如虎咬하여 보행이 불능하다가 오래되면 궤양을 형성하니, 서양의학의 '관절수종關節水腫'이 즉 그것이다.

① 太陰人

〈虛〉 太陰調胃湯 (第 1方)

〈熱〉 清肺瀉肝湯 (第 19方)

② 少陰人

八物君子湯 (第 12方)

**【參考】** 蒼朮과 白何烏 各二錢을 加한다.

③ 少陽人

〈火〉 凉膈散火湯 (第 20方)

〈濕〉 導赤降氣湯 (第 3方)

〈風〉 荊防敗毒散 (第 1方)

〈虛勞風濕〉 獨活地黃湯 (第 8方)

〈鶴膝風〉 荊防地黃湯 (第 9方)

## 39) 前陰門[193]

【總訣】 男女前陰總屬肝 肝經縈繞在其端

氣搏濕熱求眞訣 按法施方本已探

### (1) 疝 證[194] (서양의학 명칭 : 장신경통(腸神經痛) · 정계염 등증(精系炎 等證))

① 太陰人

〈虛〉 升芷調胃湯 (第 5方)

〈熱〉 熱多寒少湯 (第 18方)

② 少陰人

補中益氣湯 (第 6方)

〈寒甚〉 理中湯 (第 46方)

③ 少陽人

十二味地黃湯 (第 17方)

---

193) [註] 남여생식기의 부위를 지칭함이니 이는 宗筋이 모이는 곳이며, 太陰·陽明이 합쳐지는 곳이다.

194) [註] 이 證은 壅遏된 濕熱과 凝聚한 濁液이 血絡에 들어가 厥陰에 흐름으로 생기는 것이나 혹은 밖으로는 風寒所襲, 안으로는 怒氣衝激으로도 생긴다. 그 證은 小腹暴痛 혹은 上攻腰脅·走游背膂 혹은 寒氣搶心·手足厥冷·壯熱惡寒·二便閉塞 혹은 卵(睾丸)有大小·上下不常·卵有腫脹·無痛定止 등 증후를 주로 한다. 그리고, 自汗되는 者도 下泄하는 者도 있고, 積聚가 臂와 盤과 盃와 桃李와 같은 것도 있으며 遇寒觸怒하면 塊物이 胸膈을 上衝하고 心平氣和하면 塊物이 다시 囊內로 돌아오는 것도 있다. 熱로 인한 것은 緩縱不收, 寒으로 인한 것은 上引作痛, 濕으로 인한 것은 腫脹下垂가 되는데 熱하고 만지지를 못하게 하는 것은 濕熱에, 寒하고 만지기를 좋아하는 것은 寒積에 속하였다. 血分에 있는 것은 不移, 氣分에 있는 것은 多動하며, 兩丸이 偏脹해 가지고 左右로 互移하는 것은 氣分에, 積年發痛이 되나 腫大하지도 動移하지도 않는 것은 血分에 속한 것이오, 자주 發하고 그 處所를 고치는 것은 厥陰風木이 爲患, 腫이 極하되 甚하게 아프지 않은 것은 太陰濕土가 爲患한 것이며, 大痛한 것은 實, 不痛한 것은 虛證이다. 심하여 搐搦反張·咬牙戰掉·冷汗交流가 되는 것은 위급한 상황이 잠시 후에 생길 것이니 救하지 못하고 上爲嘔吐·下有遺精도 또한 惡候인데, 그 脈을 再診하여 弦急한 者는 살고, 虛하고 弦小한 者는 죽는다.

荊防地黃湯 (第 9方)

(2) 囊 腫[195]

① 太陰人

〈虛〉 太陰調胃湯 (第 1方)

〈熱〉 熱多寒少湯 (第 18方)

② 少陰人

補中益氣湯 (第 6方)

〈寒甚〉 理中湯 (第 46方)

③ 少陽人

十二味地黃湯 (第 17方)

荊防地黃湯 (第 9方)

(3) 脫 陰[196] (서양의학 명칭 : 자궁탈출증)

① 太陰人

花惜調胃湯 (第 2方)

**【參考】** 龍骨을 加하고, 阿膠과 鹿角膠로써 民魚膠를 바꾼다.

② 少陰人

秘傳香蘇散 (第 11方)

九味花惜湯 (第 7方)

③ 少陽人

花惜地黃湯 (第 42方)

---

195) [註] 즉, 음낭종(陰囊腫)이니 證은 陰濕한 땅에 오래 앉아 있었던 까닭에 寒氣가 內凝이 되어 오는 것이나 또한 怒叫氣閉한 것이 結聚於下가 되어 유발되기도 한다.

196) [註] 즉, 陰脫證이니 憂思太過로 인하여 陰戶開而不閉·癢痛出水 등의 증상을 초래하는 것이다.

### (4) 陰腫陰痒[197]

① 太陰人

【參考】 疝條와 같은데 혹은 薰 혹은 服, 혹은 洗한다.

② 少陰人

【參考】 疝條와 같은데 服과 薰과 洗하기를 서로 번갈아 시행한다.

③ 少陽人

【參考】 疝條와 같은데 服과 薰과 洗하기를 서로 번갈아 시행한다.

## 40) 後陰門[198]

【總訣】 ① 陰肛脫出乃爲虛 以外俱將實證醫
② 大抵燥金多燥熱 卽從燥氣定權輿

### (1) 痔 瘻[199]

① 太陰人

太陰調胃湯 (第 1方)

② 少陰人

197) [註] 음종(陰腫)은 陰戶腫突, 陰癢은 陰戶奇癢을 말함이니, 서양의학에서 말하는 '음부소양증'이 그것이다.

198) [註] 즉, 항문부이니 직장의 하단이다.

199) [註] 이 證은 흔히 痔瘡. 즉, 潰之後에 苦寒한 藥을 純服함으로 해서 脾元日消·肌肉難生을 유발

補中益氣湯 (第 6方)

十全大補湯 (第 14方)

【參考】 蒼朮로써 白朮을 바꾼다.

③ 少陽人

荊防敗毒散 (第 1方)

六味地黃湯 (第 41方)

〈熱毒〉 黃連導白散 (第 5方)

### 41) 癰疽門[200]

【總訣】 ① 癰疽早治勿延遲 寒熱相蒸已就時

② 初起急當消散法 成膿托毒是相宜

---

함이나 혹은 刀鍼藥線·鉛丸利翦을 함부로 사용하여 건강한 기육이 손상을 입어 초래하였거나 혹은 날마다 藥紝을 施하여 삽입하고 꺼내는 사이에 창육(瘡肉)의 사방(四旁)의 새살이 쓸려서 단단하게 관을 이루게 하여 삽입하면 할수록 더욱 깊게 되는 것이다. 시초에는 오직 담홍색의 약간의 종(腫) 혹은 작은 덩이를 만들다가 그치다가 오래면 上而槁白·內而黑爛·淫蟲惡臭·污穢不堪이 되고 말년에는 破流血水가 됨으로 眞陰이 이로써 모손되며 왕왕 변하여 노채(癆瘵)이 되기도 한다.

200) [註] 瘡傷의 큰 것을 癰疽이라 하는데 이 證은 內因·外因·不內外因의 구별이 있다. ① 內因은 七情蘊結 操心過度로 基因하는 것이나 혹은 膏粱厚味가 臟腑를 熏蒸, 혹은 房慾勞傷이 元氣를 虧損함으로해서 오기도 하는데, 이는 五臟이 受病한 것으로서 대개 富貴體肥한 者에게 많으며 그 證은 瘡處堅硬·根蒂深固·二便不調·飮食少進·外輭內堅·平陷無膿·表實裏虛·毒多難出이 된다. ② 外因은 六淫의 侵襲으로 基因하는 것이나 혹은 夏秋에 露臥當風, 혹은 坐臥濕地로 해서 寒風濕氣가 襲於經絡, 혹은 外感風寒이 發散未盡이 되어 드디어 腫痛을 成하기도 하는데 만일 房事後에 寒邪를 感受함으로해서 寒毒이 虛한 틈을 타가지고 骨髓에 深入하여 氣血로부터 相凝된 것이라면 더욱이 重하다. 이것은 肌肉과 血管이 受病한 것으로서 무릇 體弱勞碌한 者에게 많으며 그 證은 寒熱交作·筋骨疼痛·步履艱辛이 되나 혹은 濕痰·流注·諸風·癱瘓·口眼歪斜·天行時毒 등의 증상을 釀成하기도 한다. ③ 不內外因은 안으로는 七情의 感, 밖으로는 六淫의 傷함이 없이 飢飽勞役·寒熱不調에서 얻어 臟腑不和·榮衛不順·脾胃受傷·經絡凝滯를 유발하는 것인데, 이 證은 흔히 皮裏膜外에 生하여 瘰癧痰注·氣痞癭瘤에 속하는 것과 서로 유사하다.

(1) 初 發

① 太陰人

葛根解肌湯 (第 11方)

② 少陰人

川芎桂枝湯 (第 9方)

芎歸香蘇散 (第 10方)

③ 少陽人

消毒飮 (第 46方)

荊防敗毒散 (第 1方)

(2) 潰 後[201)]

① 太陰人

淸肺瀉肝湯 (第 19方)

〔外用藥〕 神異膏 · 萬應膏 · 雲母膏 · 無憂膏 等藥을 선택해 사용하는 것이 좋다.

〔揷藥〕 神聖餠 (少陰人 · 少陽人이 모두 같다. 外用藥이므로 四象의 區別이 없다.)

大黃散 (第 63方)

② 少陰人

十全大補湯 (第 14方)

補中益氣湯 (第 6方)

人蔘散 (第 72方)

巴豆膏 (第 87方)

③ 少陽人

黃連導白散 (第 5方)

201) [註] 諸瘡에도 사상인이 모두 본 條와 같다.

陽毒白虎湯 (第 19方)

豚卵散 (第 49方)

(3) 內癰[202]

① 太陰人

太陰調胃湯 (第 1方)

〈實熱〉 承氣湯[203]

② 少陰人

人蔘官桂附子理中湯 (第 4方)[204]

十全大補湯 (第 14方)

③ 少陽人

荊防地黃湯 (第 9方)

忍冬藤地骨皮湯 (第 21方)

## 3. 婦人科[205]

【總訣】 男婦兩科同一治 所異調經崩帶癥

嗣育胎前并產前 前陰乳疾不相同

(1) 月經不調[206]

202) [註] 癰之生於內臟者의 總稱이니 五臟六腑에서 膽 이외의 것은 모두 瘍을 生하는 수가 있다.

203) 원지상 원저. 김정렬, 양재원, 정준민, 한동윤. 『東醫四象新編』에 의하여 보충함. 서울:도서출판 정담. 2002, p.62 -편저자 주

204) 위의 책에 의하여 보충함. p.62. 본래는 人蔘官桂附子湯으로 되어 있었음. -편저자 주

205) [註] 婦人의 病이 男子와 不同한 것은 오직 經·帶·胎產·乳·陰 等 몇 항목만에 불과하다.

206) [註] 이 證은 肝腎의 俱虛로 말미암아 月經이 오기를 或先或後·忽來忽斷 등의 증상을 초래하는 것을 말함이다.

① 太陰人

〈寒〉太陰調胃湯 (第 1方)

〈熱〉熱多寒少湯 (第 18方)

② 少陰人

八物君子湯 (第 12方)

**【參考】** 隨證加減할 것이다.

③ 少陽人

六味地黃湯 (第 41方)

※隨症加減은 少陽人과 太陰人에도 해당된다.[207]

(2) 惡 阻[208] (서양의학 명칭 : 입덧)

① 太陰人

補肺元湯 (第 29方)

經驗調胃湯 (第 10方)

② 少陰人

薑朮寬中湯 (第 27方)

③ 少陽人

荊防導白散 (第 4方)

(3) 胎 漏[209]

① 太陰人

---

207) 위의 책에 의하여 보충함. p.62. -편저자 주

208) [註] 胞門의 閉塞으로 藏氣內阻가 되어 挾胎의 氣가 胃에 上逆하거나 혹은 脾胃素虛·肝急痰逆으로 해서 오기도 하는데 噁心嘔吐·思酸解渴·見食憎惡·困倦欲臥·精神不振 등의 증상을 보인다.

209) [註] 이 證은 衝任兩脈의 氣虛로 인하여 手太陽、手少陰經의 血을 제약하지 못하는 까닭에 초래하는 것으로 그 證이 복통이 없이 下血만이 되는 것이 특징이라 하겠다.

〈寒〉保胎飮 (第 64方)

〈熱〉文武保胎飮 (第 65方)

② 少陰人

加味八物湯 (第 88方)

③ 少陽人

保胎地黃湯 (第 62方)

(4) 胎 動[210)]

① 太陰人

經驗調胃湯 (第 10方)

【參考】黃芩을 加한다.

千金文武湯 (第 57方)

補肺元湯 (第 29方)

② 少陰人

補中益氣湯 (第 6方)

③ 少陽人

荊防地黃湯 (第 9方)

〈火〉凉膈散火湯 (第 20方)

(5) 半 産[211)]

210) [註] 이 證은 흔히는 衝任經이 虛하여 受胎不實로 기인함이나 혹은 음주와 房室의 과도, 혹은 跌閃擊觸으로 損動胎元, 혹은 七情不舒로 傷動血脈 혹은 煖補諸藥을 복용한 것이 서로 적합하지 아니한 것 등이 모두 이 證을 유발하게 되는 것인데, 그 證이 腹中絞痛, 혹은 下血, 黃汁流出 등의 증상을 나타낸다.

211) [註] 즉, 임신초기에 중절을 말함인데, 서양의학에서 말하는 '유산(流産)' 속칭 '타태(墮胎)'로서 이 證은 흔히는 氣血이 虧損하여 養胎를 못함으로 해서 생기는 것이나, 稟質이 素弱한 者도, 年力이 衰殘한 者도, 憂愁勞苦로 困其精力이 된 者도, 色欲不愼으로 損其生氣한 者도, 跌撲閃挫로 胎元을 損傷한 者도, 熱病溫瘧으로 胎가 火熱을 受한 者도 있다.

① 太陰人

〈寒〉 保胎飮 (第 64方)

〈熱〉 文武保胎飮 (第 65方)

② 少陰人

加味八物湯 (第 88方)

③ 少陽人

保胎地黃湯 (第 62方)

### (6) 催 産[212] (서양의학 병명 : 산욕 복통)

① 太陰人

二門五味湯 (第 59方)

② 少陰人

藿香正氣散 (第 89方)

〈素虛〉 八物君子湯 (第 12方)

③ 少陽人

催生散 (第 51方)

六味地黃湯 (第 41方)

### (7) 胎衣不下[213] (서양의학 병명 : 태반잔류(胎盤殘留))

① 太陰人

二門五味湯 (第 59方)

淸肺瀉肝湯 (第 19方)

② 少陰人

---

212) [註] 출산 무렵이 된 부인이 출산에 다다라 醬破血下·臍腹作陣·疼痛已極·腰部重墜·穀道迸裂 등의 증상을 보이는 것은 正產의 징후이나, 만일 어린애가 나오지 아니하면 복약하여 催生하여야 하며, 또한 출산예정일을 며칠 넘겨 산모가 困憊已甚한 것은 분명히 正產의 징후이나 어린애가 나오지 아니하는 것은 氣血의 虛弱이니 또한 복약하여 催生을 하여야 한다.

213) [註] 포의(胞衣(胎盤))가 뱃속에 머물러 2~3일이나 내려오지 아니하고 心煩意躁·時欲昏暈 등의 증상을 보이는 것은 血少乾枯가 되어 腹中에 黏連된 소치이다.

藿香正氣散 (第 89方)

③ 少陽人

熟地黃苦蔘湯 (第 22方)

(8) 下死胎[214)]

① 太陰人

承氣調胃湯 (第 6方)

② 少陰人

八物君子湯 (第 12方)

巴豆丹 (第 30方)

③ 少陽人

熟地黃苦蔘湯 (第 22方)

甘遂天一丸 (第 27方)

(9) 子 癎[215)]

① 太陰人

**【參考】** 神門의 癲癎條와 같다.

② 少陰人

**【參考】** 神門의 癲癎條와 같다.

---

214) [註] 즉, 태가 죽었으나 내려오지 않는 것(胎死不下)이니 이 證은 흔히는 熱病傷胎로 인함이나 혹은 跌仆顚墜 혹은 驚動太早 혹은 觸犯禁忌로 인하여 초래하기도 한다.

215) [註] 즉, 妊娠風痙으로서 부인이 임신한 후에는 衝任의 피(血)가 胎元을 養하게 되므로 肝臟에 血이 적게 되어 木火가 內動함으로 생기는 證인데 흔히는 目弔口噤·角弓反張·流涎昏迷 등의 증상을 보이되 時作時止하여 風證과 자못 유사하다.

③ 少陽人

【參考】神門의 癲癎條와 같다.

(10) 子 煩[216]

① 太陰, ② 少陰, ③ 少陽人이 모두 다 子懸條와 같다.

(11) 子 腫[217]

① 太陰, ② 少陰, ③ 少陽人이 모두 男科의 浮腫條와 같다.

(12) 子 淋[218]

① 太陰, ② 少陰, ③ 少陽人이 모두 小便門의 五淋條와 같다.

(13) 子 嗽[219]

① 太陰, ② 少陰, ③ 少陽人이 모두 咳嗽門과 같다.

(14) 子 痢[220]

① 太陰, ② 少陰, ③ 少陽人이 모두 大便門의 痢疾條와 같다.

(15) 子 瘧[221]

---

216) [註] 즉, 임신번민(姙娠煩悶)이니 이 證은 火가 肺에 入하여 金水가 虧涸한 소치로 생기는 것이다. 대개 胎는 腎에 繫한 것이니 腎水가 胎를 養하느라고 腎中의 火를 滋潤하지 못하는 까닭에 火上爍肺를 하므로 煩躁하게 되는 것이나 또한 停痰積飮 혹은 寒熱相搏·氣鬱不舒로 해서 유발되는 것도 있다.

217) [註] 즉, 임신부종(妊娠浮腫)이니 이 證은 臟腑가 本虛하여 脾土가 制水를 못하므로 血散四肢가 되어 腹部가 膨脹하고 手足과 面目에 浮腫이 생기게 되는 것인데, 심하면 通身腫滿·心腹悉脹 등의 증상을 초래한다.

218) [註] 즉, 임신림(妊娠淋)이니 흔히는 방광의 虛熱所致이다. 대개 임신이 되면 胞繫於腎이 되니 腎有虛熱而移於膀胱이 되며, 방광이 熱하게 되면 制水不能이 되는 까닭에 淋瀝의 징후를 부르게 된다.

219) [註] 즉, 임신해수(妊娠欬嗽)이니 이 證은 肺氣가 本虛한데에 寒邪가 乘入함으로 해서 오게 되는 것인데 오래도록 고치지 못하면 胎元을 상하게 된다.

220) [註] 즉, 임신리(妊娠痢)이니 이 證은 흔히는 脾胃의 虛弱으로 생기는 것이나 혹은 傷食生冷所致로 되기도 하는데 下痢腹痛·或覺重墜·胎氣不安 등의 증상을 보인다.

221) [註] 즉, 임신학(妊娠瘧)이니 이 證은 비록 風寒暑熱의 感觸으로 인하는 것이나, 또한 氣血의 虧弱所致이다. 寒熱이 往來하고 戰慄振搖하게 되므로 墮胎되기가 쉬우니 月數의 多少를 막론하고 먼저 安胎를 위주로 해야 할 것이다.

① 太陰, ② 少陰, ③ 少陽人이 모두 瘧疾門과 같다.

(16) 子 懸[222]

① 太陰人

補肺元湯 (第 29方)

② 少陰人

八物君子湯 (第 12方)

③ 少陽人

六味地黃湯 (第 41方)

(17) 子 瘖[223]

① 太陰, ② 少陰, ③ 少陽人이 모두 中風門의 暴瘖條와 같다.

(18) 姙娠傷寒[224]

① 太陰, ② 少陰, ③ 少陽人이 모두 傷寒門의 六經條와 같다.

(19) 産後虛勞[225]

① 太陰人

太陰調胃湯 (第 1方)

② 少陰人

八物君子湯 (第 12方)

十全大補湯 (第 14方)

③ 少陽人

六味地黃湯 (第 41方)

---

222) [註] 즉, 태가 위로 심장을 핍박하는 것(胎上逼心)이니 이 證은 임부의 회포(懷抱)가 憂鬱함으로 인하여 痰氣壅塞이 되어 오는 것인데, 그 證이 胎氣가 湊迫上心이 되므로 喘脹腹滿·兩脅疼痛 등의 증상을 보이고 심하면 卒然昏暈·不省人事가 되기도 한다.

223) [註] 즉, 임신 중 不語證이니 『素問奇病論』에 이른바 '人有重身、九月而瘖者、胞之絡脈絶也、胞絡者、繫於腎、少陰之脈貫腎、繫舌本、故不能言、無治也、當十月復'이라 한 것이 이것이다.

224) [註] 六經에 비추어 分證施治의 法이 尋常傷寒으로부터 대략 유사하나 다만 반드시 安胎를 위주로 할 것이다.

225) [註] 부인이 출산 후에 血脈空虛·精神疲憊 등의 證.

### (20) 産後腹痛[226]

① 太陰人

太陰調胃湯 (第 1方)

淸肺瀉肝湯 (第 19方)

【參考】 모두 蓮肉과 蒲黃을 加한다.

② 少陰人

八物君子湯 (第 12方)

【參考】 當歸尾와 香附子를 加한다.

③ 少陽人

牧丹地黃湯 (第 13方)

【參考】 苦蔘과 生地黃을 加한다.

### (21) 産後血暈[227]

① 太陰, ② 少陰, ③ 少陽人이 모두 血門의 失血眩暈條와 같다.

### (22) 産後血崩[228]

226) [註] 惡露不淨·乾血瘀滯·食傷裹血·氣弱感寒 等으로 인하여 오는 産後腹痛證이다.

227) [註] 이 證이 흔히 출생 직후에 忽然眼目昏花·嘔惡欲吐·中心無主·神魂外越 등의 증상을 보이는 것은 氣虛欲脫의 소치이다. 대개 새로 출산한 부인은 血必盡傾이 되어 血室이 空虛하게 된다. 心中의 血이 출산 전에는 胎蔭을 받다가 下胎와 함께 心血이 또한 내려가게 되어 心無所養이 되기 때문에 다만 미미한 氣의 依賴를 받을 수밖에는 다른 도리는 없게 된다. 그런데 이제 또 다시 氣虛欲脫이 되어 天君이 保護가 없게 되는지라 잉여의 남는 혈이 奔回하여 救하려 하여도 그 혈은 正血이 못 되는 까닭에 歸經이 불능하게 되어 드디어 이 證을 초래하게 되는 것이다.

228) [註] 이 證은 흔히는 출산 후에 경락이 회복되기 전에 勞役損動으로 기인하는 것이나 혹은 驚憂

① 太陰, ② 少陰, ③ 少陽人이 모두 血門의 尿血條와 같다.

(23) 産後衄血[229]

① 太陰, ② 少陰, ③ 少陽人이 모두 血門의 衄血條와 같다.

(24) 産後咳嗽[230]

① 太陰, ② 少陰, ③ 少陽人이 모두 咳嗽門과 같다.

(25) 産後不語[231]

① 太陰, ② 少陰, ③ 少陽人이 모두 風門의 暴瘖條와 같다.

(26) 産後泄瀉[232]

① 太陰, ② 少陰, ③ 少陽人이 모두 大便門과 같다.

(27) 産後浮腫[233]

① 太陰, ② 少陰, ③ 少陽人이 모두 浮腫門과 같다.

(28) 産後便秘[234]

① 太陰, ② 少陰, ③ 少陽人이 모두 大便條의 便閉와 같다.

(29) 産後鬱冒[235]

① 太陰, ② 少陰, ③ 少陽人이 모두 虛勞條와 같다.

---

恚怒·臟氣不平 혹은 酸鹹不節로 榮衛를 傷耗시켰으므로해서 暴崩을 유발하거나 혹은 淋瀝不止하게 되는 것인데 그 혈색이 선홍색이어서 패혈증의 자색이면서 덩어리를 이루는 것과는 같지 않다.

229) [註] 이 證은 虛熱의 所致로 인하여 虛火가 피를 싣고 올라와 콧구멍으로 넘쳐 나오는 것이다.

230) [註] 이 證은 혹은 感寒·傷風 혹은 受熱·中濕으로 기인하는 것이나 모두 출산 후 肺經의 血虛와 관련되는 것이므로 한번 微邪를 만나면 곧 欬嗽가 된다.

231) [註] 즉, 産後血暈不語이니 이 證은 태아가 바야흐로 태어나자 산부가 즉시 昏暈不語하는 證이니 그 원인은 氣血이 兩脫한 소치이다. 대개 산부가 昏暈하는 것은 전부가 血室이 空虛하여 養心을 못함으로써인데 心卽無主가 되면 舌이 소리를 내지 못하게 되는 것이다.

232) [註] 中氣虛寒으로 말미암아 傳化失職이 되어 오는 産後泄瀉를 말함이다.

233) [註] 이 證은 흔히는 氣血兩虧·脾胃薄弱·營衛不運으로 기인하는 것이나 혹은 敗血이 虛勢를 타고 腿脅에 溜入하여 머물러 정체되는 것이 날로 깊어지게 되는 까닭에 面目四肢에 부종이 생기게 되는 것이다.

234) [註] 즉, 産後大便秘結證이니 출산 후에는 陰血이 급히 脫되고 氣 또한 급히 虧되므로 少陰이 開闔之司를 失하여 大腸에 津液之潤이 少하게 되므로 大便이 秘結不解하는 것이다.

235) [註] 産後氣血의 虧損으로 인하여 鬱悶昏冒하는 병증을 지칭함이다.

# 4. 小兒科[236)]

【總訣】小兒之病謂啞科 語不能通病情故
聽音察色認病源 若辯不眞豈堪治

## 1) 雜 病

### (1) 客忤中惡[237)]

① 太陰人

牛黃淸心元 (第 45方)

石菖蒲遠志皁角散 (第 42方)

② 少陰人

蘇合香元 (第 54方)

薑朮寬中湯 (第 27方)

③ 少陽人

靈砂散 (第 48方)

朱砂益元散 (第 26方)

### (2) 夜 啼[238)]

236) [註] 소아의 병은 오직 初生胎疾과 痘疹驚風 等 두어 가지가 성인과 서로 다르다 하겠으나 소아는 骨氣가 未成하고 形聲이 未正하여 悲啼喜笑의 변하는 모양이 일정하지 않다. 또한 소아는 氣血이 충실치 못하고 臟腑가 견고하지 못하여 邪中其身이 되면 虛實이 變易하기가 쉬우므로 성인과 동일한 치료가 불가능하다.

237) [註] ① 客忤는 小兒의 神氣가 虛弱한 까닭에 神氣와 相忤되는 일상적이지 않은 물건 혹은 모르는 사람을 보거나 접촉함으로 해서 생기는 것인데, 그 證이 口吐靑黃白汁·腹中疼痛·水穀不化·面易五色 등의 증상을 보여 그 형상이 癎證과 흡사하나 다만 눈이 위로 꽂히지 않을 뿐이다. ② 中惡는 소아의 精氣衰弱·神守不固로 인하여 邪祟가 틈을 타고 침입하여 가지고 心腹刺痛·悶亂欲死 등의 증상을 부르는 것인데, 脈이 緊大하고도 浮한 者는 不治하고, 緊細하고도 微한 者는 生하나 만일 나은 후에도 남은 邪氣가 不盡하여 臟腑之間에 정체되어 날이 오래되면 변하여 疰가 된다.

238) [註] 즉, 小兒夜啼이니 소아가 밤이 되어 우는 것은 그 원인이 많으나 대개는 ① 얼굴색이 皖白하고 黑睛이 적은 것은 腎氣不足. ② 面靑手冷하고 口不吮乳而啼하는 것은 臟寒. ③ 面赤·脣

① 太陰人

石菖蒲遠志皁角散 (第 42方)

② 少陰人

蘇合香元 (第 54方)

薑朮寬中湯 (第 27方)

③ 少陽人

導赤降氣湯 (第 3方)

(3) 慢 驚[239]

① 太陰人

補肺元湯 (第 29方)

**【參考】** 發後에는 風門의 救急條와 같다.

② 少陰人

人蔘陳皮湯 (第 33方)

人蔘桂皮湯 (第 32方)

③ 少陽人

---

紅·舌搖하며 見燈而啼하는 것은 心熱. ④ 睡中驚悸·面色紫黑·吐瀉後及大瀉後에 夜啼하는 것은 心不足이다.

239) [註] 이 證은 흔히는 久瘧久痢로 기인하며 혹은 痘後疹後 혹은 風寒飮食積滯 혹은 過用攻伐之劑 혹은 稟氣本虛 혹은 誤服凉藥 혹은 因急驚而用攻伐藥太甚 혹은 병을 앓고 난 후 조리를 못해서 생기는 등 모두 이 證을 초래하기는 하나 吐瀉로 해서 되는 것이 제일 많다. 그 證은 흔히 神昏氣喘, 혹은 大熱不退 眼翻驚搐 혹은 乍寒乍熱 혹은 三陽晦暗 혹은 面色淡白靑高 혹은 二便淸白 혹은 口脣이 비록 開裂出血이 되나 口中氣冷 혹은 瀉利冷汗 혹은 完穀不化 혹은 四肢氷冷 等 징후를 보인다. 심하면 腹中氣響 혹은 喉內痰鳴·角弓反張·目光昏暗·脈狀이 沈遲散緩·虎口脈紋이 靑而淡紫·伸縮來去가 된다. 이것은 脾胃가 虛寒하여 孤陽이 外越하고 元氣가 無根하게되어 陰寒이 그 極에 달하여 風이 말미암아 動하는 것이다.

**【參考】** 風門의 救急條와 같다.

### (4) 小兒癲癎[240]

① 太陰, ② 少陰, ③ 少陽人이 모두 神門의 癲癎條와 같다.

### (5) 疳 疾[241]

**【參考】** 15세 이하를 疳, 15세 이상을 勞라 하니, 서양의학에서 말하는 '소아수삭병小兒瘦削病, 결핵성복막염' 등 증이 이에 해당한다.

① 太陰人

熱多寒少湯 (第 18方)

② 少陰人

八物君子湯 (第 12方)

③ 少陽人

李氏肥兒丸 (第 45方)

### (6) 諸 熱[242]

---

240) [註] 이 證은 소아의 血氣未充·神氣未實로 기인하는 것이나 혹은 風邪所傷 혹은 驚怪所觸 혹은 乳食不節로 停結癖積되어 오기도 한다. 그 證이 흔히는 神氣怫鬱·瞪眼直視·面目牽引·口噤涎流·腹肚膨脹·手足搐搦·似死似生·或啼或啞, 혹은 項背反張 혹은 腰脊強直 等候를 보이되 다만 반드시 四肢柔軟·仆地吐沫·時作時醒을 하여 痙證의 一身이 強硬而不醒하는 것과 또는 驚風證의 不啼不吐沫하는 것과 같지 않다.

241) [註] 이 證은 흔히는 소아의 血氣虛憊로 인한 腸胃의 受傷所致이나 孩提闕乳·早食粥飯으로 인하여 形氣가 耗傷이 되어 오는 것도, 2~3년 후에 乳食不節로 인하여 오는 것도, 肥甘黏膩生冷物을 恣食함으로 인하여, 乳母의 喜怒失常·飲食乖度 혹은 交乳哺兒로 인하여 오는 것도 있다. 그리고 또, 吐瀉後에 吐下劑를 妄施하여 津液이 枯竭되어 오는 것도, 潮熱에 잘못 下를 시켜서 胃中이 焦燥하여 오는 것도, 傷寒裏證에 冷快樂을 太過하게 썼으므로 인하여 오는 것도, 積癖에 峻藥을 遽投하였으므로 인하여 오는 것도 있다. 그 證이 흔히는 頭皮光急·毛髯焦稀·顋縮鼻乾·口饞脣白·兩眼昏爛·揉鼻挦眉·脊聳體黃·鬪牙咬甲·焦渴自汗·尿濁瀉酸·腹脹腸鳴·癖結潮熱 등의 증상을 보이며 瓜果·鹹酸·炭·米·泥土 等을 심하게 좋아하는 것이 특징이다.

242) [註] 小兒熱은 다만 발열이 있으면서 오한을 하지 않는 증을 지칭하는 것으로 그 證이 20여 가지

① 太陰, ② 少陰, ③ 少陽人이 모두 大人火門의 熱條와 같다.

(7) 吐 瀉[243)]

① 太陰, ② 少陰, ③ 少陽人이 모두 暑門의 吐瀉條와 같다.

(8) 感 冒[244)]

① 太陰, ② 少陰, ③ 少陽人이 모두 大人과 같다.

(9) 痰 喘[245)]

① 太陰, ② 少陰, ③ 少陽人이 모두 咳嗽門의 喘條와 같다.

(10) 泄 痢[246)]

① 太陰, ② 少陰, ③ 少陽人이 모두 大便門의 痢疾條와 같다.

(11) 腹 痛[247)]

① 太陰, ② 少陰, ③ 少陽人이 모두 大人의 腹痛條와 같다.

(12) 腹 脹[248)]

① 太陰, ② 少陰, ③ 少陽人이 모두 大人의 脹滿條와 같다.

---

가 있으나 주로 오장열(五臟熱)을 논함에 그치고자 한다. ① 肝熱은 左頰先赤·便難轉筋·多怒多搐·四肢困倦 혹은 手尋衣領 혹은 亂捻各物 등의 증상을 보이며 寅卯時에 더욱 심한 것은 肝熱證이다. ② 心熱은 額上先赤·心煩心痛·掌熱聲噦·壯熱飮水·合面而睡·睡時口中氣溫 혹은 上竄咬牙 등의 증상을 보이며 巳午時에 더욱 심한 것은 心熱證이다. ③ 脾熱은 鼻上先赤·熱在肌肉·目黃肚大·怠惰嗜臥·身熱飮水·四肢不收 등의 증상을 보이며 밤에 더 심해지는 것은 脾熱證이다. ④ 肺熱은 右頰이 先赤하며 黃昏에 더욱 심한 것은 肺熱證이다. ⑤ 腎熱은 頦下先赤·兩足熱甚·骨酥酥 如蟲蝕·不能起床 등의 증상을 보이며 야간에 더욱 심한 것은 腎熱證이다.

243) [註] 이 證은 調護失宜·乳哺不節로 인하여 脾胃가 虛弱해져서 淸濁이 相干所致로 생기는 것으로서 先瀉白水·吐亦不多·口氣緩而神色慢·額前有汗·六脈沈濡 등의 증상을 보이는 것은 寒이오, 先吐後瀉·氣促脣紅·吐時面赤·脈洪而數·渴飮水漿 등의 증상을 보이는 것은 熱인데, 오래도록 치료치 못하면 곧 陰癎驚風 등의 증상을 유발하게 된다.

244) [註] 風寒暑濕燥火等 外感輕證의 총칭이나 오직 風寒이 가장 많다.

245) [註] 이 證은 暴驚觸心으로 기인하는 것도, 寒邪壅遏로 기인하는 것도, 風邪外客으로 기인하는 것도, 痰飮積滯로 기인하는 것도, 膏粱積熱로 기인하는 등의 것이 있으나 흔히는 脾肺氣虛로 인하여 腠理가 치밀하지 못한 소치로 생기는 것이다.

246) [註] 飮食不節·起居無常으로 해서 생기는 것으로서 흔히는 下爲滑泄이 되다가 오래되면 腸澼이 되어 身熱眉皺·多啼腹痛·裏急後重·下利赤白 등의 증상을 보인다.

247) [註] 이 證은 흔히는 邪와 正이 交攻하여 臟氣로부터 相擊하는 소치이다.

248) [註] 이 證은 脾胃의 虛弱所致로 기인하는 것이다.

(13) 盤腸痛[249]

① 太陰人

石菖蒲遠志皁角散 (第 42方)

② 少陰人

香附子八物湯 (第 17方)

③ 少陽人

荊防導赤散 (第 2方)

(14) 龜 胸[250] (안 곱사등이)

① 太陰人

熱多寒少湯 (第 18方)

② 少陰人

八物君子湯 (第 12方)

③ 少陽人

荊防敗毒散 (第 1方)

(15) 龜 背[251]

① 太陰人

太陰調胃湯 (第 1方)

② 少陰人

藿香正氣散 (第 89方)

③ 少陽人

---

249) [註] 즉, 盤腸內鉤痛으로서 소아를 처음 출생하여 목욕시킬 때에 風冷을 感受한 소치인데 흔히는 腹痛曲腰·乾哭無淚·面生青白·脣黑肢冷·下痢青糞 등의 증상을 보인다.

250) [註] 이 證은 風痰停飮이 積聚心胸이 되었는데 다시 風熱을 感受한 소치로 기인하는 것으로서 흔히는 脣紅面赤·欬嗽喘促·胸骨高如覆掌 등의 증상을 보인다.

251) [註] 이 證은 小兒髇骨이 굳지 못하였을(未堅) 시에 강제로 혼자 앉도록 시킨 데에 다시 風寒의 侵襲을 받아가지고 背骨이 융기되어 거북이 형상과 같게 되는 것을 말함이니, 서양의학에서 말하는 '구루병'이 이것이다.

荊防敗毒散 (第 1方)

(16) 解 顱[252]

① 太陰人

腎氣調胃湯 (第 9方)

② 少陰人

八物君子湯 (第 12方)

【參考】白朮을 倍加한다.

③ 少陽人

六味地黃湯 (第 41方)

荊防敗毒散 (第 1方)

(17) 顖 塡[253]

① 太陰人

太陰調胃湯 (第 1方)

② 少陰人

芎歸香蘇散 (第 10方)

八物君子湯 (第 12方)

③ 少陽人

---

252) [註] 소아의 숨구멍이 커서 두개골 봉합이 닫히지 않아서 열려져 있는 형상과 같으니, 서양의학에서 말하는'뇌수종'이라는 것이다. 이 證은 腦髓虧少에 속한 것으로 그 연유는 稟受한 父精이 不足하거나 혹은 母血의 虛弱所致이니 이와 같은 者는 반드시 양육하기가 어렵다. 혹, 장대하더라도 또한 폐인이 된다. 대개 사람에게 腦髓가 없다면 풀과 나무에서 뿌리가 없는 것과 같으니 비록 좋은 처방이 있다 하더라도 효과를 보기 어려우나 오직 神氣가 충족하고 음식을 마시고 먹을 수 있다면 보약을 투약하면 곧 효과가 있을 것이다.

253) [註] 소아의 顖門이 돌출되는 證을 말함이니 흔히는 乳哺不節·寒熱不勻으로 臟腑의 不調를 유발해서 그 氣가 上衝하기 때문에 오는 것이나 또한 脅下에 積熱이 있으므로 인하여 欬逆氣가 上衝하거나 혹은 아이가 오래 울어서 급히 젖을 먹여서 肝氣가 盛해가지고 風熱이 上衝하는 者도 있다.

荊防導白散 (第 4方)

(18) 顖 陷[254)]

① 太陰人

太陰調胃湯 (第 1方)

葛茸大補湯[255)]

② 少陰人

補中益氣湯 (第 6方)

十全大補湯 (第 14方)

升陽益氣湯 (第 5方)

③ 少陽人

荊防地黃湯 (第 9方)

李氏凉隔散 (第 40方)

李氏肥兒丸 (第 45方)

(19) 五 硬[256)]

① 太陰人

〈寒〉 調胃續命湯 (第 8方)

〈熱〉 淸肺瀉肝湯 (第 19方)

② 少陰人

川芎桂枝湯 (第 9方)

香附子八物湯 (第 17方)

③ 少陽人

---

254) [註] 소아의 顖門이 함몰되는 證을 말함이니 血氣가 虛弱하여 上充腦髓가 不能한 까닭으로서 기인하는 것이다.

255) 원지상 원저. 김정렬, 양재원, 정준민, 한동윤. 『東醫四象新編』에 의하여 보충함. 서울:도서출판 정담. 2002, p.67. -편저자 주

256) [註] 手·脚·腰·肉·項의 五部가 모두 堅硬하게 되는 證을 말함이니 만일 面肚의 筋이 靑色을 보이고 小腹이 硬堅한 者는 불치이다.

荊防敗毒散 (第 1方)

凉膈散火湯 (第 20方)

(20) 齒不生[257)]

① 太陰人

腎氣調胃湯(第 9方)

② 少陰人

十全大補湯 (第 14方)

③ 少陽人

荊防地黃湯 (第 9方)

(21) 諸 瘡[258)]

① 太陰, ② 少陰, ③ 少陽人이 모두 癰疸疽門과 같다.

### 2) 傳染病

(1) 丹 毒[259)]

① 太陰人 ② 少陰人 ③ 少陽人이 모두 皮門과 같다.

(2) 痘 瘡[260)]

---

257) [註] 腎氣가 부족한 까닭이다.

258) [註] 피부의 일부분에 腫起가 되어 重하면 화농되는 것. 즉, 癰疽類를 총칭 瘡이라 한다.

259) [註] 이 證은 소아의 腠理가 空踈하여 風熱毒邪가 襲入함으로써이나 혹은 蓄伏되었든 胎熱이 혈과 함께 相搏하는 까닭에 생기기도 한다. 그 證이 身熱啼哭·驚搐不寧을 前驅로 膚表一處에 紅暈이 發하여 膚熱色赤이 渥丹을 칠한 것과 같다가 偏身에 漸及되는 전염성의 병인데 치료에 실패하여 肌肉이 糜爛하고 배와 腎에 들어가면 죽는다.

260) [註] 이 證은 先天慾火의 遺毒이 骨髓深處에 蘊藏되었다가 熱毒流行之歲를 當하면 因而外發이 되는 것인데 그 初證이 傷寒과 서로 비슷하나 서로 다른 점은 傷寒은 從表入裏가 되고 다만 一經形證을 보이나 痘瘡은 從裏出表가 되어 五臟之證을 모두 보이며 어떤 臟의 證이 홀로 많으면 어떤 臟의 毒이 특히 심한 것이다. 그러나 傷風으로, 혹은 時氣傳染으로, 혹은 內傷飮食嘔吐로, 혹은 跌撲驚恐蓄血로 인하여 병을 얻게 되는 것이 있어 證候가 다양하여 빠르게 분변(分辨)하기가 어려우므로 모름지기 耳冷·鼻尖冷·骩冷·足冷으로써 證驗한다.(參考 : 痘瘡은 陽에 속한 것인데 出痘가 되면 腎臟에 火가 없어지고 耳와 骩足은 腎에 속한 것임으로 냉해진다.) 또, 耳後에 紅絲赤縷가 돌출하는

【注意】 사상의학상, 두창치료에 대한 특별한 治裁가 없고, 겸하여 두창의 증치가 다른 병과 별로 차이가 없으므로 전부 傷寒六經病證에 의하여 자세히 분별해 치료하면 된다.

(3) 初 熱[261]

① 太陰人, ② 少陰人, ③ 少陽人이 모두 傷寒門에 의하여 分治하라.

(4) 收 靨[262]

① 太陰人, ② 少陰人, ③ 少陽人의 치법은 모두 上에 의할 것이다.

---

것, 脈이 洪大而弦數한 것, 心窩에 紅色點子가 있는 것, 眼目이 困倦하고 빛이 秋水와 같은 것, 耳尻와 中指가 함께 냉한 것, 兩顴之間에 花紋을 보이는 것, 眼睛은 黃하고 目胞는 赤한 것, 手·足·鼻가 冷한 것, 小便이 적고 大便이 不通되는 것 혹은 泄瀉昏倦多睡한 것, 惡寒이 안 되고 오직 惡熱·身熱이 되는 것, 驚動而常驚惕하는 等證이 모두 痘瘡의 특징이다. 치료방법은 오직 표리한열허실을 살펴서 外가 重하거든 治表로 爲本하고, 內가 重하거든 治裏로 爲要하되, 寒한 者는 溫하게 하고, 熱한 者는 平하게 하고, 虛한 者는 益하게 하고, 實한 者는 損하게 하여 그의 鬱氣를 折하고 化源을 滋하게 할 것이오, 解毒解表藥을 함부로 복용시키는 것은 해서는 안 된다. 이는 元氣耗損을 불러들여 흉액을 오히려 일으키기 쉽기 때문이다.

261) [註] 두창의 序期發熱. 즉, 전구발진기로부터 全然發疹期를 지칭함이니 이른바 '報點如丹' 身熱如烙'이라 함이 그것이다.

262) [註] 수엽(收靨)이라 함은 문자 그대로 靨이 거친다는 것이니, 속칭 '꽃이 든다'는 것으로 이에는 正逆의 구별이 있어 아래와 같다. 물론 順證에는 용약의 필요가 없을 것이다.
1.정엽(正靨) ① 두창이 화농한 후에는 鮮明肥澤·飽滿堅實하여 손으로써 쓸어 보면 瘡頭가 焦硬한 感을 약간 느끼며 먼저 人中上下, 口鼻兩邊으로부터 收起가 되어가지고 項下額上, 遍身手足에 이르기까지 일제히 거치며 痂殼이 周圓하고 凹凸이 없으며 乾淨黃潤하여 淫濕破濺이 없고 음식과 대소변이 평상시와 같으며 점점 脫落되는 것은 先天의 毒이 이미 밖으로 빠져나가게 되었으므로 先天之元이 仍歸於中이 되는 것이니 正靨으로 吉證에 속한다. ② 頭穿膿出이 되어 堆積成痂가 雞屎와 같은 것이 다음(次), 皮破膿出이 되고, 痂薄如紙한 것이 그 다음(又其次) 皮爛膿潰가 되어 痂皮를 이루지 않고 농즙에서 비린내가 나는 것은 가장 안 좋은 경우이다. 그러나 이미 시기가 지나서 그런 것은 비유하면 瓜果가 완전히 푹 익으면 문드러져 고는 것과 같음이니 조화의 항상됨이라, 도리어 順으로 볼 수가 있어도 만일 시기에 못 도달해 미란되는 것은 逆候이니 반드시 倒靨으로 변하여 죽음으로 돌아가기가 쉽다.
2. 도엽(倒靨) ① 收靨할 때에 潰爛淋漓한 者는 이것은 독을 마땅히 발산시켜야 할 것인데 발산을 늦게 시켜서 毒蓄肌肉이 되었거나 혹은 발산시키지 아니할 것을 발산을 일찍이 시켜서 毒邪가 暴出된 까닭인데 이런 것은 肌肉이 灼熏腐爛하며 심하면 內氣併虛·滑泄自利·悶亂呻吟하다가 死歸케 되나니 급히 治裏止瀉를 시키고 겸하여 외치해야 한다. ② 皮薄破損이 되었는데 보약을 많이 사용하는 까닭에 重複灌漿이 되어 發熱不靨이 되는 것은 正氣가 補를 得함으로해서 驅邪爲膿이 되는 것이라 하겠으나 마침내 正氣가 邪尅이 되어 逼邪成痂가 不能한 것이니 大補하여야 한다.

(5) 驚 搐[263)]

① 太陰人, ② 少陰人, ③ 少陽人의 치법은 모두 上에 의할 것이다.

(6) 嘔 吐[264)]

① 太陰人, ② 少陰人, ③ 少陽人의 치법은 모두 上에 의할 것이다.

(7) 泄 瀉[265)]

① 太陰人, ② 少陰人, ③ 少陽人의 치법은 모두 上에 의할 것이다.

(8) 煩 渴[266)]

① 太陰人, ② 少陰人, ③ 少陽人의 치법은 모두 上에 의할 것이다.

(9) 寒 戰[267)]

① 太陰人, ② 少陰人 ③ 少陽人의 치법은 모두 上에 의할 것이다.

(10) 咬 牙[268)]

**【參考】** 寒戰交牙를 一時倂發하는 者는 單見에 비하여 더욱 중하다.

---

263) [註] 이 證은 心經에 熱이 있어 熱極生風의 소치이나 先發驚이 되고 後發痘가 되는 것은 熱이 痘에 있는 것이고, 心에 있는 것이 아니니 順證이오, 先發痘가 되고 後發驚이 되는 것은 熱이 心에 있고 痘에 있는 것이 아니니 逆證이 된다.

264) [註] 이 證은 흔히 남은 열이 胃에 있는 소치이다.

265) [註] 이 證은 積熱之氣가 下注하여 상승이 안 되는 소치인데 무릇 병의 초기에 瀉하는 者는 熱에, 병이 오래되어 瀉하는 者는 寒에 속하였다.

266) [註] 이 證은 毒火가 水穀을 銷爍하여 진액으로 변화되어 臟腑에 灌漑하지 못하므로 기인하는 것이나, 혹은 痘瘡이 稠密하기 때문에 진액이 外洩하여 化爲膿漿하여 眞氣를 자양하지 못하는 소치이다. 대체로 二三朝 혹은 四五朝에 發하는 것은 모두 應候이나, 만일 痂靨이 已脫하여 邪毒이 盡化하였음에 불구하고 도리어 크게 갈증이 나는 것은 眞氣가 漸耗하고 大毒이 더욱 오르는 징조이니 급히 滋陰解毒을 시킬 것이다. 生津利咽이 되어 漸止하는 者는 吉하고 극렬해져서 喘脹으로 변하는 者는 위태하다.

267) [註] 이 證은 心火의 열이 심하여 亢極而戰이 되는 것이나 혹은 伏陽이 안에 존재하여 그 寒을 이기지 못한 소치이다.

268) [註] 위 앞니, 아래 앞니(上下片牙)를 서로 마찰시켜 소리를 내는 것을 가리키는데, 이 證은 心肝二經의 화왕(火旺)소치로서 痘初에 발하는 것은 熱毒이 다 나오지를 못하고 안에서 正氣로부터 相搏하는 까닭이니 實熱에 속하고, 痘後에 發하는 것은 肝腎이 兩虛한 까닭이니 虛熱에 속하였다. 그 치법은 補血之中에 겸하여 助氣하는 것이 마땅하다.

① 太陰人, ② 少陰人, ③ 少陽人의 치법은 모두 上에 의할 것이다.

(11) 痘後瘖[269]

(12) 麻 疹[270]

**【參考】** 痲疹諸證의 치료방법도 또한 痘瘡과 같다.

269) [註] 邪鬱氣逆으로 인하여 肺經에 병이 되어 가지고 말을 못하는 證이다.

270) [註] 이 證은 手足太陰陽明二經의 蘊熱所致로 기인하는 것으로서 (소아에게 많고, 성인에게도 간혹 있다) 이 역시 時氣傳染의 종류이다. 그 발열할 때에는 眼中如淚·面浮腮赤·多欬嗽·多嚏多嘔·多瀉多痰·多熱多渴·多煩多悶 등의 증상을 보이며, 심하면 燥亂咽痛·脣焦神昏이 되며, 왼 몸에 勻淨而小한 紅赤色 疹을 발하여 이른바 '斜目視之、隱隱皮膚之下、以手摸之、磊磊肌肉之間、其形若疥、其色若丹'이라고 말하는 形證을 보인다. 그런데 이 證은 陽氣가 從上되는 것이므로 頭面에 더욱 많은 것이 順證인데, 鮮明似錦한 것도 또한 順證이며, 頭面에 不出하는 者, 紅紫黯慘한 者, 咽喉가 腫痛不食하는 者는 重證이고, 黑晦如煤한 者는 最兇證이며, 黑黯乾枯·一出卽沒하는 者, 胸高鼻扇·張目無神한 者, 鼻青糞黑한 者는 不治이고 牙疳臭爛한 者는 난치이다. 치법은 清凉發散으로 爲主하여 辛散으로써 升發라고 凉潤으로써 清解하는 것이 마땅하며, 첫 번째 금기는 葷腥生冷風寒, 두 번째 금기는 驟用寒凉藥, 세 번째 금기는 誤用辛熱藥, 네 번째 금기는 誤用補澀藥이니 만일 범하면 피해가 곧 일어나게 된다.

# 제4편 사상처방학

## 第4編 四象處方學

## 1. 太陰人의 處方

### 1) 태음조위탕 (太陰調胃湯)

【功用】 黃疸·傷寒·時氣頭痛·身痛無汗·食滯痞滿·膝脚無力 등의 증상을 낫게 한다.

| 薏苡仁 | 乾栗 | 蘿菔子 | 五味子 | 麥門冬 | 石菖蒲 | 桔梗 | 麻黃 |
|---|---|---|---|---|---|---|---|
| | 各三錢 | 二錢 | | | | | 各一錢 |

【便誦訣】 ① 태음조위탕하치 달한감체각무력 (太陰調胃湯何治 疸寒感滯脚無力)

② 의율각회나복념 미맥창길마각순 (薏栗各晦蘿菔念 味麥菖桔麻各旬)

③ 일가일감조화묘 이하구방자세간 (一加一減造化妙 以下九方仔細看)

④ 원부구사태음방 여수유원곤곤류 (原附九四太陰方 如水有源滾滾流)

### 2) 화석조위탕 (花惜調胃湯)

【功用】 婦人의 脫陰證을 낫게 한다.

【藥品】 위의 處方에 民魚膠 或은 民魚脯를 加한다.

【便誦訣】 ① 화석조위탕하치 태음인여탈음가 (花惜調胃湯何治 太陰人女脫陰可)

② 상일태음조위탕 가이민어교혹포 (上一太陰調胃湯 加以民魚膠或脯)

### 3) 마황조위탕 (麻黃調胃湯)

【功用】 咳嗽를 낫게 한다.

【藥品】 太陰調胃湯의 處方에 麻黃三錢을 加한다.

【便誦訣】 ① 마황조위탕하치 태음남녀해수가 (麻黃調胃湯何治 太陰男女咳嗽可)

② 상일태음조위탕 가이마황삼전명 (上一太陰調胃湯 加以麻黃三錢名)

### 4) 고기조위탕 (固氣調胃湯)

【功用】 泄瀉를 낫게 한다.

【藥品】 太陰調胃湯의 處方에 樗根皮二錢을 加한다.

【便誦訣】 ① 고기조위탕하치 태음남녀설사가 (固氣調胃湯何治 太陰男女泄瀉可)

② 상일태음조위탕 가이저근피념명 (上一太陰調胃湯 加以樗根皮念名)

### 5) 승지조위탕 (升芷調胃湯)

【功用】 無汗證을 낫게 한다.

【藥品】 太陰調胃湯에 升麻와 白芷를 加한다.

【便誦訣】 ① 승지조위탕하치 태음남녀무한가 (升芷調胃湯何治 太陰男女無汗可)

② 상일태음조위탕 가이승마급백지 (上一太陰調胃湯 加以升麻及白芷)

### 6) 승기조위탕 (承氣調胃湯)

【功用】 大便不通과 熱多譫語證을 낫게 한다.

【藥品】 太陰調胃湯의 處方에서 薏苡仁과 乾栗을 빼고, 乾葛五錢 大黃三錢 藁本二錢을 加한다.

【便誦訣】 ① 승기조위탕하치 대변불통열섬어 (承氣調胃湯何治 大便不通熱譫語)

② 갈명군회고나념 미맥창길마각순 (葛命軍晦藁蘿念 味麥菖桔麻各旬)

### 7) 승금조위탕 (升芩調胃湯)

【功用】 無汗寒熱證을 낫게 한다.

【藥品】 太陰調胃湯에 升麻와 黃芩을 加한다.

【便誦訣】 ① 승금조위탕하치 무한한열최유효 (升芩調胃湯何治 無汗寒熱最有效)

② 상일태음조위탕 가이승마여황금 (上一太陰調胃湯 加以升麻與黃芩)

### 8) 조위속명탕 (調胃續命湯)

【功用】 風證을 낫게 한다.

【藥品】 太陰調胃湯에서 五味子를 빼고, 藁本을 加한다.

【便誦訣】 ① 조위속명탕하치 태음남녀풍증가 (調胃續命湯何治 太陰男女風證可)

② 상일태음조위탕 고본역이오미명 (上一太陰調胃湯 藁本易以五味名)

### 9) 신기조위탕 (腎氣調胃湯)

【功用】 腎陽虛損을 낫게 한다.

【藥品】 太陰調胃湯에 海松子 二錢을 加한다.

【便誦訣】 ① 신기조위탕하치 신양허손시가복 (腎氣調胃湯何治 腎陽虛損試可服)

② 상일태음조위탕 가이해송이전명 (上一太陰調胃湯 加以海松二錢名)

### 10) 경험조위탕 (經驗調胃湯)

【功用】孕婦의 肺腎虛證을 낫게 한다.

【藥品】太陰調胃湯에서 薏苡仁과 蘿蔔子를 빼고, 海松子 二錢을 加한다.

【便誦訣】① 경험조위탕하치 태음잉부폐신허 (經驗調胃湯何治 太陰孕婦肺腎虛)

② 상일태음조위탕 제거의나가송념 (上一太陰調胃湯 除去薏蘿加松念)

### 11) 갈근해기탕 (葛根解肌湯)

【功用】陽毒面赤이 斑斑如錦紋(비단무늬 같은 것)·咽喉痛·唾膿血(핏덩이를 뱉는 것)·惡寒發熱·目痛鼻乾·潮汗(땀이 날 때는 많이 나고, 안 날 때에는 없는 것)·消渴·狂譫·身熱·腹痛自利 등의 증상을 낫게 하는 것으로 長感·瘟疫·寒厥 等證에 5일이 되어도 땀이 안 나는 데 복용한다.

| 葛根 | 升麻 | 黃芩 | 杏仁 | 酸棗仁 | 桔梗 | 大黃 | 白芷 |
|---|---|---|---|---|---|---|---|
| 三錢 | 二錢 | | 各一錢半 | 炒 | | | 各一錢 |

【便誦訣】① 갈근해기탕하치 온역한궐오무한 (葛根解肌湯何治 瘟疫寒厥五無汗)

② 갈회승념금행망 초조길군지각순 (葛晦升念芩杏望 炒棗桔軍芷各旬)

### 12) 조위승청탕 (調胃升淸湯)

【功用】食後痞滿·腿[1]脚無力·中消善飢 證等을 낫게 한다.

1) 본래는 跟으로 되어 있으나 『동의수세보원』에 의거해 수정함. -편저자 주

| 薏苡仁 | 乾栗 | 蘿葍子 | 麻黃 | 桔梗 | 五味子 | 石菖蒲 | 遠志 | 麥門冬 | 天門冬 | 酸棗仁 | 龍眼肉 |
|---|---|---|---|---|---|---|---|---|---|---|---|
| | 各三錢 | 一錢半 | | | | | | | | | 各一錢 |

【便誦訣】① 조위승청탕하치 비만각연여소기 (調胃升清湯何治 痞滿脚軟與消飢)

② 일십일미합성방 의율각회나복망 (一十一味合成方 薏栗各晦蘿葍望)

③ 마길창소[2]여이문 미조원육개각순 (麻桔菖䒤與二門 味棗元肉皆各旬)

④ 우유자매이방수 이하이방자세간 (又有姊妹二方隨 以下二方仔細看)

⑤ 제거의나가송념 명위경험승청탕 (除去薏蘿加松念 名爲經驗升清湯)

⑥ 제거해송가행순 명위행인승청탕 (除去海松加杏旬 名爲杏仁升清湯)

## 13) 경험승청탕 (經驗升清湯)

【藥品】調胃升清湯에서 薏苡仁과 蘿葍子를 除去하고, 海松子 二錢을 加한다.

## 14) 행인승청탕 (杏仁升清湯)

【功用】同上

【藥品】調胃升清湯에서 海松子를 除去하고, 杏仁 一錢을 加한다.

## 15) 청심연자탕 (清心蓮子湯)

【功用】虛勞·夢泄無度·腹痛泄瀉·舌卷·中風·食滯·胸腹痛 등의 증상을 낫게 한다.

2) [註] 䒤는 遠志의 略名. 한자사전에 없는 글자임. 음을 작을 소로 생각하여 '소'로 함. -편저자 주

| 蓮肉 | 山藥 | 天門冬 | 麥門冬 | 遠志 | 石菖蒲 | 酸棗仁 | 龍眼肉 | 栢子仁 | 黃芩 | 蘿菔子 | 甘菊 |
|---|---|---|---|---|---|---|---|---|---|---|---|
| | 各二錢[3] | | | | | | | | | 各二錢 | 三分 |

【便誦訣】① 청심연자탕하치 허로복통여식체 (淸心蓮子湯何治 虛勞腹痛與食滯)

② 연서각순량문소[4]창조용백금나순 (蓮薯各旬兩門朩 菖棗龍栢芩蘿旬)

③ 차외유일좌사약 감국삼분우수지 (此外有一佐使藥 甘菊三分又隨之)

④ 급래천일정화수 문무화전임의복 (汲來天一井華水 文武火煎任意服)

## 16) 마황정천탕 (麻黃定喘湯)

【功用】 胸腹痛과 喘氣證을 낫게 한다.

| 麻黃 | 杏仁 | 黃芩 | 蘿菔子 | 桑白皮 | 桔梗 | 麥門冬 | 款冬花 | 白果 |
|---|---|---|---|---|---|---|---|---|
| 三錢 | 一錢半 | | | | | | 各一錢 | 炒黃二十枚 |

【便誦訣】① 마황정천탕하치 시용천기흉복통 (麻黃定喘湯何治 試用喘氣胸腹痛)

② 마회행망금나상 길맥관순초과입 (麻晦杏望芩蘿桑 桔麥款旬炒果廿)

3) 東醫四象新編에는 蓮肉과 山藥이 各三錢으로 되어 있다.

4) 朩는 遠志의 略名. 한자사전에 없는 글자임. 음을 작을 소로 생각하여 '소'로 함. -편저자 주

### 17) 마황정통탕 (麻黃定痛湯)

【功用】胸腹痛을 낫게 한다.

| 薏苡仁 | 麻黃 | 蘿菔子 | 杏仁 | 石菖蒲 | 桔梗 | 麥門冬 | 五味子 | 使君子 | 龍眼肉 | 栢子仁 | 乾栗 |
|---|---|---|---|---|---|---|---|---|---|---|---|
| 三錢 | | 各二錢 | | | | | | | | 各一錢 | 七箇 |

【便誦訣】① 마황정통흉복통 의이회혜마나념 (麻黃定痛胸腹痛 薏苡晦兮麻蘿念)

② 행창길맥여오미 사용백순건율칠 (杏菖桔麥與五味 使龍栢旬乾栗七)

### 18) 열다한소탕 (熱多寒少湯)

【功用】虛勞와 夢泄을 낫게 한다.

| 葛根 | 黃芩 | 藁本 | 蘿蔔子 | 桔梗 | 升麻 | 白芷 |
|---|---|---|---|---|---|---|
| 四錢 | | 各二錢 | | | | 各一錢 |

【便誦訣】① 열다한소탕하치 허로몽설시가용 (熱多寒少湯何治 虛勞夢泄試可用)

② 갈근혹혜금고념 나길승지각일전 (葛根惑兮芩藁念 蘿桔升芷各一錢)

③ 변비가이대황념 명위청폐사간탕 (便秘加以大黃念 名爲淸肺瀉肝湯)

④ 제거대황가용골 명위정신사간탕 (除去大黃加龍骨 名爲定神瀉肝湯)

⑤ 차방정신응용다 처방이십자세간 (此方定神應用多 處方二○仔細看)

⑥ 동무선견탈조화 후학불가헐후사 (東武先見奪造化 後學不可歇後思)

## 19) 청폐사간탕 (淸肺瀉肝湯)

【功用】위의 證에 大便秘結을 兼한 데에 應用한다.

【藥品】熱多寒少湯에 大黃 一錢을 加한다.

## 20) 정신사간탕 (定神瀉肝湯)

【功用】위의 證에 大便不秘한 者에게 應用한다.

【藥品】위의 處方에서 大黃을 빼고, 龍骨을 加한다.

【加減法】① 嘔逆口吐·煩憒熱證에 面色黃赤·手脂焦黑·掌背浮腫·手足無力에는 本方에 大黃을 加한다.

② 燥渴引飮·大便秘·小便多(如飮水一斗, 小便亦一斗)에는 藁本과 大黃을 加한다. 단, 咽乾燥嗌과 泄瀉證에 應用해도 무방하다.

【便誦訣】① 정신사간탕하치 허로몽설변불비 (定神瀉肝湯何治 虛勞夢泄便不秘)

② 일구청폐사간탕 제거대황가용골 (一九淸肺瀉肝湯 除去大黃加龍骨)

③ 일가일감조화묘 구토번열면황적 (一加一減造化妙 嘔吐煩熱面黃赤)

④ 지흑장부지무력 본방단가대황용 (指黑掌浮肢無力 本方但加大黃用)

⑤ 변비뇨다조갈증 본방갱가고여군 (便秘尿多燥渴證 本方更加藁與軍)

⑥ 차방성능야불편 번조설사역가용 (此方性能也不偏 煩燥泄瀉亦可用)

## 21) 한다열소탕 (寒多熱少湯)

【功用】寒厥四五日에 面部無汗證을 낫게 한다.

| 薏苡仁 | 蘿葍子 | 麥門冬 | 桔梗 | 黃芩 | 杏仁 | 麻黃 | 乾栗 |
|---|---|---|---|---|---|---|---|
| 三錢 | 二錢 | | | | | 各一錢 | 七箇 |

【便誦訣】① 한다열소주한궐 의이회혜나복념 (寒多熱少主寒厥 薏苡晦兮蘿蔔念)

② 맥길금행마각순 건율칠개우수지 (麥桔芩杏麻各旬 乾栗七箇又隨之)

③ 변활갱가제칠구 명위제조패독산 (便滑更加蠐七九 名爲蠐螬敗毒散)

④ 조거의율가갈군 갱명윤폐청간탕 (燥去薏栗加葛軍 更名潤肺淸肝湯)

## 22) 제조패독산 (蠐螬敗毒散)

【功用】 위의 證에 大便이 滑한 者에게 應用한다.

【藥品】 위의 處方에 蠐螬(굼벵이) 五七九箇를 加한다.

## 23) 윤폐청간탕 (潤肺淸肝湯)

【功用】 위의 證에 大便이 燥한 者에게 應用한다.

【藥品】 위의 處方에서 薏苡仁과 乾栗을 빼고, 葛根과 大黃을 加한다.

## 24) 갈근승기탕 (葛根承氣湯)

【功用】 瘟病增寒으로 인한 壯熱燥澀 · 頭面項頰赤痛 · 裏熱不飮食 · 譫語發狂 · 熱生風 · 兩手厥冷 · 兩脚伸而不屈 · 大便不通 등의 증상을 낫게 한다.

| 葛根 | 大黃 | 黃芩 | 桔梗 | 升麻 | 白芷 |
|---|---|---|---|---|---|
| 四錢 | | 各二錢 | | | 各一錢 |

【便誦訣】① 갈근승기탕하치 온열면적여섬광 (葛根承氣湯何治 瘟熱面赤與譫狂)

② 갈근혹혜군금념 길경승마백지순 (葛根惑兮軍芩念 桔梗升麻白芷旬)

③ 본방가이황금념 명위갈근대승기 (本方加以黃芩念 名爲葛根大承氣)

④ 어차우가나복념 갱명나복승기탕 (於此又加蘿葍念 更名蘿葍承氣湯)

### 25) 갈근대승기탕 (葛根大承氣湯)

【功用】同上

【藥品】위의 處方에 黃芩 二錢을 加한다.

### 26) 나복자승기탕 (蘿葍子承氣湯)

【功用】同上

【藥品】위의 處方에 蘿葍子 二錢을 加한다.

### 27) 조리폐원탕 (調理肺元湯)

【功用】重病後에 調理劑로 用한다.

| 麥門冬 | 桔梗 | 薏苡仁 | 黃芩 | 麻黃 | 蘿葍子 |
|---|---|---|---|---|---|
| | | 各二錢 | | | 各一錢 |

【便誦訣】① 조리폐원탕하치 대병경후조리용 (調理肺元湯何治 大病經後調理用)

② 맥길의념금나마 정화수전거재복 (麥桔薏念庈[5]蘿荀 井華水煎去滓服)

### 28) 마황발표탕 (麻黃發表湯)

【功用】太陽病 無汗喘證을 낫게 한다. 혹, 升麻 一錢과 白果 三箇를 加하기도 한다.

5) 麻黃과 黃芩의 略名으로 보임. -편저자 주

| 桔梗 | 麻黃 | 麥門冬 | 黃芩 | 杏仁 |
|---|---|---|---|---|
| 三錢 | 一錢半 | | | 各一錢 |

【便誦訣】① 마황발표탕하치 태양무한천촉효 (麻黃發表湯何治 太陽無汗喘促効)

② 길회마망맥횡순 혹가승순백과삼 (桔晦麻望麥橫[6]旬 或加升旬白果三)

## 29) 보폐원탕 (補肺元湯)

【功用】小兒泄瀉後 慢驚證의 預防劑이다.

| 麥門冬 | 桔梗 | 五味子 |
|---|---|---|
| 三錢 | 二錢 | 一錢 |

【便誦訣】① 보폐원탕치만경 맥회길념오미순 (補肺元湯治慢驚 麥晦桔念五味旬)

② 가이서의나각순 명위산약폐원탕 (加以薯薏蘿各旬 名爲山藥肺元湯)

## 30) 산약보폐원탕 (山藥補肺元湯)

【功用】衄血證에 用한다.

【藥品】위의 處方에 山藥·薏苡仁·蘿葍子 一錢을 加한다.

## 31) 공진흑원단 (拱辰黑元丹)

【功用】虛弱人의 裏寒證을 낫게 한다.

6) [註] 橫은 黃芩과 杏仁의 略號.

【製法】研末하여 烏梅肉煮膏에 梧子大로 和丸한다.

【用法】每五十箇式 溫湯에 調服한다.

| 鹿茸 | 山藥 | 天門冬 | 蠐螬 | 麝香 |
|---|---|---|---|---|
| 四五六兩 | | 各四兩 | 一二兩 | 五錢 |

【便誦訣】① 공진흑원주리한 녹용동음서대천동 (拱辰黑元主裏寒 鹿茸動音薯天動)

② 제조양관사향명 오매자고위환복 (蠐螬兩冠麝香命[7] 烏梅煮膏爲丸服)

## 32) 녹용대보탕 (鹿茸大補湯)

【功用】虛弱人의 表寒證을 낫게 한다.

| 鹿茸 | 麥門冬 | 薏苡仁 | 山藥 | 天門冬 | 五味子 | 杏仁 | 麻黃 |
|---|---|---|---|---|---|---|---|
| 二三四錢 | | 各一錢半 | | | | | 各一錢 |

【便誦訣】① 녹용대보탕하치 허약표한시가용 (鹿茸大補湯何治 虛弱表寒試可用)

② 녹용관실맥의망 서천미행마각순 (鹿茸冠室麥薏望[8] 薯天味杏麻各旬)

7) 『東醫四象新編』에는 蠐螬山門麝香五로 되어 있다.
8) 『東醫四象新編』에는 鹿茸君藥加麥薏로 되어 있다.

### 33) 조각대황탕 (皀角大黃湯)

【功用】 增寒壯熱·頭面項頰赤腫에 사용하면 효과가 있다.

【參考】 藥力이 峻猛함으로 3~4첩이상을 복용함이 불가하다.

| 升麻 | 葛根 | 大黃 | 皀角 |
|---|---|---|---|
| | 各三錢 | | 各一錢 |

【便誦訣】 ① 조각대황주장열 승갈각회군조순 (皀角大黃主壯熱 升葛各晦軍皀旬)

② 차방약력준차맹 사첩이상불가복 (此方藥力峻且猛 四帖以上不可服)

### 34) 갈근부평탕 (葛根浮萍湯)

【功用】 浮腫裏熱證을 낫게 한다.

| 葛根 | 蘿蔔子 | 黃芩 | 浮萍(紫背) | 大黃 | 蠐螬 |
|---|---|---|---|---|---|
| 三錢 | | 各二錢 | | 各一錢 | 十箇 |

【便誦訣】 ① 갈근부평탕하치 부종리열시가용 (葛根浮萍湯何治 浮腫裏熱試可用)

② 갈근회혜나금념 평군각순제조십 (葛根晦兮蘿芩念 萍軍各旬蠐螬十)

③ 가이고본이전중 명위고본부평탕 (加以藁本二錢重 名爲藁本浮萍湯)

④ 제거제조가용념 갱명갈용부평탕 (除去蠐螬加茸念 更名葛茸浮萍湯)

### 35) 고본부평탕 (藁本浮萍湯)

【功用】同上

【藥品】위의 處方에 藁本 二錢을 加한다.

### 36) 갈용부평탕 (葛茸浮萍湯)

【功用】同上

【藥品】위의 處方에서 蠐螬를 빼고, 鹿茸 二錢을 加한다.

### 37) 건율제조탕 (乾栗蠐螬湯)

【功用】浮腫表寒證을 낫게 한다.

【參考】煎湯하여 복용하거나 혹은 煮含(달여 물고 있는 것, 즉 含漱料)한다.

| 乾栗 | 蠐螬 |
|---|---|
| 百箇 | 十箇 |

【便誦訣】① 건율제조탕하치 부종표한시가용 (乾栗蠐螬湯何治 浮腫表寒試可用)

② 건율백개제조십 작탕전복혹자함 (乾栗百箇蠐螬十 作湯煎服或煮含)

### 38) 건율저근피탕 (乾栗樗根皮湯)

【功用】痢疾을 낫게 한다.

| 乾栗 | 樗根皮 |
|---|---|
| 一兩 | 三四五錢 |

【便誦訣】① 건율저근주치리 율양저피회혹명 (乾栗樗[9]根主治痢 栗兩樗皮晦惑命)

② 온수전복시위가 연말위환역무방 (溫水煎服是爲可 硏末爲丸亦無妨)

### 39) 과체산 (瓜蒂散)[10]

【功用】卒中風으로 胸臆에 格格(꺽꺽) 窒塞聲을 發하는 것과 目瞪(눈을 부릅뜬 것)證을 낫게 한다.

【參考】硏末하여 溫水에 呑下하거나 혹은 乳一錢重에 急煎服한다.

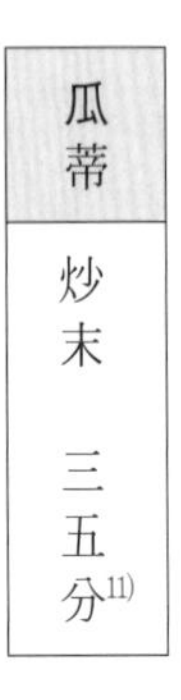

| 瓜蒂 |
|---|
| 炒末 三五分[11] |

【便誦訣】① 졸중질색과체산 과체초말삼오분 (卒中窒塞瓜蒂散 瓜蒂炒末三五分)

② 온수전복시위가 연말위환역무방 (溫水煎服是爲可 硏末爲丸亦無妨)

9)『東醫四象新編』에는 椿로 되어 있다.

10) 본래는 苽蔕散으로 되어 있으나 瓜蒂散으로 바로 잡음. -편저자 주

11)『東醫四象新編』에는 炒黃爲末 三五分으로 되어 있다.

## 40) 웅담산 (熊膽散)

【功用】寒厥六七日에 面無汗證과 卒中風으로 인한 手足拘攣證을 낫게 한다.

【用法】溫水에 調下한다.

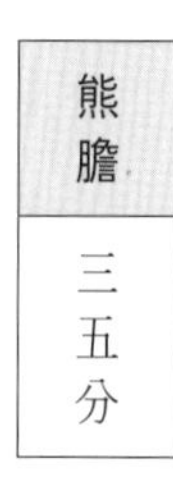

| 熊膽 |
| --- |
| 三五分 |

【便誦訣】① 한궐중풍웅담산 지시웅담삼오분 (寒厥中風熊膽散 只是熊膽三五分)

② 취래정화수일배 위산가온조하가 (取來井華水一盃[12]爲散加溫調下可)

## 41) 사향산 (麝香散)

【功用】中毒吐瀉와 急腹痛을 낫게 한다.

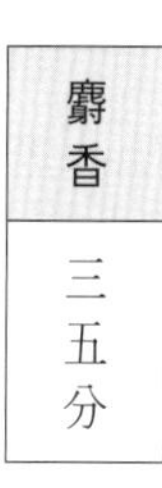

| 麝香 |
| --- |
| 三五分 |

【便誦訣】① 토사복통사향산 지시사향삼오분 (瀉腹痛麝香散 只是麝香三伍分)

② 위산온수조하가 온주조복역무방 (爲散溫水調下可 溫酒調服亦無妨)

## 42) 석창포원지조각산 (石菖蒲遠志散皀角散)[13]

【功用】卒驚風으로 인한 牙關緊急(이를 악 무는 것)과 卒中風으로 인한 眼合 및 手足

12)『東醫四象新編』에는 杯로 되어 있다.

13)『東醫四象新編』에서는 石菖蒲遠志散으로 되어 있다. -편저자 주

拘攣 등의 증상을 낫게 한다.

【參考】 혹은 皂角末을 吹鼻(코에 불어 넣는 것)하기도 한다.

| 遠志 | 石菖蒲 | 猪牙皂角 |
|---|---|---|
| 末 | 末 | 末各等分 |

【便誦訣】① 석창원지주졸중 소창조말각등분 (石菖遠志主卒中 芣菖皂末各等分)

② 소창말복조취비 거조가용명삼신 (芣菖末服皂吹鼻 去皂加龍名三神)

### 43) 삼신산 (三神散)

【藥品】 위의 處方에서 皂角을 除去하고, 龍骨 一錢을 加한다.

### 44) 맥문동원지산 (麥門冬遠志散)

【功用】 耳目을 聰明케 한다.

| 麥門冬 | 遠志 | 石菖蒲 | 五味子 |
|---|---|---|---|
| 三錢 | | 各一錢 | 五分 |

【便誦訣】① 맥문원지주총명 맥회소창순미오 (麥門遠志主聰明 麥晦芣菖旬味五)

② 사미취래연위말 조하천일정화수 (四味取來硏爲末[14)]調下天一井華水)

## 45) 우황청심원 (牛黃淸心元)

【功用】 卒中風으로 인한 不省人事·痰涎壅塞·精神昏憒·言語蹇澁·手足不遂·眼合 등의 증상을 낫게 한다.

【製法】 硏末하여 烏梅膏에 和均하여 藥末一兩重으로써 二十箇式 作丸하여가지고 金箔(七十葉中에서 二十葉)으로 爲衣한다.

【用法】 溫水에 呑下한다.

| 山藥 | 蒲黃 | 犀角 | 大豆黃卷 | 麥門冬 | 黃芩 | 桔梗 | 杏仁 | 牛黃 | 羚羊角 | 龍腦 | 麝香 | 白蘞 | 金箔 | 烏梅 |
|---|---|---|---|---|---|---|---|---|---|---|---|---|---|---|
| 七錢 | 炒 二錢半[15] | 二錢 | 炒 一錢七分 | 去心 | 各一錢半 |  | 去皮尖各一錢三分[16] | 一錢二分 |  |  | 各一錢 | 七分 | 七十葉中二十葉爲衣 | 蒸爲膏 |

【便誦訣】 ① 우황청심치졸중 서희포탄서각념 (牛黃淸心治卒中 薯稀蒲彈[17]犀角念)

② 초두순칠맥금망 길행각순우황납 (炒豆旬七麥芩望 桔杏各旬牛黃臘[18])

③ 영뇌사순백렴칠 박매각입균작환 (羚腦麝旬白蘞七 箔梅各廿均作丸)

④ 약말일량분작입 온수탄하일이립 (藥末一兩分作廿[19]溫水呑下一二粒)

---

14) 『東醫四象新編』에는 四味取羅硏爲末로 되어 있다.

15) 『東醫四象新編』에는 三錢半으로 되어 있다.

16) 『東醫四象新編』에는 各一錢半으로 되어 있다.

17) 『東醫四象新編』에는 豆로 되어 있다.

18) 『東醫四象新編』에는 豆錢七麥芩錢半 桔杏一牛黃錢二로 되어 있다.

19) 『東醫四象新編』에는 等으로 되어 있다.

### 46) 석창포원지산 (石菖蒲遠志散)

【功用】 耳目을 聰明케 한다.

【參考】 研末하여 每一錢式 調酒日三服한다.

| 石菖蒲 | 遠志 |
|---|---|
| | 各等分 |

【便誦訣】 ① 석창원지주총명 석창원지각등분 (石菖遠志主聰明 石菖遠志各等分)

② 지취이미연위말 조화청주일삼복 (只取二味研爲末 調和清酒日三服)

### 47) 흑노환 (黑奴丸)

【功用】 陽毒 및 壞證傷寒으로 精魂이 已渴되었어도 心臟部에 煖氣가 있거든 開口灌下하면 즉시 깬다.

【參考】 研末하여 彈子大로 蜜丸하여 가지고 매번 1개씩 새로 길어 온 물에 타서 먹으면 잠깐 사이에 오한으로 몸을 떨고 땀이 나게 된다(振寒汗出).

| 麻黃 | 大黃 | 黃芩 | 釜底煤 | 芒硝 | 竈突墨[20] | 樑上塵 | 小麥奴 |
|---|---|---|---|---|---|---|---|
| | 各二兩 | | | | | | 各一兩 |

【便誦訣】 ① 태음인약흑노환 괴증상한여양독 (太陰人藥黑奴丸 壞證傷寒與陽毒)

20) 원문에는 囱突墨로 되어 있으나, 『東醫四象新編』에는 竈突墨으로 되어 있어 수정함. -편저자 주

② 마군각관금매초 묵진맥노각일량 (麻軍各冠芩煤硝 墨塵麥奴各一兩)

③ 위말밀환탄자대 신급수하매일환 (爲末蜜丸彈子大 新汲水下每一丸)

④ 차방약언거망초 명위이씨흑노환 (此方若焉去芒硝 名爲李氏黑奴丸)

### 48) 이씨흑노환 (李氏黑奴丸)

**【功用】** 同上

**【藥品】** 위의 處方에서 芒硝를 뺀다.

### 49) 생맥산 (生脈散)

**【功用】** 여름철에 숭늉 대신 마신다면 사람의 기력이 솟아나게 한다.

| 麥門冬 | 五味子 |
|---|---|
| 去心 二錢 | 一錢 |

**【便誦訣】** ① 생맥산대숙수음 맥문동념오미순 (生脈散代熟水飮 麥門冬念伍味旬)

② 경금지기사영월 태음중서시선약 (庚金之氣司令月 太陰中暑是仙藥)

### 50) 이성구고환 (二聖救苦丸)

**【功用】** 瘟疫을 낫게 한다.

**【製法】** 研末하여 菉豆大로 糊丸한다.

**【用法】** 每五七十丸式 복용한다.

**【參考】** 一服하면 곧 汗出이 된다.

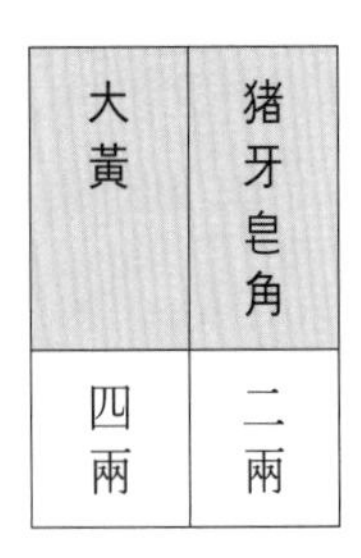

| 大黃 | 猪牙皂角 |
| --- | --- |
| 四兩 | 二兩 |

【便誦訣】① 이성구고환온역 군동조관지이미 (二聖救苦丸瘟疫 軍動皂冠只二味)

② 위말호환녹두대 이수탄하오칠십 (爲末糊丸菉豆大 以水呑下五[21]七十)

## 51) 퇴황음 (退黃飮)

【功用】黃疸을 낫게 한다.

【用法】多少를 不拘하고 作羹 혹은 膾를 作하여 食한다.

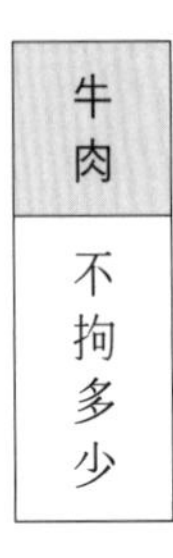

| 牛肉 |
| --- |
| 不拘多少 |

【便誦訣】① 태음인약퇴황음 황달지증시가복 (太陰人藥退黃飮 黃疸之證試可服)

② 우육불구다여소 작갱작회임의식 (牛肉不拘[22]多與少 作羹作膾任意食)

## 52) 입효산 (立效散)

【功用】眼病에 煎洗한다.

21) 『東醫四象新編』에는 六으로 되어 있다.
22) 『東醫四象新編』에는 无論으로 되어 있다.

| 升麻 | 葛根 | 白芷 | 石菖蒲 |
| --- | --- | --- | --- |
| | | | 各等分 |

【便誦訣】① 안과묘약입효산 승갈지창각등분 (眼科妙藥立效散 升葛芷菖各等分)

② 급래천일정화수 문무화전세안가 (汲來天一井華水 文武火煎洗眼可)

## 53) 여신주 (如神炷)

【功用】風齒·虫齒·偏頭痛 및 項痛 등의 증상을 낫게 한다.

【用法】研末하여 紙炫(종이심지) 七條를 말아서 만들어 코에 쪼이게 하면 콧속으로부터 누런 물이 유출된다.

| 大黃 | 藁本 | 升麻 | 皀角 | 麻黃 |
| --- | --- | --- | --- | --- |
| | | | | 各一錢 |

(薰鼻料)

【便誦訣】① 치통두통여신주 군고승조마각순 (齒[23]痛頭痛如神炷 軍藁[24]升皀麻各旬)

② 연말권작지현칠 점화훈비황수류 (研末捲作紙炫七 點[25]火薰鼻黃水流)

23)『東醫四象新編』에는 牙로 되어 있다.
24)『東醫四象新編』에는 古로 되어 있다.
25)『東醫四象新編』에는 点으로 되어 있다.

### 54) 귀신일찰광 (歸腎一擦光)

【功用】 腎虛齒痛을 낫게 한다.

【用法】 多少를 막론하고 껍질을 제거하고 아픈 치아에 씹어서 붙이거나 혹은 쪄서 먹는다.

| 海松子 |
| --- |
| 不拘多少 |

【便誦訣】 ① 신허치통일찰광 지독일미해송자 (腎虛齒[26]痛一擦光 只獨一味海松子)

② 거각위말리이금 통치교부혹증하 (去殼爲末裏以錦 痛齒咬附或蒸下[27])

### 55) 곤담탕 (滾痰湯)

【功用】 中風不語와 氣痰을 낫게 한다.

【用法】 生搗取汁하여 복용한다.

| 蘿蔔子 |
| --- |
| 一兩 |

【便誦訣】 ① 태음인약곤담탕 중풍불어시가용 (太陰人藥滾痰湯 中風不語試可用)

② 단취나복일량중 생이도지취즙복 (但取蘿蔔一兩重 生以搗之取汁服)

---

26) 『東醫四象新編』에는 牙로 되어 있다.

27) 『東醫四象新編』에는 去殼爲末里以錦 牙痛咬附或蒸食로 되어 있다.

## 56) 거풍해어산 (祛風解語散)

【功用】同上

【用法】물에 달여서 침상 아래에 넣고 증기로 코에 쪼이면 오래 지나서 말을 할 수 있게 된다.

| 升麻 | 白芷 | 麻黃 | 藁本 | 菊花 |
|---|---|---|---|---|
| | | | | 各等分 |

(薰鼻料)

【便誦訣】① 거풍해어치풍음 승지광고국각등 (祛風解語治風瘖 升芷廣藁菊各等)

② 수전치어병상하 이비훈증양구어 (水煎置於病床下 以鼻熏蒸良久語)

## 57) 천금문무탕 (千金文武湯)

【功用】孕婦의 燥熱로 인한 飮一溲二證을 낫게 한다.

| 葛根 | 山藥 | 黃芩 | 藁本 | 麥門冬 | 五味子 | 桔梗 | 升麻 | 白芷 |
|---|---|---|---|---|---|---|---|---|
| | | | 各二錢 | | | | | 各一錢 |

【便誦訣】① 천금문무탕하치 잉부조열뇨다증 (千金文武湯何治 孕婦燥熱尿多症)

② 갈서금고각위념 맥미길승지우순 (葛薯芩藁[28]各爲念 麥味桔升芷又旬)

28)『東醫四象新編』에는 古로 되어 있다.

### 58) 만금문무탕 (萬金文武湯)

【功用】 肺消를 낫게 한다.

| 葛根 | 海松子 | 黃芩 | 藁本 | 天門冬 | 麥門冬 | 五味子 | 桔梗 | 升麻 | 白芷 | 大黃 | 蘿葍子 |
|---|---|---|---|---|---|---|---|---|---|---|---|
| 四錢 | | | 各二錢 | | | | | | | | 各一錢 |

【便誦訣】 ① 만금문무탕하치 이수전복치폐소 (萬金文武湯何治 以水煎服治肺消)

② 갈혹송금고각념 *미길력군나순 (葛惑松芩藁各念 麩味桔歷軍蘿旬[29][30])

### 59) 이문오미탕 (二門五味湯)

【功用】 難産과 便閉를 낫게 한다.

【加法】 二便閉에는 葛根·大黃·蘿葍子·升麻를 加한다.

| 麥門冬 | 天門冬 | 五味子 |
|---|---|---|
| 三錢 | 二錢 | 一錢 |

(催産藥)

【便誦門】 ① 이문오미주최산 맥회천념오미순 (二門五味主催産 麥晦天念五味旬)

② 불문남녀이변폐 가이갈군나승순 (不問男女二便閉[31]加以葛軍蘿升旬)

29) [註] *은 天門冬과 麥門冬, 歷은 升麻와 白芷의 略號이다.

30) 『東醫四象新編』에는 葛四松芩古二桔 二門軍蘿味白升로 되어 있다.

31) 『東醫四象新編』에는 秘로 되어 있다.

### 60) 명목산 (明目散)

【功用】 일체 眼疾을 낫게 한다.

【用法】 研末하여 和乳入眼한다.

| 硼砂 |
| --- |
| 製少許 |

【便誦訣】 ① 태음명목산하치 일절안질균개용 (太陰明目散何治 一切眼疾均皆用)

② 붕사일미제위말 화유점안기공첩 (硼砂一味製[32]爲末 和乳點眼其[33]功捷)

### 61) 보폐통유산 (補肺通乳散)

【功用】 乳汁不足에 用한다.

【用法】 먼저 소의 乳腺을 濃煎取汁하여 下藥三味를 盛入, 更煎하여 임의로 복용한다.

【參考】 牛囊도 또한 가능하고 四足도 또한 무방하다.

| 牛乳[34] | 桔梗 | 麻黃 | 升麻 |
| --- | --- | --- | --- |
| | | 各一兩 | 四錢 |

【便誦訣】 ① 보폐통유산하치 기공상여방명동 (補肺通乳散何治 其功相與方名同)

32) 『東醫四象新編』에는 制로 되어 있다.
33) 『東醫四象新編』에는 次로 되어 있다.
34) 牛乳란 소의 젖통 전체를 말한다.

② 길마각량승마동 선전우유입약복 (桔麻各兩升麻動 先煎牛乳入藥服)

### 62) 삼황산 (三黃散)

【功用】 挫閃腰痛을 낫게 한다.

【用法】 硏末하여 每二錢式 溫酒에 調服한다.

| 麻黃 | 黃芩 | 蒲黃 | 石菖蒲 | 杏仁 |
|---|---|---|---|---|
| | | | | 各等分 |

【便誦訣】 ① 좌섬요통삼황산 광금포창행각등 (挫閃腰痛三黃散 廣[35]芩蒲菖杏各等)

② 오종약미연위말 온주조복매이전 (五種藥味硏爲末 溫酒調服每二錢)

### 63) 대황산 (大黃散)

【功用及用法】 諸瘡에 爲末酒調服한다.

| 大黃 | 黃芩 | 杏仁 | 升麻 | 皀角 | 白蘞 | 白芷 |
|---|---|---|---|---|---|---|
| | | | | | | 各等分 |

【便誦訣】 ① 제창요용대황산 군금행승조렴지 (諸瘡要用大黃散 軍芩杏升皀斂芷)

② 이상칠미연위말 조이온주복용가 (以上七味硏爲末 調以溫酒服用可)

35) 『東醫四象新編』에는 麻로 되어 있다.

### 64) 보태음 (保胎飮)

【功用】胎漏下血의 寒多者를 낫게 한다.

| 乾栗 | 海松子 | 五味子 | 麥門冬 | 石菖蒲 | 桔梗 | 麻黃 | 阿膠 | 鹿角膠 | 酸棗仁 | 升麻 |
|---|---|---|---|---|---|---|---|---|---|---|
| 三錢 | 二錢 | | | | | | | 各一錢半 | | 各一錢 |

【便誦訣】① 태혈한다보태음 건율회혜해송념 (胎血寒多保胎飮 乾栗晦兮海松念)

② 미맥창길여마황 양교각망조승순 (味麥菖桔與麻黃 兩膠各望棗升旬)

### 65) 문무보태음 (文武保胎飮)

【功用】胎漏下血의 熱多者를 낫게 한다.

| 葛根 | 山藥 | 黃芩 | 藁本 | 麥門冬 | 天門冬 | 五味子 | 桔梗 | 升麻 | 白芷 | 阿膠 | 酸棗仁 | 鹿角膠 |
|---|---|---|---|---|---|---|---|---|---|---|---|---|
| 四錢 | | | 各二錢 | | | | | | | | | 各一錢半 |

【便誦訣】① 태혈열다문무음 갈혹서금고각념 (胎血熱多文武飮 葛或薯芩藁各念)

② **력조양교망 정화수전거재복 (麩林歷[36]棗兩膠望 井華水煎去滓服)

36) [註] 林은 五味子와 桔梗, 歷은 升麻와 白芷의 略號이다.

## 66) 이씨승기탕 (李氏承氣湯)

【功用】結胸證을 낫게 한다.

| 大黃 | 黃芩 | 桔梗 | 升麻 | 白芷 |
|---|---|---|---|---|
| 四錢 | 二錢 | | | 各一錢 |

【便誦訣】① 결흉이씨승기탕 군혹금념길력순 (結胸李氏承氣湯 軍或芩念桔歷旬)

② 이상육육태음방 반용선사서이부 (以上六六太陰方 盤龍先師書以傳)

## 《附. 太陰人經驗方》

### 1) 마황금수탕 (麻黃金水湯)

【功用】傷寒頭痛과 喘促證을 낫게 한다.

| 麻黃 | 款冬花 | 麥門冬 | 杏仁 | 升麻 | 桔梗 | 葛根 | 黃芩 | 五味子 | 白果 |
|---|---|---|---|---|---|---|---|---|---|
| 三錢 | | 各二錢 | | | | | | 各一錢 | 十箇 |

【便誦訣】① 마황금수탕하치 상한두통천촉용 (麻黃金水湯何治 傷寒頭痛喘促用)

② 마회*념행승길 갈금미순백과십 (麻晦款[37]念杏升桔 葛芩味旬白果十)

### 2) 해기대안탕 (解肌大安湯)

【功用】浮腫을 낫게 한다.

| 葛根 | 黃芩 | 蘿蔔子 | 藁本 | 桔梗 | 升麻 | 白芷 | 蠐螬 |
|---|---|---|---|---|---|---|---|
| 四錢 | | | | | | 各一錢 | 十箇 |

【便誦訣】① 해기대안탕하치 부종지증시가용 (解肌大安湯何治 浮腫之症試可用)

② 이갈위군독유혹 금나고길력순* (以葛爲君獨有惑 芩蘿藁桔歷旬蚪[38])

37) [註] *(款)는 款冬花와 麥門冬의 破字的 略號이다.(뒷부분은 이것을 따른다)

38) [註] 蚪는 蠐螬 十箇의 破字的 略號이니 뒷부분의 것은 모두 그렇다.

### 3) 승마개뇌탕 (升麻開腦湯)

【功用】寒厥四五日에 汗不出證을 낫게 한다.

| 升麻 | 麥門冬 | 天門冬 | 五味子 | 酸棗仁 | 桔梗 | 黃芩 | 麻黃 | 杏仁 | 葛根 | 款冬花 | 白芷 | 大黃 |
|---|---|---|---|---|---|---|---|---|---|---|---|---|
| 三錢 | | | | | | | | | | | | 各一錢 |

【便誦訣】① 승마개뇌주한궐 승회양문미조길 (升麻開腦主寒厥 升晦兩門味棗桔)

② 금마행갈여관동 지군각순공전복 (芩麻杏葛與款冬 芷軍各旬共煎服)

### 4) 천문동윤폐탕 (天門冬潤肺湯)

【功用】日痛鼻乾·增寒壯熱·頭痛·腰痛 및 燥澀 등의 증상을 낫게 한다.

| 天門冬 | 黃芩 | 麥門冬 | 酸棗仁 | 升麻 | 葛根 | 桔梗 | 五味子 | 大黃 |
|---|---|---|---|---|---|---|---|---|
| 三錢 | 二錢 | | | | | | | 各一錢 |

【便誦訣】① 천문윤폐탕하치 목통비건여두통 (天門潤肺湯何治 目痛鼻乾與頭痛)

② 천회금념맥조승 갈길미군각일순 (天晦芩念麥棗升 葛桔味軍各一旬)

### 5) 녹용대조탕 (鹿茸大造湯)

【功用】氣虛者에게 補元劑로 사용한다.

【製法】剉하여 一貼을 만든다.

【用法】井水에 煎服한다.

| 鹿茸 | 天門冬 | 麥門冬 | 升麻 | 葛根 | 杏仁 | 酸棗仁 | 黃芩 | 五味子 |
|---|---|---|---|---|---|---|---|---|
| | | 各二錢 | | | | | | 各一錢 |

【便誦訣】① 녹용대조탕하치 기허보원대유공 (鹿茸大造湯何治 氣虛補元大有功)

② 녹용양문개각념 승갈행조금미순 (鹿茸兩門皆各念 升葛杏棗芩味旬)

## 6) 길경생맥산 (桔梗生脉散)

【功用】寒厥四五日에 汗不出·表裏俱病을 낫게 한다.

| 麥門冬 | 山藥 | 桔梗 | 黃芩 | 黃栗 | 五味子 | 白果 |
|---|---|---|---|---|---|---|
| 三錢 | | | | | 各一錢 | 三箇 |

【便誦訣】① 길경생맥산하치 한궐불한표리병 (桔梗生脉散何治 寒厥不汗表裏病)

② 맥회서율금*순 백과삼개공전복 (麥晦薯栗芩林旬 白果三箇共煎服)

## 7) 청심산약탕 (淸心山藥湯)

【功用】虛勞夢泄·腹不痛泄瀉·中風不語 등의 증상을 낫게 한다.

【製法】剉하여 一貼을 作한다.

【用法】井水에 煎服한다.

| 山藥 | 遠志 | 天門冬 | 麥門冬 | 蓮子肉 | 栢子仁 | 酸棗仁 | 龍眼肉 | 桔梗 | 黃芩 | 石菖蒲 | 菊花 |
|---|---|---|---|---|---|---|---|---|---|---|---|
| 三錢 | 二錢 | | | | | | | | | 各一錢 | 五分 |

【便誦訣】① 청심산약주허로 산약회혜원지념 (淸心山藥主虛勞 山藥晦兮遠志念)

② 양문연백조용길 금창각순국우오 (兩門蓮栢棗龍桔 芩菖各旬菊又五)

## 8) 조각삼황탕 (皂角三黃湯)

【功用】 微寒發熱·目痛鼻乾·煩渴·譫語 等證과 陽毒으로 인한 面赤眼紅·咽痛唾血 諸證을 낫게 한다.

| 大黃 | 黃芩 | 麻黃 | 升麻 | 桔梗 | 牙皂 |
|---|---|---|---|---|---|
| 四錢 | | | | | 各一錢 |

【便誦訣】① 조각삼황탕하치 번갈섬어면적증 (皂角三黃湯何治 煩渴譫語面赤證)

② 군약대황독유회 금마승길조각순 (君藥大黃獨有晦 芩麻升桔皂各旬)

## 9) 부평대황탕 (浮萍大黃湯)

【功用】 傷寒表裏病의 大便不通證을 낫게 한다.

| 浮萍 | 黃芩 | 大黃 |
|---|---|---|
| 紫背 各二錢 | | 四錢 |

【便誦訣】① 부평대황탕하치 상한표리대변폐 (浮萍大黃湯何治 傷寒表裏大便閉)

② 군혹금평개각순 급래신수무화전 (軍惑芩萍皆各旬 汲來新水武火煎)

### 10) 길경저근피탕 (桔梗樗根皮湯)

【功用】下痢膿血證을 낫게 한다.

【參考】혹은 研末하여 作丸복용하기도 한다.

| 桔梗 | 樗根皮 |
|---|---|
| 二錢 | 五錢 |

【便誦訣】① 하리농혈길저탕 저명길념방주효 (下痢濃[39]血桔樗湯 樗命桔念方奏効)

② 정택약재연위말 작환복용역무방 (精擇藥材研爲末 作丸服用亦無妨)

### 11) 황율고기탕 (黃栗固氣湯)

【功用】食滯痞滿·腿[40]脚無力證을 낫게 한다.

39)『東醫四象新編』에는 膿으로 되어 있다.

40) 본래는 跟으로 되어 있었으나『동의수세보원』에 의하여 수정함. -편저자 주

| 黃栗 | 桔梗 | 五味子 | 樗根皮 |
| --- | --- | --- | --- |
| 百枚 | 三錢 | | 各一錢 |

【便誦訣】① 황율고기탕하치 식체비만각무력 (黃栗固氣湯何治 食滯痞滿脚無力)

② 율백길회미저순 신급수전복유효 (栗百桔晦味樗旬 新汲水煎服有効)

### 12) 황율오미자고 (黃栗五味子膏)

【功用】腹脹浮腫證을 낫게 한다.

【用法】第一次에는 盡服하고, 再次에는 加倍하고, 三次에는 又加倍한다.

| 黃栗 | 五味子 |
| --- | --- |
| 一百枚 | 三十枚 |

【便誦訣】① 황율오미고하치 복창부종취유효 (黃栗五味膏何治 腹脹浮腫取有効)

② 율백미삽오성고 이회삼회수차배 (栗百味卅熬成膏 二回三回隨次倍)

### 13) 우황산약원 (牛黃山藥元)

【功用】中風不語를 낫게 한다.

【製法】四丸에 나눠서 만든다.

【用法】溫水에 삼킨다.

| 山藥 | 遠志 | 牛黃 |
|---|---|---|
| | 各二錢 | 二分 |

【便誦訣】① 우황산약원하치 중풍불어시가용 (牛黃山藥元何治 中風不語試可用)

② 서지각념우황이 분작사환온수하 (薯志各念牛黃二 分作四丸溫水下)

## 14) 맥문동탕 (麥門冬湯)

【功用】傷寒半表裏 및 表熱泄瀉證을 낫게 한다.

| 麥門冬 | 葛根 | 桔梗 | 薏苡仁 | 黃芩 | 蘿葍子 | 五味子 |
|---|---|---|---|---|---|---|
| 三錢 | | | 各二錢 | | | 各一錢 |

【便誦訣】① 맥문동탕하치방 상한표리표열사 (麥門冬湯何治方 傷寒表裏表熱瀉)

② 맥회갈길의각념 금나오미개각순 (麥晦葛桔薏各念 芩蘿五味皆各旬)

## 15) 행인맥문동탕 (杏仁麥門冬湯)

【功用】眼病과 耳聾證을 낫게 한다.

| 杏仁 | 麥門冬 | 麻黃 | 桔梗 | 龍眼肉 | 遠志 | 石菖蒲 | 天門冬 | 黃芩 | 蘿蔔子 | 五味子 |
|---|---|---|---|---|---|---|---|---|---|---|
|  | 各三錢 |  |  |  |  |  |  |  |  | 各一錢 |

【便誦訣】① 행인맥문동탕하 안병이롱병유효 (杏仁麥門冬湯何 眼病耳聾并有効)

② 행맥각회광길용 소창천금나미순 (杏麥各晦廣桔龍 朩菖天芩蘿味旬)

## 16) 사시단 (四時丹)

【功用】四時瘟疫·表裏陰陽·虛實寒熱을 낫게하는 것으로서 대개 食滯·胸腹痹·肺痿·淋·瘧·黃疸·痟疾·赤白濁·夢遺·積聚·吐瀉·霍亂 等證에 전부 응용한다.

【製法】硏末하여 烏梅肉에 煮丸하되, 1냥 분량으로써 10개의 환을 만든다.

【用法】매 36개씩 온수에 삼킨다.

【參考】임부는 피한다.

| 大黃 | 皂角 | 蘿蔔子 | 杏仁 | 石菖蒲 | 使君子 | 五味子 | 犀角 | 款冬花 | 白斂 | 白芷 | 天門冬 | 麥門冬 | 桔梗 | 麻黃 | 升麻 | 黃芩 | 藁本 | 蒲黃 | 黃栗 | 浮萍 | 蠐螬 | 龍腦 | 山藥 |
|---|---|---|---|---|---|---|---|---|---|---|---|---|---|---|---|---|---|---|---|---|---|---|---|
| 三兩三錢 | 炙 |  |  |  |  |  |  |  |  |  |  |  |  |  |  |  |  |  |  |  |  |  | 各四錢 |

【便誦訣】① 사시단방기하치 공수방명사시의 (四時丹方其何治 功隨方名四時宜)

② 군진조*행창사 미서관렴력*봉 (軍辰皂蒟[41]杏菖使 味犀款斂歷麩棒)

③ *율평조뇌서혹 매육화환양십환 (痡[42]栗萍螬腦薯惑 梅肉和丸兩十丸)

---

41) [註] 蒟는 黃芩과 蘿蔔子.

④ 온탕탄하삼육수 기성준맹잉부기 (溫湯呑下三六數 其性峻猛孕婦忌)

## 17) 의이인조위탕 (薏苡仁調胃湯)

【功用】 大泄無度를 낫게 한다.

| 薏苡仁 | 乾栗 | 蘿葍子 | 麥門冬 | 五味子 | 石菖蒲 | 桔梗 | 麻黃 |
|---|---|---|---|---|---|---|---|
| 一兩 | | 各二錢 | | | | | 各一錢 |

【便誦訣】 ① 의이조위탕하치 대설무도시가용 (薏苡調胃湯何治 大泄無度試可用)

② 의이양혜율나념 맥미창길마각순 (薏苡兩兮栗蘿念 麥味菖桔痲各旬)

## 18) 대황저근피탕 (大黃樗根皮湯)

【功用】 痢疾을 낫게 한다.

| 大黃 | 樗根皮 |
|---|---|
| 一兩或二兩 | 七錢 |

【便誦訣】 ① 대황저근전주리 군내양관저내희 (大黃樗根專主痢 軍乃兩冠樗乃稀)

② 청진급래정화수 문무화전일음가 (淸晨汲來井華水 文武火煎一飮可)

42) [註] 痲는 麻黃과 蒲黃.

### 19) 가미청심탕 (加味淸心湯)

【功用】衄血·吐血·下血·怔忡 等諸證에 모두 有效하다.

【加減法】婦人月經時의 全身疼痛證 및 帶下證에는 大黃 二錢을 加한다.

| 薏苡仁 | 蓮肉 | 山藥 | 天門冬 | 麥門冬 | 遠志 | 石菖蒲 | 酸棗仁 | 龍眼肉 | 栢子仁 | 黃芩 | 蘿蔔子 | 甘菊 |
|---|---|---|---|---|---|---|---|---|---|---|---|---|
| 五錢 | | 各二錢 | | | | | | | | | 各一錢 | 三分 |

【便誦訣】① 가미청심전주혈 의이명혜연서념 (加味淸心專主血 薏苡命兮蓮薯念)

② 양문소창조용백 금나각념국내삼 (兩門朩菖棗龍栢 芩蘿各念菊乃三)

③ 월조래시전신통 우유적백대하증 (月潮來時全身痛 又有赤白帶下證)

④ 차방갱가생군념 수전복용공우첩 (此方更加生軍念 水煎服用功又捷)

### 20) 가미한소탕 (加味寒少湯)

【功用】瘀血證을 낫게 한다.

| 續斷 | 葛根 | 黃芩 | 藁本 | 蘿蔔子 | 桔梗 | 升麻 | 白芷 |
|---|---|---|---|---|---|---|---|
| 一兩 | 四錢 | | 各二錢 | | | | 各一錢 |

【便誦訣】① 가미한소탕하치 어혈지증시가용 (加味寒少湯何治 瘀血之證試可用)

② 속량갈혹금고념 나길승지각일순 (續兩葛惑芩藁念 蘿桔升芷各一旬)

## 21) 길경황금탕 (桔梗黃金湯)

【功用】咽喉證을 낫게 한다.

| 桔梗 | 黃芩 | 升麻 | 白芷 | 麻黃 | 藁本 | 竹茹 |
|---|---|---|---|---|---|---|
| 五錢[43] | | | | | | 各二錢 |

【便誦訣】① 태음길경탕하치 인후지증시가용 (太陰桔梗湯何治 咽喉之證試可用)

② 군약길경독유명 금승지광고여념 (君藥桔梗獨有命 芩升芷廣藁茹念)

## 22) 가감청심탕 (加減淸心湯)

【功用】滯祟를 낫게 한다.

| 薏苡仁 | 麻黃 | 蘿葍子 | 蓮肉 | 桔梗 | 麥門冬 | 五味子 | 黃芩 | 石菖蒲 |
|---|---|---|---|---|---|---|---|---|
| 四錢[44] | 三錢 | | 各二錢 | | | | | 各一錢 |

【便誦訣】① 가감청심탕하치 체수제증시가용 (加減淸心湯何治 滯祟諸證試可用)

② 의혹광회나연념 길맥미금창각순 (薏惑廣晦蘿蓮念 桔麥味芩菖各旬)

## 23) 삼황석인산 (三黃石仁散)

【功用】瘀血과 腰痛을 낫게 한다.

---

43)『東醫四象新編』에는 1兩으로 되어 있다.

44)『東醫四象新編』에는 기재되어 있지 않다.

| 麻黃 | 大黃 | 黃芩 | 石菖蒲 | 杏仁 | 皀角刺 |
|---|---|---|---|---|---|
| 三錢 | | | | 各二錢 | 一錢 |

【便誦訣】① 삼황석인산하치 어혈요통시가용 (三黃石仁散何治 瘀血腰痛試可用)

② 광회군금창행념 조각일미독유순 (廣[45]晦軍芩菖杏念 皀角一味獨有旬)

## 24) 안회음 (安蛔飮)

【功用】蛔證을 낫게 한다.

| 乾栗 | 薏苡仁 | 使君子 | 白礬 | 蘿葍子 | 石菖蒲 |
|---|---|---|---|---|---|
| | 各七錢 | 一錢五分 | 半生半熟 | | 各一錢 |

【便誦訣】① 태음인약안회음 회통지증대유용 (太陰人藥安蛔飮 蛔痛之證大有用)

② 율의각희사군망 반나석창각일순 (栗薏各稀使君望 礬蘿石菖各一旬)

## 25) 가미조위탕 (加味調胃湯)

【功用】脫肛證을 낫게 한다.

45) 『東醫四象新編』에는 麻로 되어 있다.

| 海松子 | 升麻 | 薏苡仁 | 麥門冬 | 五味子 | 石菖蒲 | 桔梗 | 麻黃 |
|---|---|---|---|---|---|---|---|
| 二兩 | 七錢 | 五錢 | 二錢 | | | | 各一錢 |

【便誦訣】① 가미조위치탈항 송관승희의이명 (加味調胃治脫肛 松冠升稀薏苡命)

② 맥념미창길광순 팔미조합성일방 (麥念味菖桔廣旬 八味調合成一方)

## 26) 길경탕 (桔梗湯)

【功用】關格을 낫게 한다.

| 桔梗 | 杏仁 | 麻黃 |
|---|---|---|
| 五錢 | 三錢 | 二錢 |

【便誦訣】① 관격지치길경탕 길명행회광우념 (關格之治桔梗湯 桔命杏晦廣又念)

② 급래정수무화전 거재돈복대유공 (汲來井水武火煎 去滓頓服大有功)

## 27) 오매전 (烏梅煎)

【功用】咳嗽證을 낫게 한다.

| 烏梅肉 | 桔梗 | 杏仁 | 桑白皮 | 款冬花 | 白果炒 |
|---|---|---|---|---|---|
| 三錢 | | 各二錢 | | 各一錢半 | 二十枚 |

【便誦訣】① 태음인약오매전 해수지증시가용 (太陰人藥烏梅煎 咳嗽之證試可用)

② 오매회혜길행념 상관각망초과입 (烏梅晦兮桔杏念 桑款各望炒果廿)

## 28) 용육조위탕 (龍肉調胃湯)

【功用】大病後에 調理劑로 쓴다.

| 龍眼肉 | 乾栗 | 栢子仁 | 麥門冬 |
|---|---|---|---|
| 一兩 | 五錢 | | 各二錢 |

【便誦訣】① 용육조위주조리 용량율명백맥념 (龍肉調胃主調理 龍兩栗命栢麥念)

② 급래정수문화전 거재수전일삼복 (汲來井水文火煎 去滓水煎日三服)

## 29) 천금조위탕 (千金調胃湯)

【功用】痢疾을 낫게 한다.

| 薏苡仁 | 乾栗 | 遠志 | 石菖蒲 | 麥門冬 | 五味子 | 天門冬 | 唐皂角 | 桔梗 | 麻黃 | 蓮肉 |
|---|---|---|---|---|---|---|---|---|---|---|
| 七錢 | | | 各三錢 | | | 各二錢 | | | | 各一錢 |

【便誦訣】① 천금조위전치리 의희율소창각회 (千金調胃專治痢 薏稀栗芣菖各晦)

② 양문오미개위념 조길황련우각순 (兩門五味皆爲念 皂桔黃蓮又各旬)

[太陰人方 終]

## 2. 少陰人의 處方

### 1) 황기계지부자탕 (黃芪桂枝附子湯)

【功用】亡陽證을 낫게 한다.

【參考】黃芪桂枝附子湯·人參桂枝附子湯·升陽益氣附子湯·人蔘官桂附子湯 等의 네가지 처방은 모두 少陰人 亡陽證의 要藥이다. (第四方 加減法 參照)

| 黃芪 | 桂枝 | 白芍藥 | 當歸 | 甘草炙 | 附子炮 | (生)薑 | (大)棗 |
|---|---|---|---|---|---|---|---|
| | 各三錢 | 二錢 | | | 各一錢或二錢 | 三片 | 二枚 |

【便誦訣】① 황기계지부자탕 망양지증시가용 (黃芪桂枝附子湯 亡陽之證試可用)

② 기계각회적우념 귀감포부순념설 (芪桂各晦芍又念 歸甘炮附旬念舌)

### 2) 인삼계지부자탕 (人蔘桂枝附子湯)

【功用】위와 같다.

| 人蔘 | 桂枝 | 白芍藥 | 黃芪 | 當歸 | 甘草炙 | 附子炮 | 薑 | 棗 |
|---|---|---|---|---|---|---|---|---|
| 四錢 | 三錢 | | 各二錢 | | 各一錢 | 一錢或二錢 | 三片 | 二枚 |

【便誦訣】① 인삼계지부자탕 망양지증역가용 (仁參桂枝附子湯 亡陽之證亦可用)

② 삼혹계회적기념 귀감각순부념설 (參惑桂晦芍芪念 歸甘各旬附念舌)

### 3) 승양익기부자탕 (升陽益氣附子湯)

【功用】 위와 같다.

| 人蔘 | 桂枝 | 白芍藥 | 黃芪 | 白何首烏 | 官桂 | 當歸 | 甘草 | 附子 |
|---|---|---|---|---|---|---|---|---|
| | | | 各二錢 | | | | | 各一錢 |

【便誦訣】① 승양익기부자탕 차역망양시가용 (升陽益氣附子湯 此亦亡陽試可用)

② 삼계백작기각념 오계귀감부각순 (參桂白芍芪各念 烏桂歸甘附各旬)

### 4) 인삼관계부자탕 (人蔘官桂附子湯)

【功用】 위의 네 개 처방은 모두 少陰人 亡陽證의 유효한 要藥이다.

【加減法】 亡陽患者가 아무리 危險하더라도 小便이 白而多한 것은 아직 여지가 있는 것이니 附子 1錢을 加하여 日再服케 할 것이오, 赤而小한 것은 아무리 危險이 적은 것 같으나 여지가 없는 것이니 附子 2錢을 加하여 日二三次씩 복용케 할 것이며, 病이 時刻으로 危險하거든 먼저 1錢을 加하여 調理하고, 다시 1錢을 加하여 日再服케 할 것이다. 그러나 만일 大便不通이 有할 時에는 먼저 巴豆 1개를 쓴 다음에 아래의 藥으로써 壓하면 반드시 大便이 通할 것이니 小便이 많아지기까지의 限度로 복용할 것이다.

| 人蔘 | 官桂 | 黃芪 | 白芍藥 | 當歸 | 甘草 | 附子炮 |
|---|---|---|---|---|---|---|
| 五錢或一兩 | | 各三錢 | 二錢 | | 各一錢 | 一二錢 |

【便誦訣】① 인삼계부주망양 조화지묘재어부 (人參桂附主亡陽 造化之妙在於附)

② 삼명혹양계기회 작부각념귀감순 (參命或兩桂芪晦 芍附各念歸甘旬)

### 5) 승양익기탕 (升陽益氣湯)

【功用】太陽證의 亡陽初證과 胃家實의 發狂末證을 낫게 한다.

| 人蔘 | 桂枝 | 黃芪 | 白芍藥 | 白何烏 | 官桂 | 當歸 | 甘草炙 |
|---|---|---|---|---|---|---|---|
| | | | 各二錢 | | | | 各一錢 |

【便誦訣】① 승양익기탕하치 망양초여발광말 (升陽益氣湯何治 亡陽初與發狂末)

② 삼계기적균시념 오계귀감개각순 (參桂芪芍均是念 烏桂歸甘皆各旬)

### 6) 보중익기탕 (補中益氣湯)

【功用】太陽證의 亡陽初證의 勞倦·虛弱·身熱·心煩·自汗證 및 疝證을 낫게 한다.

| 人蔘 | 黃芪 | 白朮 | 當歸 | 陳皮 | 甘草灸 | 蘇葉 | 藿香 |
|---|---|---|---|---|---|---|---|
| | 各三錢 | | | | 各一錢 | | 各五分 |

**【便誦訣】** ① 보중익기탕하치 태양지증망양초 (補中益氣湯何治 太陽之證亡陽初)

② 삼기각회출귀진 구감각순소곽오 (參芪各晦朮歸陳 灸甘各旬蘇藿伍)

③ 이향역귀가보념 갱명구미화석탕 (以香易歸加脯念 更名九味花惜湯)

④ 소음인녀탈음증 문무화전시가복 (少陰人女脫陰證 文武火煎試可服)

## 7) 구미화석탕 (九味花惜湯)

**【功用】** 脫陰證을 낫게 한다.

**【藥品】** 위의 處方에 民魚脯 五錢을 加하고 香附子로써 當歸를 바꾼다.

## 8) 황기계지탕 (黃芪桂枝湯)

**【功用】** 亡陽證의 鬱狂初證을 낫게 한다.

| 桂枝 | 白芍藥 | 黃芪 | 何烏 | 當歸 | 甘草灸 | 薑 | 棗 |
|---|---|---|---|---|---|---|---|
| 三錢 | | 各二錢 | | | 各一錢 | 三片 | 二枚 |

**【便誦訣】** ① 황기계지탕하치 망양울광시가용 (黃芪桂枝湯何治 亡陽鬱狂試可用)

② 계회적기개각념 오귀자감각순설 (桂晦葯芪皆各念 烏歸炙甘各旬舌)

### 9) 천궁계지탕 (川芎桂枝湯)

**【功用】** 太陽證의 鬱狂初證을 낫게 하는 것으로 間日瘧 惡寒時에도 또한 가능하다.

**【參考】** 蘇葉 一錢을 加하면 더욱 묘하고 울광환자는 복용 후에 땀이 나게 해야 한다.

| 桂枝 | 白芍藥 | 川芎 | 蒼朮 | 陳皮 | 甘草 |
|---|---|---|---|---|---|
| | 各三錢[46] | | | | 各一錢 |

**【便誦訣】** ① 천궁계지탕하치 태양울광여간학 (川芎桂枝湯何治 太陽鬱狂與間瘧)

② 계적각회궁*진 감각일순수전복 (桂药各晦芎鼠[47]陳 甘各一旬水煎服)

### 10) 궁귀향소산 (芎歸香蘇散)

**【功用】** 四時瘟疫과 太陽證을 낫게 한다.

| 香附子 | 紫蘇葉 | 川芎 | 當歸 | 蒼朮 | 陳皮 | 甘草 | 薑 | 棗 | 葱(白) |
|---|---|---|---|---|---|---|---|---|---|
| 二錢 | | | | | | 各一錢 | 三片 | 二枚 | 五本 |

**【便誦訣】** ① 궁귀향소산하치 사시온역태양증 (芎[48]歸香蘇散何治 四時瘟疫太陽證)

46) 『東醫四象新編』에는 桂枝가 二錢, 白芍藥이 一錢으로 되어 있다.

47) 『東醫四象新編』에는 蒼으로 되어 있다.

48) 본래는 當으로 되어 있으나 처방명이 '궁귀향소산'이므로 수정함. -편저자 주

② 향부념혜소궁귀 *진감순*우수 (香附念兮蘇芎歸 觚陳甘旬悥又隨)

③ 차방갱가어포명 명위비전향소산 (此方更加魚脯命 名爲秘傳香蘇散)

④ 소음인녀탈음증 수전온복대유공 (少陰人女脫陰證 水煎溫服大有功)

### 11) 비전향소산 (秘傳香蘇散)

【功用】 脫陰證을 낫게 한다.

【藥品】 위의 處方에 民魚脯 五錢을 加한다.

### 12) 팔물군자탕 (八物君子湯)

【功用】 鬱狂初證 陽明證 및 胃家實을 낫게 한다.

| 人蔘 | 黃芪 | 白朮 | 白芍藥 | 當歸 | 川芎 | 陳皮 | 炙甘草 | 薑 | 棗 |
|---|---|---|---|---|---|---|---|---|---|
| 二錢 | | | | | | | 各一錢 | 三片 | 二枚 |

【便誦訣】 ① 팔물군자탕하치 울광양명위가실 (八物君子湯何治 鬱狂陽明胃家實)

② 삼념기*적귀궁 진감각순설우수 (參念芪觥葯歸芎 陳甘各旬舌又隨)

③ 가이백하거인삼 명위백하군자탕 (加以白何去人參 名爲白何君子湯)

④ 감삼일전가*계 명위십전대보탕 (減參一錢加鳴桂 名爲十全大補湯)

⑤ 본방가이삼일량 명위독삼팔물탕 (本方加以參一兩 名爲獨參八物湯)

⑥ 가계거진배황기 명위승양팔물탕 (加桂去陳倍黃芪 名爲升陽八物湯)

### 13) 백하오군자탕 (白何烏君子湯)

【功用】 위와 같다.

【藥品】 위의 處方에서 人參을 去하고, 白何首烏를 加한다.

### 14) 십전대보탕 (十全大補湯)

【功用】 위와 같다.

【藥品】 위의 處方에서 人參 一錢을 減하고, 白何首烏와 官桂를 加한다.

### 15) 독삼팔물탕 (獨蔘八物湯)

【功用】 위와 같다.

【藥品】 위의 處方에 人參 一兩을 加한다.

### 16) 승양팔물탕 (升陽八物湯)

【功用】 (太陽陽明證에는 더욱 빠르다.)

【藥品】 위의 處方에 黃芪를 倍加하고, 陳皮로써 官桂를 바꾼다.

### 17) 향부자팔물탕 (香附子八物湯)

【功用】 婦人의 思慮傷脾로 인한 咽乾·舌燥·隱有頭痛證(은은히 頭痛이 나는 것)을 낫게 한다.

| 香附子 | 當歸 | 白芍藥 | 白朮 | 白何烏 | 川芎 | 陳皮 | 炙甘草 |
|---|---|---|---|---|---|---|---|
| | | 各二錢 | | | | | 各一錢 |

【便誦訣】① 향부팔물탕하치 부인사려인상비 (香附八物湯何治 婦人思慮因傷脾)

② 향부귀적균각념 **궁진자감순 (香附歸葯均各念 蝱鳴芎陳炙甘旬)

③ 간계가순감귀적 명위향부십전탕 (干桂加旬減歸葯 名爲香附十全湯)

④ 체증기허우한다 가부일순거향부 (滞證氣虛又汗多 加附一旬去香附)

## 18) 향부자십전탕 (香附子十全湯)

【藥品】 위의 處方에 乾薑과 桂皮 各一錢을 加하고, 當歸와 白芍藥 一錢씩을 減한다.

【參考】 滞證·氣虛·汗多에는 香附子를 빼고 炮附子 一錢을 入하고, 生薑 三片으로 써 乾薑과 바꾼다.

## 19) 계지반하생강탕 (桂枝半夏生薑湯)

【功用】 虛寒·嘔吐·結胸 등의 증상을 낫게 한다.

| 生薑 | 桂枝 | 半夏 | 白芍藥 | 白朮 | 陳皮 | 炙甘草 |
|---|---|---|---|---|---|---|
| 三錢 | | 各二錢 | | | | 各一錢 |

【便誦訣】① 계지반하생각탕 허한구토결흉용 (桂枝半夏生薑湯 虛寒嘔吐結胸用)

② 생각회혜계하념 적*진감개각순 (生薑晦兮桂夏念 葯蝱陳甘皆各旬)

③ 가이지청오성순 갱변기명거풍산 (加以枳青烏星旬 更變其名祛風散)

④ 반신불수여풍담 이수전복기공묘 (半身不遂與風痰 以水煎服其功妙)

## 20) 거풍산 (祛風散)

【功用】 半身不遂와 風痰 등의 증상을 낫게 한다.

【藥品】위의 處方에 枳殼·青皮·烏藥·南星 各一錢씩을 加한다.

## 21) 향사양위탕 (香砂養胃湯)

【功用】大腸怕寒·陽明證 혹은 胃家實·太陰證胃弱 및 食滯·黃疸 등의 증상을 낫게 한다.

【加減法】下痢清水(맑은 물 같은 것)에는 藿香을 加한다.

| 人蔘 | 白朮 | 白芍藥 | 炙甘草 | 半夏 | 香附子 | 陳皮 | 乾薑 | 山楂肉 | 砂仁 | 白豆蔻 |
|---|---|---|---|---|---|---|---|---|---|---|
| | | | | | | | | | | 各一錢 |

【便誦訣】① 향사양위탕하치 양명위실급황달 (香砂養胃湯何治 陽明胃實及黃疸)

② 삼*적감하향진 강사사구균각순 (參朮芍甘夏香陳 薑查砂蔻均各旬)

## 22) 적백하오관중탕 (赤白何烏寬中湯)

【功用】四體倦怠·小便不快·陽道不興 等證이 있으며 장차 부종의 징조가 있는 者에게 應用한다.

| 白何首烏 | 赤何首烏 | 良薑 | 乾薑 | 陳皮 | 青皮 | 香附子 | 益智仁 | 大棗 |
|---|---|---|---|---|---|---|---|---|
| | | | | | | | 各一錢 | 二箇 |

【便誦訣】① 적백하오관중탕 체권변삽양불여 (赤白何烏寬中湯 體倦便澁陽不興)

② 적백양오양건강 진청향익순우소 (赤白兩烏良乾干 陳青香益旬又召)

③ 가이후지목대오 명위십이관중탕 (加以厚枳木大五 名爲十二寬中湯)

④ 본방이삼역적하 인삼백하관중탕 (本方以參易赤何 人參白何寬中湯)

⑤ 본방이귀역적하 당귀백하관중탕 (本方以歸易赤何 當歸白何寬中湯)

⑥ 갱가오영익지순 명위오영관중탕 (更加五靈益智旬 名爲五靈寬中湯)

⑦ 본방갱우가백출 명위강출관중탕 (本方更又加白朮 名爲薑朮寬中湯)

⑧ 인삼관중부종가 오영관중치복통 (人參寬中浮腫可 五靈寬中治腹痛)

### 23) 십이미관중탕 (十二味寬中湯)

【藥品】 위의 處方에 厚朴·枳實·木香·大腹皮 各五分을 加한다.

### 24) 인삼백하오관중탕 (人蔘白何烏寬中湯)

【功用】 浮腫에도 사용할 수 있다.

【藥品】 위의 處方에서 人參으로써 赤何首烏를 바꾼다.

### 25) 당귀백하오관중탕 (當歸白何烏寬中湯)

【藥品】 위의 處方에서 當歸로써 赤何首烏를 바꾼다.

### 26) 오령지관중탕 (五靈脂寬中湯)

【功用】 腹痛證에도 사용할 수 있다.

【藥品】 위의 處方에 五靈脂·益智仁 各一錢을 加한다.

### 27) 강출관중탕 (薑朮寬中湯)

【藥品】 위의 處方에 白朮을 加한다.

### 28) 산밀탕 (蒜蜜湯)

【功用】痢疾을 낫게 한다.

【用法】濃煎하여 복용한다.

| 白何首烏 | 白朮 | 白芍藥 | 桂枝 | 茵陳 | 益母草 | 赤石脂 | 罌粟殼 | 大蒜 | 蜜 | 生薑 | 大棗 |
|---|---|---|---|---|---|---|---|---|---|---|---|
| | | | | | | | 各一錢 | 五根 | 半匕 | 三片 | 二箇 |

【便誦訣】① 소음치리산밀탕 ＊＊적계인익＊ (少陰治痢蒜蜜湯 鵖朮芍桂茵益砯[49])

② 속순산오밀반설 이수전복최유공 (粟旬蒜五蜜半舌 以水煎服最有功)

### 29) 계삼고 (鷄蔘膏)

【功用】瘧疾과 痢疾에 신효하다. 오래된 학질에는 파두 1돈을 먼저 사용하여 대변을 통리하게 한 후 數三日 연이어 복용하면 쾌효가 있다.

【用法】濃煎하여 복용한다.

| 人蔘 | 桂皮 | 鷄 |
|---|---|---|
| 一兩 | 一錢 | 一首 |

(濃煎服)

【便誦訣】① 학리묘방계삼고 삼양계순계일수 (瘧痢妙方雞參膏 參兩桂旬雞一首)

② 청신급래정화수 농전혹문혹무화 (清晨汲來井華水 濃煎或文或武火)

---

49) [註] 砯는 赤石脂의 略號이다.

## 30) 파두단 (巴豆丹)

【功用】便閉를 낫게 한다.

【用法】殼을 去하고, 가루 내어 溫水에 삼킨다.

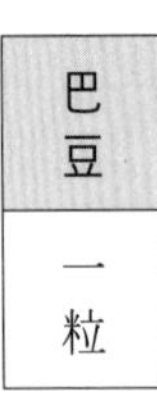

| 巴豆 |
| --- |
| 一粒 |

【便誦訣】① 통리대변파두단 일립파두온수복 (通利大便巴豆丹 一粒巴豆溫水服)

② 이생역숙명온화 역치소음대변비 (以生易熟名溫化 亦治少陰大便秘)

## 31) 온화단 (溫化丹)

(巴豆를 熟炙한다.)

## 32) 인삼진피탕 (人參陳皮湯)

【功用】小兒陰毒慢驚風에 連服 數日한다.

| 人蔘 | 生薑 | 砂仁 | 陳皮 |
| --- | --- | --- | --- |
| 一錢 | | | 各一錢 |

【便誦訣】① 인삼진피주만경 삼념강사진각순 (人參陳皮主慢驚 參念干砂陳各旬)

② 강역포생가계순 명위인삼계피탕 (薑易炮生加桂旬 名爲人參桂皮湯)

### 33) 인삼계피탕 (人參桂皮湯)

【功用】 위와 같은데, 위의 處方을 數日 連服後에 이 處方을 繼續하여 用한다.

【藥品】 위의 處方에서 炮乾薑으로써 生薑을 바꾸고 다시 桂皮 一錢을 加한다.

### 34) 인삼오수유탕 (人參吳茱萸湯)

【功用】 太陰[50]厥陰證을 낫게 한다.

| 人蔘 | 吳茱萸 | 生薑 | 白芍藥 | 當歸 |
|---|---|---|---|---|
| 一兩 | | 各三錢 | | 各一錢[51] |

【便誦訣】 ① 인삼오수탕하치 태궐음증시가용 (人參嗚茱湯何治 太厥陰證試可用)

② 삼독일량오강회 적귀각순수전복 (參獨一兩吳薑晦 芍歸各旬水煎服)

### 35) 관계부자이중탕 (官桂附子理中湯[52])

【參考】 다른 이름은 人參附子官桂湯이라고도 한다.

| 人蔘 | 白朮 | 乾薑 炮 | 官桂 | 白芍藥 | 陳皮 | 炙[53]甘草 | 附子 炮 |
|---|---|---|---|---|---|---|---|
| 三錢 | | | 各二錢 | | | 各一錢 | 一二錢 |

50) 본래는 太陰厥陰證으로 되어 있으나 『동의수세보원』에 의하여 수정함. -편저자 주

51) 『東醫四象新編』에는 螃螬 一錢이 추가 되어 있다.

52)『新編』에는 附子理中湯이라고 되어 있지만, 의미상 官桂附子理中湯이 맞는 듯 하고 『東醫四象診療醫典』과 『家庭必備四象要覽』에도 官桂附子理中湯으로 기록되어 있어 이를 따라서 官桂附子理中湯으로 표기한다.

53) 원문에는 灸甘草라고 되어있으나 炙甘草의 誤字인듯 하여 여기서는 炙甘草로 표현한다.

【便誦訣】① 관계부자이중탕 인삼부자관계탕 (官桂附子理中湯 人參附子官桂湯)

② 삼회*강계각념 적진감순부순념 (參晦 薑桂各念 芍陳甘旬附旬念)

③ 제거부자가삼명 독삼관계리중탕 (除去附子加參命 獨參官桂理中湯)

④ 갱가곽향사인명 계부곽진이중탕 (更加藿香砂仁名 桂附藿陳理中湯)

⑤ 갱가궁귀총소명 궁귀총소이중탕 (更加芎歸葱蘇名 芎歸葱蘇理中湯)

⑥ 음독장궐건곽란 후비음허균가용 (陰毒臟厥乾霍亂 喉痺陰虛均可用)

## 36) 독삼관계이중탕 (獨蔘官桂理中湯)

【藥品】위의 處方에서 附子를 빼고, 人參 五錢을 加한다.

## 37) 계부곽진이중탕 (桂附藿陳理中湯)

【藥品】위의 處方에 藿香과 砂仁을 加한다.

## 38) 궁귀총소이중탕 (芎歸葱蘇理中湯)

【功用】太陰陰毒病 · 乾霍亂 · 臟厥 · 陰盛陽虛 · 咽喉 · 太陰少陰의 陰危者를 낫게 한다.

【藥品】위의 處方에 川芎 · 當歸 · 葱白 · 蘇葉을 加한다.

## 39) 오수유부자이중탕 (吳茱萸附子理中湯)

【功用】臟厥 및 陰盛隔陽[54]을 낫게 한다.

【便誦訣】① 오수부자이중탕 장궐음성양격용 (嗚茱附子理中湯 臟厥陰盛陽隔用)

② 삼*강계념적진 감오회보부각순 (參皔干桂念芍陳 甘吳茴補附各旬)

③ 차방가이육구명 육구부자리중탕 (此方加以肉蔻名 肉蔻附子理中湯)

④ 태소음병세이위 연진이삼십첩가 (太少陰病勢已危 連進二三十貼可)

54) 본래는 陰盛陽隔인데 『동의수세보원』에 의하여 수정함. -편저자 주

| 人蔘 | 白朮 | 乾薑炮 | 官桂 | 白芍藥 | 陳皮 | 炙甘草 | 吳茱萸 | 小茴香 | 補骨脂 | 附子炮 |
|---|---|---|---|---|---|---|---|---|---|---|
| | | | 各二[55]錢 | | | | | | 各一錢 | 一二錢 |

## 40) 육두구부자이중탕 (肉豆蔻附子理中湯)

【功用】太陰 및 少陰危證에 二三十貼을 連用한다.

【藥品】위의 處方에 肉豆蔻를 去油하여 加한다.

## 41) 백하오부자이중탕 (白何烏附子理中湯)

【功用】太陰病胃寒吐蛔證을 낫게 한다.

| 白何烏 | 白朮炒 | 白芍藥炒 | 桂枝 | 乾薑炮 | 陳皮 | 附子 | 甘草炙 |
|---|---|---|---|---|---|---|---|
| | | | | 各三錢 | | | 各一錢 |

【便誦訣】① 백하부자이중탕 위한토회태음증 (白何附子理中湯 胃寒吐蛔太陰證)

② **적계포강회 진부자감각일순 (鳴芀桂炮薑晦 陳附炙甘各一旬)

③ 차방제거부자명 백하수오이중탕 (此方除去附子名 白何首烏理中湯)

④ 산념사순갱가차 명위삼백이중탕 (蒜念査旬更加此 名爲三白理中湯)

## 42) 백하오이중탕 (白何烏理中湯)

【功用】위와 같다.

---

55)『東醫四象新編』에는 一錢으로 되어 있다.

【藥品】위의 處方에서 附子를 뺀다.

### 43) 삼백이중탕 (三白理中湯)

【功用】內傷泄瀉를 낫게 한다.

【藥品】위의 處方에 大蒜 二錢, 山查 一錢을 加한다.

### 44) 관중탕 (寬中湯)

【功用】胸腹痛을 낫게 한다.

| 乾薑 | 良薑 | 靑皮 | 五靈脂 | 益智仁 |
|---|---|---|---|---|
| | | | | 各一錢 |

【便誦訣】① 관중탕치흉복통 **청령지각순 (寬中湯治胸腹痛 軒旰[56]靑靈智各旬)

② 급래정수무화전 일기복용불구시 (汲來井水武火煎 一氣服用不拘時)

### 45) 계지탕 (桂枝湯)

【功用】太陽傷風의 發熱無汗證을 낫게 한다.

| 桂枝 | 白芍藥 | 甘草 | 薑 | 棗 |
|---|---|---|---|---|
| 三錢 | 二錢 | 一錢 | 三片 | 二枚 |

56) [註] 軒은 乾薑, 旰은 良薑의 略號.

【便誦訣】① 소음인약계지탕 계회적념감순설 (少陰人藥桂枝湯 桂晦葯念甘旬舌)

② 중경태양상풍병 시내소음신열병 (仲景太陰傷風病 是乃少陰腎熱病)

## 46) 이중탕 (理中湯)

【功用】 寒疝과 囊腫을 낫게 한다.

| 人蔘 | 白朮 | 乾薑 | 甘草 炙 |
|---|---|---|---|
| 二錢 | | | 各一錢 |

【便誦訣】① 한산낭종이중탕 삼념*강구감순 (寒疝囊腫理中湯 參念朮薑灸甘旬)

② 가이진계백하명 하오관계이중탕 (加以陳桂白何名 何烏官桂理中湯)

## 47) 백하오관계이중탕 (白何烏官桂理中湯)

【藥品】 위의 處方에 陳皮 · 官桂 · 白何烏를 加한다.

## 48) 강부탕 (薑附湯)

| 乾薑 炮 | 附子 炮 |
|---|---|
| 一兩 | 一枚 |

【便誦訣】① 태음인방강부탕 포*량혜포부일 (太陰人方薑附湯 炮軒[57]兩兮炮附一)

57) 『東醫四象新編』에는 乾으로 되어 있다.

② 기공상등사역탕 중풍구급수전복 (其功相等四逆湯 中風救急水煎服)

### 49) 사역탕 (四逆湯)

【功用】中風救急에 병이 극렬해지거든 2첩을 같이 달여서 복용한다.

| 甘草炙 | 乾薑炮 | 生附子 |
|---|---|---|
| 六錢 | 五錢 | 一枚 |

【便誦訣】① 중풍구급사역탕 감순*명생부일 (中風救急四逆湯 甘順𢢍命生附一)

② 상찰병증세유급 이첩일시수전복 (詳察病證勢有急 二貼一時水煎服)

### 50) 적석지우여량탕 (赤石脂禹餘糧湯)

| 赤石脂 | 禹餘糧 |
|---|---|
| | 各二錢半 |

【便誦訣】① 적석지우여량탕 적석우여균각탄 (赤石脂禹餘粮湯 赤石禹餘均各彈)

② 이미부저작일첩 문무화전거재복 (二味㕮咀作一帖 文武火煎去滓服)

### 51) 대보탕 (大補湯)

【功用】虛勞를 낫게 한다.

| 人蔘 | 白朮 | 白芍藥 | 甘草 | 黃芪 | 肉桂 | 當歸 | 川芎 | 砂仁 | 陳皮 | 薑 | 棗 |
|---|---|---|---|---|---|---|---|---|---|---|---|
| | | | | | | | | | 各一錢 | 三片 | 二枚 |

【便誦訣】① 소음인약대보탕 허로지증제일방 (少陰人藥大補湯 虛勞之證第一方)

② 삼*적감기계귀 궁사진념설우수 (蔘朮芍甘芪桂歸 芎砂陳念舌又隨)

③ 차방제거사여진 갱가*순포부오 (此方除去砂與陳 更加軒[58]旬炮附五)

④ 명위회양대보탕 허로역유대공효 (名爲回陽大補湯 虛勞亦有大功効)

## 52) 회양대보탕 (回陽大補湯)

【功用】 위와 같다.

【藥品】 위의 處方에서 砂仁과 陳皮를 去하고, 乾薑 一錢과 附子 五分을 加한다.

## 53) 목향순기산 (木香順氣散)

【功用】 中氣病을 낫게 한다.

【參考】 타인과 서로 다투다가 暴怒氣逆이 되어 어지러워 쓰러진 자에게도 또한 사용가능하다.

| 烏藥 | 香附子 | 靑皮 | 陳皮 | 厚朴 | 枳殼 | 半夏 | 木香 | 縮砂 | 桂皮 | 乾薑 | 甘草炙 | 薑 | 棗 |
|---|---|---|---|---|---|---|---|---|---|---|---|---|---|
| | | | | | | 各一錢 | | 各五分 | | | 各三分 | 三片 | 二枚 |

58) 『東醫四象新編』에는 乾으로 되어 있다.

【便誦訣】① 목향순기주중기 오약향부청진후 (木香順氣主中氣 烏藥香附靑陳厚)

② 지하각순목사오 계*감삼설우수 (枳夏各旬木砂五 桂軒[59]甘三舌又隨)

## 54) 소합향원 (蘇合香元)

【功用】一切氣痰·中氣·上氣·氣逆·氣痛 등의 증상을 낫게 한다.

【製法】研末하여 安息香과 함께 煉蜜에 混和千搗하여 每一兩으로 四十丸 또는 二三十丸式 分作한다.

【用法】井華水 혹은 溫水에 調服한다.

| 白朮 | 木香 | 沉香 | 丁香 | 安息香 | 白檀香 | 訶子肉 | 香附子 | 畢撥 | 藿香 | 茴香 | 桂皮 | 五靈脂 | 玄胡索 |
|---|---|---|---|---|---|---|---|---|---|---|---|---|---|
| | | | | | | | | | | | 各二兩 | | 各一兩 |

【便誦訣】① 소합원주기병 *목침정안단가 (蘇合香元主氣病 朮木沉丁安檀訶)

② 향필곽회계각관 영호각량연작환 (香畢藿茴桂各冠 靈胡各兩研作丸)

## 55) 향소산 (香蘇散)

【功用】四時瘟疫을 낫게 한다.

| 香附子 | 蘇葉 | 陳皮 | 蒼朮 | 甘草 | 薑 | 棗 | 葱 |
|---|---|---|---|---|---|---|---|
| 三錢 | 二錢半 | | | 各一錢 | 三片 | 二枚 | 二本 |

59)『東醫四象新編』에는 乾으로 되어 있다.

【便誦訣】① 소음인약향소산 사시온역시가용 (少陰人藥香蘇散 四時瘟疫試可用)

② 향부회혜소엽탄 진*감순*우수 (香附晦兮蘇葉彈 陳飠甘句皀又隨)

## 56) 계지부자탕 (桂枝附子湯)

【功用】汗流不止 · 四肢[60]拘急證을 낫게 한다.

| 附子炮 | 桂枝 | 白芍藥 | 甘草炙 |
|---|---|---|---|
|  | 各三錢 | 二錢 | 一錢 |

【便誦訣】① 계지부자탕하치 한류불지사맥급 (桂枝附子湯何治 汗流不止四脈急)

② 부계각회적내념 자감일전우수지 (附桂各晦药乃念 炙甘一錢又隨之)

## 57) 인진사역탕 (茵陳四逆湯)

【功用】陰證黃疸證의 冷汗不止를 낫게 한다.

| 茵陳 | 附子炮 | 乾薑炮 | 甘草炙 |
|---|---|---|---|
| 一兩 |  |  | 各一錢 |

【便誦訣】① 인진사역치음황 인량부*자감순 (茵蔯四逆治陰黃 茵兩附軒[61]炙甘句)

② 음황신냉거포강 명위인진부자탕 (陰黃身冷去炮薑 名爲茵陳附子湯)

60) 본래는 四脈拘急證으로 되어 있으나 『동의수세보원』에 의하여 수정함. -편저자 주

61) 『東醫四象新編』에는 乾으로 되어 있다.

### 58) 인진부자탕 (茵陳附子湯)

【功用】陰黃身冷證을 낫게 한다.

【藥品】위의 處方에서 乾薑을 去한다.

### 59) 인진귤피탕 (茵陳橘皮湯)

【功用】陰黃證의 喘嘔不止를 낫게 한다.

| 茵陳 | 陳皮 | 白朮 | 半夏 | 生薑 |
|---|---|---|---|---|
| 一兩 | | | | 各一錢 |

【便誦訣】① 인진귤피주음황 인량진*하강순 (茵蔯橘皮主陰黃 茵兩陳朮夏干旬)

② 급래정수문화전 거재온복불구시 (汲來井水文火煎 去滓溫服不拘時)

### 60) 삼미삼유탕 (三味參萸湯)

【功用】厥證嘔吐涎沫을 낫게 하는 것으로 少陰證의 厥後煩燥와 陽明證의 食穀欲嘔에 모두 妙하다.

| 吳茱萸 | 人蔘 | 薑 | 棗 |
|---|---|---|---|
| 三錢 | 二錢 | 三片 | 二枚 |

【便誦訣】① 삼미삼유주궐증 오회삼념설우수 (三味參萸主厥證 吳晦參念舌又隨)

② 급래정수문화전 거재온복불구시 (汲來井水文火煎 去滓溫服不拘時)

### 61) 벽력산 (霹歷散)

【功用】陰盛陽隔證을 낫게 한다.

【用法】水煎去滓하고 和蜜冷服하면 須臾에 燥止得汗而睡한다.

| 附子炮 |
| --- |
| 一個 |

【便誦訣】① 음성양격벽력산 지시포부일개시 (陰盛陽隔霹靂散 只是炮附一箇是)

② 수전화밀대랭복 수유조지득한수 (水煎和蜜待冷服 須臾燥止得汗睡)

### 62) 온백원 (溫白元)

【功用】積聚·癥癖·黃疸·鼓脹·十種水氣·九種心痛·八種痞塞·五種痲疾·遠年瘧을 모두 낫게 한다.

【製法】硏末하여 梧子大로 蜜丸한다.

【用法】매 3, 5, 7 환씩 생강탕에 삼킨다.

| 川烏炮 | 吳茱萸 | 乾薑 | 肉桂 | 川椒 | 赤茯苓 | 厚朴 | 人參 | 巴豆霜 |
| --- | --- | --- | --- | --- | --- | --- | --- | --- |
| 二兩五錢 | | | | | | | | 各五錢 |

【便誦訣】① 온백원방하치약 적취징벽황달용 (溫白元方何治藥 積聚癥癖黃疸用)

② 천오관반오*계 초*후삼파상명 (川烏冠半嗚軒[62]桂 椒紷厚參巴霜命)

---

62) 『東醫四象新編』에는 乾으로 되어 있다.

### 63) 장달환 (瘴疸丸)

【功用】時行瘟疫·瘴瘧·黃疸·濕熱 등의 증상을 모두 낫게 한다.

【製法】梧子大로 환을 만든다.

【用法】매 3, 5환씩 온수에 삼킨다.

| 茵陳 | 常山 | 鼈甲 | 巴豆霜 |
|---|---|---|---|
| 一兩 | | | 各四錢 |

【便誦訣】① 시행온약장달환 인량상별파상혹 (時行瘟藥瘴疸丸 茵兩常鼈巴霜惑)

② 연말작환오자대 온수탄하삼오환 (研末作丸梧子大 溫水呑下三五丸)

### 64) 삼릉소적환 (三稜消積丸)

【功用】生冷物이 소화되지 않는 것을 낫게 한다.

【製法】梧子大로 醋糊에 作丸한다.

【用法】薑湯에 30~40환씩 삼킨다.

| 三稜 | 蓬朮 | 神曲 | 巴豆炒黑 | 靑皮 | 陳皮 | 茴香 | 丁香皮 | 益智仁 |
|---|---|---|---|---|---|---|---|---|
| | | 各七錢 | | | | 各五錢 | | 各三錢 |

【便誦訣】① 삼릉소적주생냉 능봉곡희파청진 (三稜消積主生冷 稜蓬曲稀巴靑陳)

② 회명정익각위회 초호작환강탕하 (茴命丁益各爲晦 醋糊作丸薑湯下)

### 65) 비방화체환 (秘方和滯丸)

【功用】 奪造化通塞의 功과 調陰陽補瀉의 妙가 있다.

【製法】 研末하여 烏梅子末에 麵小許를 入煮한 糊에 黍米大로 作丸한다.

【用法】 每五七丸으로 十丸까지 복용하되 通利에는 熱湯에, 止泄에는 冷水에 삼킨다.

| 三稜 | 蓬朮煨 | 半夏 | 木香 | 丁香 | 青皮 | 陳皮 | 黃連 | 巴豆(醋浸一宿) |
|---|---|---|---|---|---|---|---|---|
| | 各四錢 | | | | | | 各二錢半 | 六錢 |

【便誦訣】 ① 비방화체주통색 능봉각혹하목정 (秘方和滯主通塞 稜蓬各惑夏木丁)

② 청진연탄파내순 통리열탕지사냉 (青陳連彈巴乃順 通利熱湯止瀉冷)

### 66) 여의단 (如意丹)

【功用】 瘟疫 및 일체의 鬼祟·伏尸·瘴氣·癲狂·失志·陰陽二毒·五瘧·五疳·八痢 및 水土不服 등의 증상을 낫게 한다.

| 川烏炮 | 人蔘 | 吳茱萸 | 川椒 | 白殭蠶 | 厚朴 | 肉桂 | 當歸 | 巴豆霜 |
|---|---|---|---|---|---|---|---|---|
| 八錢 | | | | | | | 各五[63]錢 | 二錢半 |

63) 『東醫四象新編』에는 白茯苓 五錢이 포함 되어 있다.

【便誦訣】① 온역사사여의단 전광학감리역효 (瘟疫邪祟如意丹 癲狂瘧疳痢亦効)

② 천달삼오초여천 후계귀명파상탄 (川達參吳椒與蚕 厚桂歸命巴霜弾)

## 67) 향사육군자탕 (香砂六君子湯)

【功用】不思飮食·飮食不下·食後倒飽 등의 증상을 낫게 한다.

| 香附子 | 白朮 | 白茯苓 | 半夏 | 陳皮 | 厚朴 | 白豆蔲 | 人參 | 甘草 | 木香 | 縮砂 | 益智仁 | 薑 | 棗 |
|---|---|---|---|---|---|---|---|---|---|---|---|---|---|
| | | | | | | 各一錢 | | | | | 各五分 | 三片 | 二枚 |

【便誦訣】① 향사육군주상식 향＊＊하＊구순 (香砂六君主傷食 香朮茯[64]夏朴蔲旬)

② 삼감목축익오설 이수전래거재복 (參甘木縮益五舌 以水煎來去滓服)

## 68) 장간진음회 (獐肝鎭陰膾[65])

【功用】浮腫·咽喉에 切食한다.

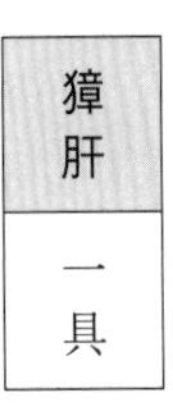

| 獐肝 |
|---|
| 一具 |

【便誦訣】① 장간진음회하치 부종인후유기효 (獐肝鎭陰膾何治 浮腫咽喉有奇効)

② 취래장간일구아 불구다소생절식 (取來獐肝一具兒 不拘多少生切食)

64)『東醫四象新編』에는 茯으로 되어 있다.

65)『東醫四象新編』에는 鎭陰膾로 되어 있는데, 獐肝鎭陰膾를 말함이다.『東醫四象診療醫典』과『家庭必備四象要覽』등에는 모두 獐肝鎭陰膾라고 표기하고 있다.

### 69) 보명음 (保命飮)

【功用】 浮腫을 낫게 한다.

【用法】 처음에는 한 숟갈씩 복용하다가 점차 양을 늘려서 한 종지까지 복용한다.

【參考】 海鹽은 소금의 자연즙이니, 즉 간수이다.

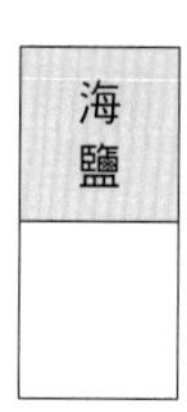

【便誦訣】 ① 보명음시해염즙 이재부종특유효 (保命飮是海鹽汁 異哉浮腫特有効)

② 시복시이일식시 점차증량지일종 (始服試以一食匙 漸次增量至一鐘)

### 70) 적사전 (赤蛇煎)

【功用】 痢疾을 낫게 한다.

【製法】 去頭斷尾해서 二疊紬囊中에 納入하여 藥缸內에 橫木을 別設하고, 이것에 懸掛密封한 後에 水五碗을 붓고 달여서 一碗이 되거든 取服한다.

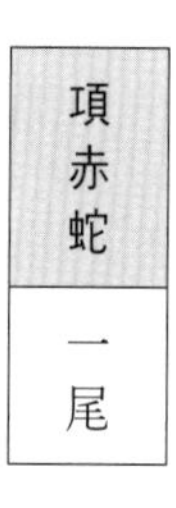

【便誦訣】 ① 소음이질적사전 지취항적사일미 (少陰痢疾赤蛇煎 只取項赤蛇一尾)

② 거두절미납주낭 현전취수일완복 (去頭切尾納紬囊 懸煎取水一碗服)

### 71) 산밀고 (蒜蜜膏)

【功用】 痢疾을 낫게 한다.

| 大蒜 | 淸蜜 |
|---|---|
| 三顆 | 半匙 |

【便誦訣】 ① 이질지치산밀고 대산삼과밀반시 (痢疾之治蒜蜜膏 大蒜三顆蜜半匙)

② 급래천일정화수 농전거재돈복가 (汲來天一井華水 濃煎去滓頓服可)

### 72) 인삼산 (人參散)

【功用】 諸瘡을 낫게 한다.

【用治】 硏末하여 환처에 붙인다.

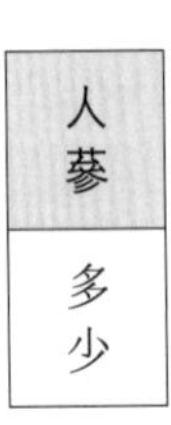

| 人蔘 |
|---|
| 多少 |

【便誦訣】 ① 인삼산방기하치 소음제창균유효 (人參散方其何治 少陰諸瘡均有効)

② 열일지하폭쇄건 연위세말삼환처 (烈日之下暴曬乾 硏爲細末滲患處)

### 73) 여의침 (如意針)

【方法】 發癰處에 火鍼을 用하여 膿을 取한다.

### 74) 여의도 (如意刀)

【方法】 背癰에 火刀로써 裂開한다.

【注意】 發瘡卽時로 施行할 것이다. 만일 의심하여 늦게 서둘렀다가는 背部全面이

硬堅하게 되어 후회막급이 될 것이다.

### 75) 불수음 (不遂飮)

【功用】半身不遂證을 낫게 한다.

| 鐵液水 |
|---|
| 多少 |

【便誦訣】① 반신불수불수음 철액일미유기효 (半身不遂不遂飮 鐵液一味有奇効)

② 철설다소성고기 주수치어대기중 (鐵屑多少盛古器 注水置於大氣中)

### 76) 온중음 (溫中飮)

【功用】胎母의 食滯를 낫게 한다.

【用法】汁을 取하여 복용한다.

| 生薑 |
|---|
| 多少 |

【便誦訣】① 태모식체온중음 생강취즙일복가 (胎母食滯溫中飮 生薑取汁一服可)

② 생강정세마강판 과이세포착취즙 (生薑淨洗磨薑板 裹以細布搾取汁)

### 77) 난간산 (煖肝散)

【功用】일체의 눈병과 눈이 어두운 證을 낫게 한다.

【用法】 갈아서 가루 내어 꿀물에 타서 이슬만 취하여 눈을 씻는다.

| 尾參 | 何首烏 |
| --- | --- |
|  | 各等分 |

【便誦訣】 ① 난간산치안혼증 미삼하오여생청 (暖肝散治眼昏證 尾參何烏與生淸)

② 차방원비내복약 취로세안대유효 (此方原非內服藥 取露洗眼大有効)

## 78) 유황산 (硫黃散)

【功用】 눈병과 뱀에 물린 것을 낫게 한다.

【用法】 알맞도록 갈아서 가루 내어 하나의 첩지에 싸서 눈 위에 놓고 하루를 잔다.

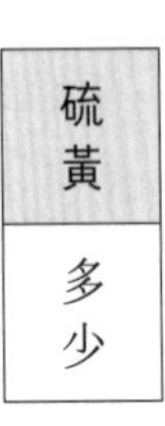

| 硫黃 |
| --- |
| 多少 |

【便誦訣】 ① 소음묘약유황산 안질사교균유효 (少陰妙藥硫黃散 眼疾蛇咬均有効)

② 유황다소연위말 격지포착합안상 (硫黃多少硏爲末 隔紙布着合眼上)

## 79) 금사주 (金蛇酒)

【功用】 인후통을 낫게 한다.

【用法】 술을 양조하여 복용한다.

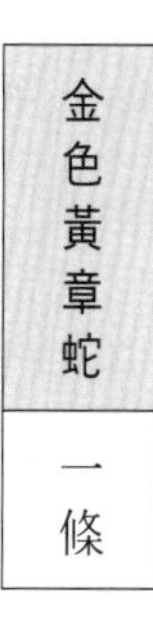

| 金色黃章蛇 |
| --- |
| 一條 |

【便誦訣】① 소음묘방금사주 인후종통대유공 (少陰妙方金蛇酒 咽喉腫痛大有功)

② 금색황장사일조 양성위주수량음 (金色黃章蛇一條 釀成爲酒隨量飮)

## 80) 견정산 (牽正散)

【功用】 중풍와사증을 낫게 한다.

【用法】 매 2돈씩 술에 타서 복용한다.

| 白附子 | 白殭蠶 | 全蝎(生用) |
| --- | --- | --- |
| | | 各等分 |

【便誦訣】① 중풍와사견정산 백부강잠여전갈 (中風喎斜牽正散 白附殭蠶與全蝎)

② 삼미취래연위말 매취이전주조복 (三味取來硏爲末 每取二錢酒調服)

## 81) 당귤탕 (唐橘湯)

【功用】 중풍마비 · 반신불수 등의 증상을 낫게 한다.

【用法】 물에 달여서 頓服하되 차도가 있을 때까지 먹는다.

| 橘餠 | 唐花 |
|---|---|
| 五箇 | 一握 |

【便誦訣】① 중풍마비당귤탕 귤병오개당일악 (中風痲痺唐橘湯 橘餠伍個唐一握)

② 급래정수문화전 이차위도음용가 (汲來井水文火煎 以差爲度飮用可)

## 82) 수비해어탕 (壽脾解語湯)

【功用】中風不語證을 낫게 한다.

| 白何首烏 | 紫蘇葉 | 南星 | 黃芪 | 桂枝 |
|---|---|---|---|---|
| | | | | 各等分 |

【便誦訣】① 수비해어주중풍 *소남기계각등 (壽脾解語主中風 鳴蘇南芪桂各等)

② 급래천일정화수 문무화전복용가 (汲來天一井華水 文武火煎복용可)

## 83) 칠기탕 (七氣湯)

【功用】七情鬱結 · 心腹絞痛 등의 증상을 모두 낫게 한다.

| 半夏 | 人參 | 官桂 | 甘草炙 |
|---|---|---|---|
| 三錢 | | | 各七分 |

【便誦訣】① 칠정울결칠기탕 하회삼계자감칠 (七情鬱結七氣湯 夏晦參桂炙甘七)

② 급래천일정화수 문무화전거재복 (汲來天一井華水 文武火煎去滓服)

## 84) 정기천향탕 (正氣天香湯)

【功用】九氣作痛證을 낫게 한다.

| 香附子 | 烏藥 | 陳皮 | 蘇葉 | 乾薑 | 甘草 |
|---|---|---|---|---|---|
| 三錢 | | | 各二錢 | | 各五分 |

【便誦訣】① 정기천향탕하치 구기작통시가용 (正氣天香湯何治 九氣作痛試可用)

② 향회오진소각념 *감우유각오분 (香晦烏陳蘇各念 靬[66]甘又有各五分)

## 85) 감귤전 (甘橘煎)

【功用】通乳의 良劑이다.

【用法】水煎去滓하고 蜜과 葱을 和하여 임의로 복용한다.

| 好橘 | 肥棗蒸 | 陳粟[67]米 | 當歸 | 甘草 |
|---|---|---|---|---|
| 三十枚 | 一升 | 一升 | 一斤 | 五錢 |

66)『東醫四象新編』에는 乾으로 되어 있다.

67)『東醫四象新編』에는 栗로 되어 있다.

【便誦訣】① 감귤전내시하치 소음통유제일방 (甘橘煎乃是何治 少陰通乳第一方)

② 귤삽증조진속승 귀근감명밀급총 (橘卅蒸棗陳粟升 歸斤甘命蜜及葱)

## 86) 여신탕 (如神湯)

【功用】 요통을 낫게 한다.

【用法】 갈아서 가루 내어 매 2돈씩 생강탕에 삼킨다.

| 延[68]胡索 | 當歸 | 桂心 | 香附子 | 木香 |
|---|---|---|---|---|
| | | | | 各等分 |

【便誦訣】① 소음요통여신탕 연귀계＊＊각등 (少陰腰痛如神湯 延歸桂酎椿各[69]等)

② 오미취래연위말 강탕탄하매이전 (五味取來[70]研爲末 薑湯呑下每二錢)

## 87) 파두고 (巴豆膏)

【功用】 모든 瘡을 낫게 한다.

【用法】 껍질을 제거하고 볶는데 연기가 끊어질 때까지 볶아서 환부에 찧어 붙인다.

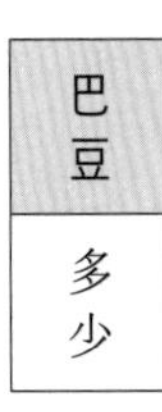

| 巴豆 |
|---|
| 多少 |

68) 『東醫四象新編』에는 玄으로 되어 있다.
69) 『東醫四象新編』에는 木으로 되어 있다.
70) 『東醫四象新編』에는 末로 되어 있다.

【便誦訣】① 소음제창파두고 지취파두일미래 (少陰諸瘡巴豆膏 只取巴豆一味來)

② 거각초화연단도 도란위고부환처 (去殼[71]炒火烟[72]斷度 搗爛爲膏附患處)

## 88) 가미팔물탕 (加味八物湯)

【功用】胎漏下血證을 낫게 한다.

| 人參 | 當歸 | 黃芪 | 川芎 | 白朮 | 白芍藥 | 陳皮 | 甘草炙 | 香附子炒 | 艾葉 | 大棗[73] |
|---|---|---|---|---|---|---|---|---|---|---|
| | | | 各二錢 | | | | 各一錢 | 一錢 | 二錢 | 一合 |

【便誦訣】① 혈증가미팔물탕 삼귀기궁개각념 (血證加味八物湯 參歸芪芎皆各念)

② ＊적진감각일순 ＊순애념조일합 (朮药[74]陳甘各一旬 酎旬[75]艾念棗一合)

## 89) 곽향정기산 (藿香正氣散)

【功用】太陽病의 大腸怕寒, 陽明病의 表不解, 太陰病證의 下利淸穀 등의 증상을 낫게 한다.

【加法】부인의 태반이 나오지 않는 경우에는 陳皮와 五倍子를 加한다.

71) 『東醫四象新編』에는 款으로 되어 있다.
72) 『東醫四象新編』에는 煙으로 되어 있다.
73) 『東醫四象新編』에는 蒜으로 되어 있다.
74) 『東醫四象新編』에는 葯으로 되어 있다.
75) 『東醫四象新編』에는 附로 되어 있다.

| 藿香 | 紫蘇[76] | 蒼朮 | 白朮 | 半夏 | 陳皮 | 靑皮 | 大腹皮 | 桂皮 | 乾薑 | 益智仁 | 炙[77]甘草 |
|---|---|---|---|---|---|---|---|---|---|---|---|
| 一錢半 | 一錢 | | | | | | | | | | 各五分 |

【便誦訣】① 곽향정기산하치 상한제증시가용 (藿香正氣散何治 傷寒諸證試可用)

② 곽망소순*하진 청복계헌익감오 (藿望蘇旬䭔夏陳 靑腹桂軒[78]益甘五[79])

③ 가이목향남성명 변칭성향정기산 (加以木香南星名 變稱星香正氣散)

④ 중풍중기담식궐 선용차방후분치 (中風中氣痰食厥 先用此方後分治)

## 90) 성향정기산 (星香正氣散)

【功用】中風·中氣·痰厥·食厥 等證에 이 處方을 先用한 後에 隨證分治한다.

【藥品】위의 처방에 木香과 南星을 加한다.

## 91) 사인전 (砂仁煎[80])

【功用】金銀等物을 잘못 삼켰을 때 사용한다.

【用法】곱게 가루 내어 온수에 삼킨다.

---

76) 『東醫四象新編』에는 蘇葉으로 되어 있다.
77) 『東醫四象新編』에는 炙로 되어 있다.
78) 『東醫四象新編』에는 乾으로 되어 있다.
79) 『東醫四象新編』에는 分으로 되어 있다.
80) 『東醫四象新編』에는 砂仁散으로 되어 있다.

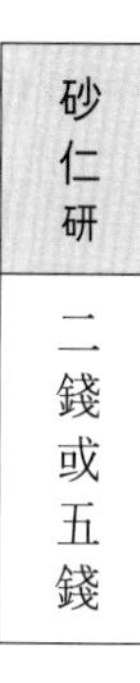


**【便誦訣】** ① 오탄금은사인산 지취사인념혹명 (誤呑金銀砂仁散 只取砂仁念或命)

② 정연세사위세말 온수탄하대유공 (精研細篩爲細末 溫水呑下大有功)

## 《附. 少陰人經驗方》

### 1) 황기소엽탕 (黃芪蘇葉湯)

**【功用】** 治表劑로서 發熱·惡寒·有汗證에 효과가 있는데, 外感三四日에도 사용할 수 있다.

| 黃芪 | 桂枝 | 白芍藥 | 川芎 | 當歸 | 蘇葉 | 甘草炙 |
|---|---|---|---|---|---|---|
| 四錢 | | 各二錢 | | | | 各一錢 |

**【便誦訣】** ① 황기소엽탕하치 발열오한시가용 (黃芪蘇葉湯何治 發熱惡寒試可用)

② 기혹계적각위념 궁귀소감개각순 (芪惑桂葯[81]各爲念 芎歸蘇甘皆各旬)

### 2) 건비장위탕 (健脾壯胃湯)

**【功用】** 陽明病 身熱汗多證과 胃가 차서 蛔가 安所를 못하고 上膈하는 데 사용한다.

| 人參 | 黃芪 | 官桂 | 當歸 | 川芎 | 白芍藥 | 甘草炙 | 乾薑 | 白朮 | 陳皮 | 蘇葉 | 附子 | 薑 | 棗 |
|---|---|---|---|---|---|---|---|---|---|---|---|---|---|
| | | | | | | | | | 各一錢 | | 各五分 | 三片 | 二枚 |

**【便誦訣】** ① 건비장위주양명 삼기계귀궁적감 (健脾壯胃主陽明 參芪桂歸芎葯[82]甘)

② **진순소부오 강삼소이우수지 (軒[83]毓陳旬蘇附五[84]干[85]三召[86]二又

---

81) 『東醫四象新編』에는 藥으로 되어 있다.

82) 『東醫四象新編』에는 芍으로 되어 있다.

隨之)

### 3) 보익고기탕 (補益固氣湯)

【功用】陽明證에 惡寒이 안 되고 도리어 惡熱이 되는 것을 낫게 한다.

【加法】汗出에는 官桂 一錢·乾薑 一錢·附子 五分을 加한다.

| 黃芪 | 桂枝 | 人參 | 白芍藥 | 甘草炙 | 當歸 | 川芎 | 白朮 | 陳皮 |
|---|---|---|---|---|---|---|---|---|
| | | 各二錢 | | | | | | 各一錢 |

【便誦訣】① 보익고기탕하치 양명불한반오열 (補益固氣湯何治 陽明不寒反惡熱)

② 기계삼념적감귀 궁*진순구미성 (芪桂參念葯[87]甘歸 芎朮陳旬九味成)

### 4) 관계독삼팔물탕 (官桂獨蔘八物湯)

【功用】陽明表病의 身熱汗多證을 낫게 한다.

【參考】吐血에도 사용할 수 있다.

| 人參 | 黃芪 | 白朮 | 白芍藥 | 當歸 | 川芎 | 官桂 | 甘草炙 |
|---|---|---|---|---|---|---|---|
| 五錢 | 三錢 | | | | | | 各一錢 |

83) 『東醫四象新編』에는 乾으로 되어 있다.
84) 『東醫四象新編』에는 分으로 되어 있다.
85) 『東醫四象新編』에는 薑으로 되어 있다.
86) 『東醫四象新編』에는 棗로 되어 있다.
87) 『東醫四象新編』에는 芍으로 되어 있다.

【便誦訣】① 관계독삼팔물탕 신열한다표증용 (官桂獨參八物湯 身熱汗多表證用)

② 인삼독명기내회 *적귀궁계감순 (人參獨命芪乃晦, 朮药歸芎桂甘旬)

## 5) 강출파적산 (薑朮破積散)

【功用】小腹硬滿·胸間怕寒 또는 嘔吐泄瀉·胃氣虛弱 및 食滯·黃疸·下利淸水 등의 증상을 낫게 한다.

| 蒼朮 | 白朮 | 良薑 | 乾薑 | 何首烏 | 大蒜 | 陳皮 | 靑皮 | 厚朴 | 枳實 | 木香 | 大腹皮 | 白芍藥 | 甘草炙 |
|---|---|---|---|---|---|---|---|---|---|---|---|---|---|
| | | | | | | | | | | | 各一錢 | | 五分 |

【便誦訣】① 강출파적소복만 양출양강하산진 (薑朮破積小腹滿 兩朮兩干何蒜陳)

② 청박지목복각순 백작자감각유오 (靑朴枳木腹各旬 白芍炙甘各有五)

## 6) 향사이중탕 (香砂理中湯)

【功用】內傷·泄瀉·腹滿·嘔吐·食滯·黃疸 등의 증상을 낫게 한다.

| 人參 | 白朮 | 乾薑 | 白芍藥 | 砂仁 | 藿香 | 陳皮 | 甘草炙 | 棗 |
|---|---|---|---|---|---|---|---|---|
| | | | 各二錢 | | | | 各一錢 | 二枚 |

【便誦訣】① 향사이중탕하치 내상설사복만용 (香砂理中湯何治 內傷泄瀉腹滿用)

② 삼**적균개념 사곽진감순우소 (參朮軒[88]药均皆念 砂藿陳甘旬又召)

### 7) 독삼이중탕 (獨參理中湯)

【功用】 胃寒蛔上[89]證을 낫게 한다.

【參考】 附子 二錢을 加하면 尤妙하다.

| 人參 | 白朮 | 乾薑 | 白芍藥 | 陳皮 | 甘草炙 | 棗 |
|---|---|---|---|---|---|---|
| 五錢 | | | 各二錢 | | 各一錢 | 二枚 |

【便誦訣】 ① 독삼이중탕하치 위한회상시가용 (獨參理中湯何治 胃寒蛔上試可用)

② 삼명**적위념 진감각순조이매 (參命朮軒[90]药爲念 陳甘各旬棗二枚)

### 8) 계지총소이중탕 (桂枝葱蘇理中湯)

【功用】 黃疸 및 小腹滿·下利淸水·口舌乾燥 등의 증상을 낫게 한다.

| 人參 | 白朮 | 白芍藥 | 乾薑 | 甘草炙 | 附子 | 當歸 | 川芎 | 桂枝 | 蘇葉 | 葱 | 棗 |
|---|---|---|---|---|---|---|---|---|---|---|---|
| | | 各二錢 | | | | | | | 各一錢 | 三本 | 二枚 |

【便誦訣】 ① 계지총소이중탕 황달하리구건조 (桂枝葱蘇理中湯 黃疸下利口乾燥)

② 삼*적념*감부 귀궁계소순우문 (參朮药念軒[91]甘附 歸芎桂蘇旬又吻)

---

88) 『東醫四象新編』에는 乾으로 되어 있다.

89) 본래는 蛔下로 되어 있으나 아래 便誦訣과 『동의수세보원』에 의하여 수정함. -편저자 주

90) 『東醫四象新編』에는 乾으로 되어 있다.

91) 『東醫四象新編』에는 乾으로 되어 있다.

## 9) 인삼앵속탕 (人參罌粟湯)

【功用】痢疾을 낫게 한다.

| 人參 | 白朮 | 白芍藥 | 益母草 | 罌粟殼 | 陳皮 | 甘草 |
|---|---|---|---|---|---|---|
| | | | | | | 各一錢 |

【便誦訣】① 인삼앵속주이질 삼*익앵진감순 (仁參罌粟主痢疾 參蘢[92]益罌陳甘旬)

② 급래천일정화수 문무화전임의복 (汲來天一井華水 文武火煎任意服)

## 10) 독삼양붕탕 (獨參良朋湯)

【功用】소아설사와 만경풍을 낫게 한다.

| 人參 | 生薑 | 當歸 | 官桂 | 陳皮 | 棗 |
|---|---|---|---|---|---|
| 一兩 | 二錢 | | | 各一錢 | 二枚 |

【便誦訣】① 독삼양붕탕하치 소아설사여만경 (獨參良朋湯何治 小兒泄瀉與慢驚)

② 인삼독양생강념 귀계진순우유조 (人參獨兩生薑念 歸桂陳旬又有棗)

## 11) 계기고 (鷄芪膏)

【功用】학질과 이질을 낫게 한다.

【用法】진하게 달여서 복용한다.

92) *는 白朮과 白芍藥의 略號.

| 黃芪 | 桂枝 | 鷄 |
| --- | --- | --- |
| 一兩 | 五錢 | 一首 |

【便誦訣】① 계기고주학여이 기양계명계일수 (雞芪膏主瘧與痢 芪兩桂命雞一首)

② 급래청감정화수 문무양화농전복 (汲來淸甘井華水 文武兩火濃煎服)

## 12) 소자도담탕 (蘇子導痰湯)

【功用】痰喘을 낫게 한다.

| 蘇子 | 半夏 | 當歸 | 南星 | 陳皮 | 厚朴 | 枳實 | 甘草 |
| --- | --- | --- | --- | --- | --- | --- | --- |
| 二錢 | | 各一錢半 | | 各一錢 | | 各七分[93] | 五分 |

【便誦訣】① 소자도담주담천 소념하귀각위망 (蘇子導痰主痰喘 蘇念夏歸各爲望)

② 남진각순후지희 우유감오능조화 (南陳各旬厚枳稀 又有甘五能調和)

## 13) 당귀온중탕 (當歸溫中湯)

【功用】血氣內傷을 낫게 한다.

93) 原文에는 錢으로 되어 있으나, 『東醫四象新編』에는 分으로 되어 있으며, 處方順으로 보아 分이 맞는 듯 하여, 여기서는 分으로 표기한다. -편저자 주

94) 『東醫四象新編』에는 玄으로 되어 있다.

| 當歸 | 白芍藥 | 白何首烏 | 白朮 | 川芎 | 桂枝 | 黃芪 | 延[94]胡索 | 益母草 | 薑 | 棗 |
|---|---|---|---|---|---|---|---|---|---|---|
| 三錢 | 二錢半 | | | | | | | 各一錢 | 三片 | 二枚 |

【便誦訣】① 당귀온중탕하치 내상혈기최유효 (當歸溫中湯何治 內傷血氣最有効)

② 귀회적탄**궁 계기연익각순설 (歸晦芍彈鳴虓芎 桂芪延益各旬舌)

[少陰人方 終]

## 《附. 太陽人 要方》

### 1) 表證

① 오가피장척탕 (五加皮壯脊湯)

| 五加皮 | 木果 | 松節 | 葡萄根 | 蘆根 | 櫻桃肉 | 蕎麥 |
|---|---|---|---|---|---|---|
| 四錢 | | 各二錢 | | | 各一錢 | 半匙 |

### 2) 裏證

① 미후등식장탕 (獼猴藤植腸湯)

| 獼猴桃 | 木果 | 葡萄根 | 蘆根 | 櫻桃 | 五加皮 | 松花 | 杵頭糠 |
|---|---|---|---|---|---|---|---|
| 四錢 | | 各二錢 | | | | 各一錢 | 半匙 |

## 3. 少陽人의 處方

### 1) 형방패독산 (荊防敗毒散)

【功用】 頭痛·寒熱往來·太陽證 및 少陽證을 낫게 한다.

【參考】 忽然有吐 및 間二日瘧에는 發日前에 2첩을 豫煎連服하되 20첩을 한계로 한다.

| 羌活 | 獨活 | 柴胡 | 前胡 | 荊芥 | 防風 | 赤茯苓 | 地骨皮 | 生地黃 | 車前子 |
|---|---|---|---|---|---|---|---|---|---|
| | | | | | | | | | 各一錢 |

【便誦訣】 ① 형방패독산하치 상한학질양가용 (荊防敗毒散何治 傷寒瘧疾兩可用)

② 양활양호형방* 지골생지차전순 (兩活兩胡荊防舲 地骨生地車前旬)

### 2) 형방도적산 (荊防導赤散)

【功用】 少陽頭痛·結胸 및 胸膈煩燥 등의 증상을 낫게 한다.

| 生地黃 | 木通 | 玄蔘 | 瓜蔞仁 | 前胡 | 羌活 | 獨活 | 荊芥 | 防風 |
|---|---|---|---|---|---|---|---|---|
| 三錢 | 二錢 | | 各一錢半 | | | | | 各一錢 |

【便誦訣】 ① 형방도적산하치 소양두통여결흉 (荊防導赤散何治 少陽頭痛與結胸)

② 군회통념현루망 양활전형방각순 (軍晦通念玄蔞望 兩活前荊防各旬)

③ 차방약가령여택 명위도적강기탕 (此方若加苓與澤 名爲導赤降氣湯)

④ 결흉기담경중통 수전거재복용가 (結胸氣痰莖中痛 水煎去滓服用可)

### 3) 도적강기탕 (導赤降氣湯)

【功用】結胸·氣痰 및 莖中痛을 낫게 한다.

【藥品】위의 處方에 茯苓과 澤瀉를 추가한다.

### 4) 형방도백산 (荊防導白散)

【功用】頭痛·膀胱痛·煩燥·少陽證·身熱頭痛·泄瀉 및 亡陰 등의 증상을 낫게 한다.

| 生地黃 | 茯苓 | 澤瀉 | 石膏 | 知母 | 羌活 | 荊芥 | 防風 |
|---|---|---|---|---|---|---|---|
| 三錢 | | 各二錢 | | | | | 各一錢 |

【便誦訣】① 형방도백산하치 두통방통번조증 (荊防導白散何治 頭痛膀痛煩燥證)

② 생군회혜령택념 석지강형방각순 (生軍晦兮苓澤念 石知羌荊防各句)

③ 차방약가련여과 명위황련도백산 (此方若加連與瓜 名爲黃連導白散)

④ 태양리열변불통 수전거재복유효 (太陽裏熱便不通 水煎去滓服有効)

### 5) 황련도백산 (黃連導白散)

【功用】胃熱 및 裏熱로 大便이 一晝夜를 不通하는 證을 낫게 한다.

【藥品】위의 處方에 黃連과 瓜蔞仁을 추가한다.

### 6) 저령차전자탕 (猪苓車前子湯)

【功用】亡陰病의 身熱泄瀉와 陽明病의 三陽合病 및 頭痛腹痛證을 낫게 한다.

| 澤瀉 | 茯苓 | 猪苓 | 車前子 | 知母 | 石膏 | 羌活 | 獨活 | 荊芥 | 防風 |
|---|---|---|---|---|---|---|---|---|---|
| | 各二錢 | | 各一錢半 | | | | | | 各一錢 |

【便誦訣】① 저령차전탕하치 망음신열설사병 (猪苓車前湯何治 亡陰身熱泄瀉病)

② 택령각념저차망 지석양활형방순 (澤苓各念猪車望 知石兩活荊防旬)

### 7) 활석고삼탕 (滑石苦參湯)

【功用】주로 無泄腹痛證을 낫게 하는 것으로서 亡陰證에 몸이 차고 泄瀉가 없다가 二三日 혹은 一日에 四五次式 腹痛證을 일으키는 데에 有效하다.

| 澤瀉 | 茯苓 | 滑石 | 苦參 | 川黃連 | 黃栢 | 羌活 |
|---|---|---|---|---|---|---|
| | | | 各二錢 | | | 各一錢 |

【便誦訣】① 활석고삼탕하치 복통극심무사설 (滑石苦參湯何治 腹痛極甚無瀉泄)

② 택령활고각위념 천련백강우유순 (澤苓滑苦各爲念 川連栢羌又有旬)

### 8) 독활지황탕 (獨活地黃湯)

【功用】食滯痞滿 · 陰虛午熱 · 中風嘔吐(口中에 冷涎이 逆上하는 것도 역시 嘔吐이다)

· 口眼喎斜 初證을 낫게 한다. 間兩日瘧에는 不發日에 2첩을 아침, 저녁으로 복용하되 40첩을 한계로 한다.

| 熟地黃 | 山茱萸 | 茯苓 | 澤瀉 | 牧丹皮 | 防風 | 獨活 |
|---|---|---|---|---|---|---|
| 四錢 | 二錢 | | 各一錢半 | | | 各一錢 |

【便誦訣】① 독활지황탕하치 식체비만풍여학 (獨活地黃湯何治 食滯痞滿風與瘧)

② 숙혹수념복택망 단피방풍독활순 (熟惑茱念茯澤望 丹皮防風獨活旬)

## 9) 형방지황탕 (荊防地黃湯)

【功用】亡陰證의 身寒泄瀉와 浮腫初結을 낫게 하며, 調理劑로도 用한다.

【参考】荊芥 · 防風 · 羌活 · 獨活은 모두 補陰藥으로서 荊防은 胸膈을 大清하여 風을 散하고, 羌獨은 膀胱의 眞陰을 大補함으로 頭腹痛 · 痞滿 · 泄瀉를 막론하고 무릇 허약한 사람에게 100첩만 사용한다면 효과를 보지 못할 것이 없다.

| 熟地黃 | 山茱萸 | 茯苓 | 澤瀉 | 車前子 | 羌活 | 獨活 | 荊芥 | 防風 |
|---|---|---|---|---|---|---|---|---|
| | | | 各二錢 | | | | | 各一錢 |

【便誦訣】① 형방지황탕하치 망음설사여부종 (荊防地黃湯何治 亡陰泄瀉與浮腫)

② 숙수복택개각념 양활형방차우순 (熟茱茯澤皆各念 兩活荊防車又旬)

③ 약유해수가전호 변칭전호지황탕 (若有欬嗽加前胡 變稱前胡地黃湯)

④ 혈증우가현여목 명위현삼지황탕 (血證又加玄與牧 名爲玄參地黃湯)

⑤ 편두통가련여방 갱명황련지황탕 (偏頭痛加連與蒡 更名黃蓮地黃湯)

⑥ 식체비만가단피 명위목단지황탕 (食滯痞滿加丹皮 名爲牧丹地黃湯)

⑦ 유화거수가석고 명위강화지황탕 (有火去茱加石膏 名爲降火地黃湯)

⑧ 두통열혈용생군 갱명생숙지황탕 (頭痛熱血用生軍 更名生熟地黃湯)

⑨ 부종갱가목통회 명위목통무우탕 (浮腫更加木通晦 名爲木通無憂湯)

⑩ 일방칠변조화묘 수증분치물주저 (一方七變造化妙 隨證分治勿躊躇)

## 10) 전호지황탕 (前胡地黃湯)

【藥品】 위의 處方에 前胡를 加한다.

## 11) 현삼지황탕 (玄參地黃湯)

【藥品】 위의 處方에 玄參과 牡丹皮를 加한다.

## 12) 황련지황탕 (黃連地黃湯)

【藥品】 위의 處方에 黃連과 牛蒡子를 加한다.

## 13) 목단지황탕 (牧丹地黃湯)

【藥品】 위의 處方에 牡丹皮를 加한다.

## 14) 강화지황탕 (降火地黃湯)

【藥品】 火가 있는 者는 위의 處方에서 山茱萸를 去하고 石膏를 加한다.

### 15) 생숙지황탕 (生熟地黃湯)

**【藥品】** 위의 處方에 生地黃을 加한다.

**【功用】** 頭痛煩熱을 낫게 한다.

### 16) 목통무우탕 (木通無憂湯)

**【藥品】** 위의 處方에 木通 三錢을 加한다.

**【功用】** 浮腫을 낫게 한다.

### 17) 십이미지황탕 (十二味地黃湯) 〈十二味歸腎湯〉

**【功用】** 吐血·陰虛午熱·疝證 및 癎證을 낫게 한다.

**【參考】** 다른 이름은 十二味歸腎湯이라 한다.

| 熟地黃 | 山茱萸 | 白茯苓 | 澤瀉 | 牧丹皮 | 地骨皮 | 玄參 | 枸杞子 | 覆盆子 | 車前子 | 荊芥 | 防風 |
|---|---|---|---|---|---|---|---|---|---|---|---|
| 四錢 | 三錢 | | 各二錢 | | | | | | | | 各一錢 |

**【便誦訣】** ① 십이미지황탕하 토혈음허산여담 (十二味地黃湯何 吐血陰虛疝與痰)

② 숙혹유회*택념 목골삼자현*순 (熟惑萸晦荶[95]澤念 牧骨三子玄隬[96]旬)

### 18) 지황백호탕 (地黃白虎湯)

**【功用】** 結胸譫語·亡陰譫語·太陽似瘧證·陽明證煩燥·大便不通·裡熱大便將澁 等證에 응용한다.

---

95) 『東醫四象新編』에는 苓으로 되어 있다.

96) [註] 三子는 枸杞子·覆盆子·車前子의 合稱號, 隬는 荊芥와 防風의 略號.

【參考】表裏를 막론하고 大便不通에 마땅히 사용하고 譫語證 및 揚手躑足 · 引飮發狂 · 舌卷動風에도 또한 사용한다.

| 石膏 | 生地黃 | 知母 | 防風 | 獨活 |
|---|---|---|---|---|
| 五錢或一兩 | 四錢 | 二錢 | | 各一錢 |

【便誦訣】① 지황백호탕하치 조열섬어대변비 (地黃白虎湯何治 燥熱譫語大便秘)

② 석명혹양생변혹 지념방독우각순 (石命或兩生苄惑 知念防獨又各旬)

### 19) 양독백호탕 (陽毒白虎湯)

【功用】陽毒發班 · 便閉 · 纏喉風 · 脣腫의 輕證을 낫게 한다.

【參考】動風에는 羌活 · 獨活 各一錢과 柴胡 · 玄參 · 山梔子 · 忍冬 · 薄荷 各五分을 加하고, 防風을 去하면 더욱 묘하다.

| 石膏 | 生地黃 | 知母 | 荊芥 | 防風 | 牛蒡子 |
|---|---|---|---|---|---|
| 五錢或一兩 | 四錢 | 二錢 | | | 各一錢 |

【便誦訣】① 양독백호탕하치 양독변폐후순종 (陽毒白虎湯何治 陽毒便閉喉脣腫)

② 석명혹양생변혹 모념형방방각순 (石命或兩生苄[97]惑 母念荊防蒡各旬)

## 20) 양격산화탕 (凉膈散火湯)

【功用】上消·纏喉風 및 脣腫의 輕證을 낫게 한다.

| 生地黃 | 忍冬藤 | 連翹 | 山梔子 | 薄荷 | 知母 | 石膏 | 防風 | 荊芥 |
|---|---|---|---|---|---|---|---|---|
| | | 各二錢 | | | | | | 各一錢 |

【便誦訣】① 양격산화탕하치 상소전후순종용 (凉膈散火湯何治 上消纏喉脣腫用)

② 생변인교각위념 치박지석방형순 (生芐[98]忍翹各爲念 梔薄知石防荊旬)

## 21) 인동등지골피탕 (忍冬藤地骨皮湯)

【功用】身寒腹痛泄瀉 등의 증상을 낫게 한다.

| 忍冬藤 | 地骨皮 | 山茱萸 | 川黃連 | 黃栢 | 玄參 | 苦參 | 生地黃 | 知母 | 山梔子 | 枸杞子 | 覆盆子 | 荊芥 | 防風 | 金銀花 |
|---|---|---|---|---|---|---|---|---|---|---|---|---|---|---|
| 四錢 | | 各二錢 | | | | | | | | | | | | 各一錢 |

【便誦訣】① 인동지골한복통 인혹지골산수념 (忍冬地骨寒腹痛 忍惑地骨山茱念)

② 연백현고변지치 기복형방금은순 (連栢玄苦芐[99]知梔 杞覆荊防金銀旬)

97)『東醫四象新編』에는 地로 되어 있다.

98)『東醫四象新編』에는 地로 되어 있다.

99)『東醫四象新編』에는 生으로 되어 있다.

## 22) 숙지황고삼탕 (熟地黃苦參湯)

【功用】 下消 및 胎衣不出을 낫게 한다.

| 熟地黃 | 山茱萸 | 白茯苓 | 澤瀉 | 知母 | 黃栢 | 苦參 |
|---|---|---|---|---|---|---|
| 四錢 | 二錢 | | 各一錢半 | | | 各一錢 |

【便誦訣】 ① 숙지고삼탕하치 태의불출급하소 (熟地苦參湯何治 胎衣不出及下消)

② 숙혹수념*택망 지백고삼개각순 (熟惑茱念茯[100]澤望 知栢苦參皆各旬)

## 23) 목통대안탕 (木通大安湯)

【功用】 浮腫을 낫게 한다.

| 木通 | 生地黃 | 赤茯苓 | 澤瀉 | 車前子 | 川黃連 | 羌活 | 防風 | 荊芥 |
|---|---|---|---|---|---|---|---|---|
| | 各五錢 | 二錢 | | | | | | 各一錢 |

【便誦訣】 ① 목통대안탕하치 부종제증시가용 (木通大安湯何治 浮腫諸證試可用)

② 통변각혹적복념 택차련강방형순 (通芐[101]各惑赤茯念 澤車連羌防荊旬)

100) 『東醫四象新編』에는 苓으로 되어 있다.

101) 『東醫四象新編』에는 生으로 되어 있다.

### 24) 황련청장탕 (黃連淸腸湯)

【功用】痢疾을 낫게 한다.

| 生地黃 | 木通 | 赤茯苓 | 澤瀉 | 猪苓 | 車前子 | 川黃連 | 羌活 | 防風 |
|---|---|---|---|---|---|---|---|---|
| 四錢 | | | 各二錢 | | | | | 各一錢 |

【便誦訣】① 황련청장탕하치 이질제증시가용 (黃蓮淸腸湯何治 痢疾諸證試可用)

② 변혹통*택각념 저차련강방각순 (苄[102]惑通粉澤各念 猪車連羌防各旬)

③ 차방거통가형순 명위형개청장탕 (此方去通加荊旬 名爲荊芥淸腸湯)

④ 정화수전거재복 소양오림개유효 (井華水煎去滓服 少陽五淋皆有効)

### 25) 형개청장탕 (荊芥淸腸湯)

【功用】淋疾을 낫게 한다.

【藥品】위의 處方에 木通을 去하고, 荊芥 一錢을 加한다.

### 26) 주사익원산 (朱砂益元散)

【功用】滌暑에 쓴다.

【用法】갈아서 가루 내어 온수에 삼킨다.

| 滑石 | 澤瀉 | 甘遂 | 朱砂 |
|---|---|---|---|
| 二錢 | 一錢 | 五分 | 一分 |

102) 『東醫四象新編』에는 生으로 되어 있다.

【便誦訣】① 주사익원산하치 척서위말온수하 (朱砂益元散何治 滌暑爲末溫水下)

② 활석념혜택우순 감수오분주사일 (滑石念兮澤又旬 甘遂五分朱砂一)

## 27) 감수천일환 (甘遂天一丸)

【功用】 結胸病의 水入還吐證을 낫게 한다.

【製法】 硏末和均하여 十丸을 만들어(糊丸) 朱砂로 爲衣한다.

【用法】 복용할 때 다시 가루 내어 정화수에 삼킨다.

【參考】 呑下後三四辰에 下利가 안 되거든 二丸을 다시 복용하라(下利가 3번 나오면 적중한 것이고, 6번 나오면 大快하다).

【注意】 미리 미음을 쑤어 두었다가 下利 後에 곧 마셔야 한다. 그러지 아니하면 氣陷이 된다.

| 甘遂末 | 輕粉末 |
|---|---|
| 一錢 | 一分 |

【便誦訣】① 감수천일주환토 감순경일말환십 (甘遂天一主還吐 甘旬輕一末丸十)

② 복시갱말조수하 예전미음사후진 (服時更末調水下 預煎米飮瀉後進)

## 28) 경분감수용호단 (輕粉甘遂龍虎丹)

【功用】 위와 같다.

【製法】 나눠서 10개의 환으로 만든다.

| 甘遂 | 輕粉 |
| --- | --- |
| 一錢 | 五分 |

【便誦訣】① 경분감수용호단 감순경오말환십 (輕粉甘遂龍虎丹 甘旬輕伍末丸十)

② 복시갱말조수하 예전미음사후진 (服時更末調水下 預煎米飮瀉後進)

## 29) 경분감수자웅단 (輕粉甘遂雌雄丹)

| 輕粉 | 甘遂 |
| --- | --- |
| | 各等分 |

【便誦訣】① 경분감수자웅단 경분감수각등분 (輕粉甘遂雌雄丹 輕粉甘遂各等分)

② 복시갱말조수하 예전미음사후진 (服時更末調水下 預煎米飮瀉後進)

## 30) 유향몰약경분환 (乳香沒藥輕粉丸)

【注意】輕粉과 甘遂는 毒藥이므로 과용함이 불가하니 1푼씩만을 사용하라. (나눠서 30개의 환으로 만든다)

| 輕粉 | 乳香 | 沒藥 | 甘遂 |
| --- | --- | --- | --- |
| 一錢 | | | 各五分 |

【便誦訣】① 유향몰약경분환 경순유몰수각오 (乳香沒藥輕粉丸 輕旬乳沒遂各五)

② 상약사미개유독 일분이상진불가 (上藥四味皆有毒 一分以上進不可)

### 31) 경분유향몰약환 (輕粉乳香沒藥丸)

| 輕粉 | 乳香 | 沒藥 | 甘遂 |
|---|---|---|---|
| 一分半 | | | 各五分 |

【便誦訣】① 경분유향몰약환 경분위군유분반 (輕粉乳香沒藥丸 輕粉爲君有分半)

② 유향몰약감수오 일분이상불가복 (乳香沒藥甘遂五 一分以上不可服)

### 32) 백호탕 (白虎湯)

【功用】 地黃白虎湯과 同一하다.

| 石膏 | 知母 | 甘草 | 粳米 |
|---|---|---|---|
| 五錢 | 二錢 | 七分 | 半合 |

【便誦訣】① 소양인약백호탕 석명지념감칠경 (少陽人藥白虎湯 石命知念甘七梗)

② 차방약가황백순 황백호탕변이칭 (此方若加黃栢旬 黃白虎湯變以稱)

### 33) 황백호탕 (黃白虎湯)

【藥品】 위의 處方에 黃栢 一錢을 加한다.

### 34) 저령탕 (猪苓湯)

【功用】猪苓車煎子湯과 同一하다.

| 猪苓 | 赤茯苓 | 澤瀉 | 滑石 |
|---|---|---|---|
| | | | 各一錢[103] |

【便誦訣】① 소양인약저령탕 저＊택활균각순 (少陽人藥猪苓湯 猪耠澤滑均各旬)

② 망음병증대유효 공동저령차전탕 (亡陰病證大有効 功同猪苓車前湯)

### 35) 오령산 (五苓散)

【功用】甘遂天一丸과 同一하다.

【參考】이 처방은 즉, 仲景先師의 水逆證 主治方이다.

| 澤瀉 | 赤茯苓 | 猪苓 | 車前子 | 滑石 |
|---|---|---|---|---|
| 二錢半 | | | | 各一錢五分[104] |

【便誦訣】① 소양인방오령산 택탄복저차활망 (少陽人方伍苓散 澤彈伏猪車滑望)

② 차방약위거활석 명변칭호사령산 (此方若爲去滑石 名變稱呼四苓散)

103) 『東醫四象新編』에는 阿膠 一錢이 포함 되어 있다.
104) 『東醫四象新編』에는 車前子와 滑石이 빠지고, 白朮 一錢五分과 肉桂 五分이 포함 되어 있다.

## 36) 사령산 (四苓散)

【藥品】 위의 처방에서 滑石을 去한다.

## 37) 육미신기환 (六味腎氣丸)

【參考】 仲景方 六味地黃丸에 覆盆子 一味를 加한다.

【便誦訣】 ① 육미지황가복분 명위육미신기환 (六味地黃加覆盆 名爲六味腎氣丸)

② 숙변팽혜서수동 *목택실복분량 (熟苄[105]彭兮薯茱動 岭牧澤室覆盆兩)

## 38) 황련저두탕 (黃連猪肚湯)

【功用】 下消證을 낫게 한다.

【製法】 諸藥을 硏末하여 猪肚中에 入하고 封口納甑中한 後에 蒸爛亂搗하여 梧子大로 作丸한다.

| 雄猪肚 | 黃連 | 小麥 | 天花粉 | 白茯神 |
|---|---|---|---|---|
| 一部 | | | 各五兩 | 四兩[106] |

【便誦訣】 ① 황련저두탕하치 소양하소취유효 (黃連猪肚湯何治 少陽下消取有効)

② 연맥천음복신동 연말입두증위환 (連麥天音伏神動 硏末入肚蒸爲丸)

## 39) 양격산 (凉膈散)

【功用】 積熱·煩燥·口苦·生瘡·目赤·頭惛 등의 증상을 낫게 한다.

---

105) 『東醫四象新編』에는 八로 되어 있다.

106) 『東醫四象新編』에는 麥門冬 去心 一兩이 포함 되어 있다.

| 連翹 | 大黃 | 芒硝 | 甘草 | 薄荷 | 黃芩 |
| --- | --- | --- | --- | --- | --- |
| 二錢 | | | | | 各一錢 |

【便誦訣】① 양격산주적열번 교념군초감*순 (凉膈散主積熱煩 翹念軍硝甘芩旬)

② 차방약거군감금 명위이씨양격산 (此方若去軍甘芩 名爲李氏凉膈散)

## 40) 이씨양격산 (李氏凉膈散)

【藥品】 위의 처방에서 大黃·甘草·黃芩을 去한다.

## 41) 육미지황탕 (六味地黃湯)

【功用】 虛勞證을 낫게 한다.

| 熟地黃 | 枸杞子 | 山茱萸 | 澤瀉 | 牧丹皮 | 白茯苓 |
| --- | --- | --- | --- | --- | --- |
| 四錢 | | 各二錢 | | | 各一錢半 |

【便誦訣】① 육미지황탕하치 허로제증시가용 (六味地黃湯何治 虛勞諸證試可用)

② 숙혹기수각위념 택목백복균각망 (熟惑杞茱各爲念 澤牧白茯均各望)

③ 차방약가어교명 명위화석지황탕 (此方若加魚膠命 名爲花惜地黃湯)

④ 정수전래거재복 소양인여탈음가 (井水煎來去滓服 少陽人女脫陰可)

### 42) 화석지황탕 (花惜地黃湯)

【藥品】 위의 처방에 民魚膠 五錢을 加한다.

### 43) 생지황탕 (生地黃湯)

【功用】 眼昏證을 낫게 한다.

【參考】 환을 만들어 사용하고자 할 때 梧子大로 糊丸하여 매 50~70환씩 茶湯에 삼킨다.

| 生地黃 | 熟地黃 | 玄參 | 石膏 |
|---|---|---|---|
| | | | 各一兩 |

【便誦訣】 ① 생지황탕주안혼 생숙이변현석량 (生地黃湯主眼昏 生熟二苄玄石兩)

② 이호작환오자대 다탕송하오칠십 (以糊作丸梧子大 茶湯送下五七十)

### 44) 이씨도적산 (李氏導赤散)

【功用】 尿色이 米泔과 같은 證을 낫게 한다.

【參考】 불과 2첩에 즉효가 있다.

| 木通 | 滑石 | 黃柏 | 赤茯苓 | 生地黃 | 山梔子 |
|---|---|---|---|---|---|
| | | | | | 各一錢 |

【便誦訣】① 이씨도적산하치 소변지색여미감 (李氏導赤散何治 小便之色如米泔)

② 통활백*변치순 육미상합성일방 (通滑栢軡芐[107]梔旬 六味相合成一方)

## 45) 이씨비아환 (李氏肥兒丸)

【功用】小兒疳積을 낫게 한다.

【製法】갈아서 가루 내어 黃米糊로 녹두대 크기로 환을 만든다.

【用法】매 20~30환씩 미음에 삼킨다.

| 胡黃連 | 黃連 | 神麯 | 麥芽 | 白茯苓 | 蘆薈 |
|---|---|---|---|---|---|
| 五錢 | | | 各三錢半 | | 各二錢半 |

【便誦訣】① 이씨비아환하치 소아감적대유공 (李氏肥兒丸何治 小兒疳積大有功)

② 호명연국맥아야 백복노회균각탄 (胡命連麯麥芽夜 白茯蘆薈均各彈)

## 46) 소독음 (消毒飮)

【功用】四時痘不出에 解毒劑로 사용한다.

| 牛蒡子 | 荊芥穗 | 防風 |
|---|---|---|
| 二錢 | 一錢 | 五分 |

【便誦訣】① 사시두독소독음 방념형순방우오 (四時痘毒消毒飮 蒡念荊旬防又五)

107)『東醫四象新編』에는 地로 되어 있다.

② 급래천일정화수 문무화전유기공 (汲來天一井華水 文武火煎有奇功)

### 47) 수은훈비방 (水銀薰鼻方)

【功用】楊梅毒瘡·天疱瘡·纏喉風을 낫게 한다.

【製法】갈아서 가루 내어 곱게 섞어서 종이로 말아서 7개비를 만든다.

【用法】香油로 床上에 點燈하고 病人으로 하여금 兩脚을 뻗고 비스듬히 앉게 한 後에 鼻에 薰하되 初日에는 三條를, 後日에는 每一條式을 시행한다.

【注意】單衣被(홑이불)로 온몸을 덮고 냉수를 물어서 빈번히 뿜으면 口瘡이 없다. 또, 薰後에는 處冷觸風이 불가하다.

【參考】纏喉風에는 정수리, 뺨에 땀이 나는 것을 한도로 한다.

| 黑鉛[108] | 水銀 | 朱砂 | 乳香 | 沒藥 | 血碣[109] | 石雄黃 | 硫黃 |
|---|---|---|---|---|---|---|---|
| | 各一錢 | | | 各五分 | | | 各三分 |

【便誦訣】① 수은훈비방하치 매독천포전후풍 (水銀薰鼻方何治 梅毒天疱纏喉風[110])

② 연은순사유몰오 혈웅류삼작칠현 (鉛銀旬砂乳沒五 血雄硫三作七炫)

### 48) 영사산 (靈砂散)

【功用】傷寒喘促 및 小兒慢驚風·急腹痛·氣逆 등의 증상을 낫게 한다.

【用法】온수에 타서 복용한다.

108)『東醫四象新編』에는 鉛으로 되어 있다.
109)『東醫四象新編』에는 竭로 되어 있다.
110)『東醫四象新編』에는 梅毒天瘡咽喉風으로 되어 있다.

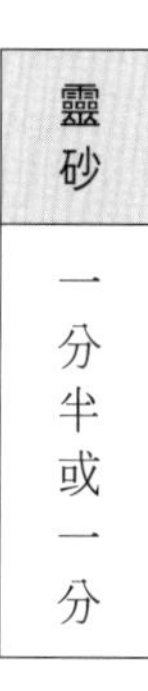

| 靈砂 |
| --- |
| 一分半或一分 |

【便誦訣】① 천촉만경영사산 영사일미일이분 (喘促慢驚靈砂散 靈砂一味一二分)

② 온수조하대유공 차약유독불가다 (溫水調下大有功 此藥有毒不可多)

## 49) 돈란산 (豚卵散)

【功用】 갈아서 가루 내어 腦疽와 蛇頭瘡에 붙인다.

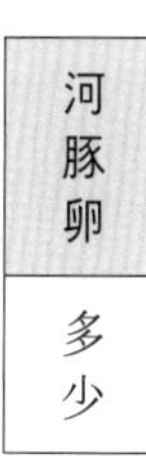

| 河豚卵 |
| --- |
| 多少 |

【便誦訣】① 사창뇌저돈란산 지시일미하돈란 (蛇瘡腦疽豚卵散 只是一味河豚卵)

② 열일지하방폭건 연위세말부환처 (烈日之下放暴乾 研爲細末傅患處)

## 50) 점안산 (點眼散)

【功用】 眼病을 낫게 한다.

【用法】 和乳蒸飯해서 눈에 넣거나 혹은 내복해도 무방하다.

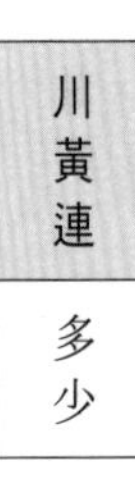

| 川黃連 |
| --- |
| 多少 |

【便誦訣】① 안과양제점안산 천련화유반증용 (眼科良劑點眼散 川連和乳飯蒸用)

② 내외양용개유효 이수전복역무방 (內外兩用皆有効 以水煎服亦無妨)

## 51) 최생산 (催生散)

【功用】 난산을 낫게 한다.

【參考】 치아에서 출혈하는 경우, 코피가 나서 위급한 證에 불로 끓여서 잇몸을 지지면 곧 멎는다.

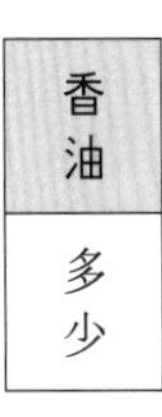

| 香油 |
| --- |
| 多少 |

【便誦訣】① 최생산시단향유 난산증우치혈뉵 (催生散是單香油 難産證又齒血衄)

② 난산완완음일배 치혈화오작치간 (難産緩緩飮一盃 齒血火熬灼齒齦)

## 52) 대감수산 (大甘遂散)

【功用】 大結胸證을 낫게 한다.

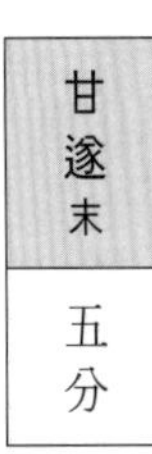

| 甘遂末 |
| --- |
| 五分 |

### 53) 소감수산 (小甘遂散)

【功用】小結胸證을 낫게 한다.

| 甘遂末 |
| --- |
| 三分 |

【便誦訣】① 결흉지치감수산 대오소삼명상이 (結胸之治甘遂散 大五小三名相異)

② 결흉지증유대소 수증취사역다소 (結胸之證有大小 隨證取捨[111]亦多少)

### 54) 귀신해어탕 (歸腎解語湯)

【功用】中風不語證을 낫게 한다.

【用法】물에 달여서 침상 아래에 놓고 증기를 콧속에 흡입케 하면 오래되어서 말을 할 수 있게 된다.

| 荊芥 | 防風 | 羌活 | 獨活 | 薄荷 |
| --- | --- | --- | --- | --- |
| | | | 各等分 | 小許 |

【便誦訣】① 귀신해어주불언 형방양활각등박 (歸腎解語主不言 荊防兩活各等薄)

② 수전무개치상하 훈입비중양구어 (水前無蓋置床下 熏入鼻中良久語)

### 55) 신소시호탕 (新小柴胡湯)

【功用】勞力後 房室·房室後 勞力 및 太陽表證·少陽初證을 낫게 한다.

111) 『東醫四象新編』에는 拾으로 되어 있다.

【加減法】혹은 知母로써 白茯苓대신 사용한다.

| 熟地黃 | 柴胡 | 前胡 | 玄參 | 白茯苓 |
|---|---|---|---|---|
| 三錢 | 二錢 | | | 各一錢 |

【便誦訣】① 신소시호탕하치 방실노력여표증 (新小柴胡湯何治 房室勞力與表證)

② 숙변회혜시호념 전현백복각일순 (熟芐[112]晦兮柴胡念 前玄白茯各一旬)

## 56) 신대시호탕 (新大柴胡湯)

【功用】少陽轉筋·陽明便秘·譫語·潮熱·無汗 등의 증상을 낫게 한다.

| 柴胡 | 前胡 | 知母 | 芒硝 | 防風 |
|---|---|---|---|---|
| 四錢 | | 各二錢半 | | 各一錢半 |

【便誦訣】① 신대시호탕하치 섬어조열소양증 (新大柴胡湯何治 譫語潮熱少陽證)

② 시호혹혜전지탄 망초방풍균작망 (柴胡惑兮前知彈 芒硝防風均作望)

## 57) 현삼백호탕 (玄參白虎湯)

【功用】亡陰證의 譫語·便閉·動風急證을 낫게 한다.

【加法】혹은 芒硝 二錢半을 加한다.

---

112)『東醫四象新編』에는 地로 되어 있다.

| 熟地黃 | 石膏 | 玄參 | 生地黃 | 柴胡 | 知母 | 山茱萸 | 防風 | 覆盆子 | 獨活 |
|---|---|---|---|---|---|---|---|---|---|
| 一兩或一兩五錢[113] | 六錢或一兩 | | 各四錢 | | 各二錢半 | | | | 各一錢半 |

【便誦訣】① 현삼백호주망음 숙학고양현군혹 (玄參白虎主亡陰 熟學膏兩玄軍惑)

② 시지이미우각탄 수방복독균시망 (柴知二味又各彈 茱防覆獨均是望)

### 58) 강음백호탕 (降陰白虎湯)

【功用】亡陰·譫語·便閉로 장차 動風의 징조가 있는 것을 낫게 한다.

| 熟地黃 | 石膏 | 柴胡 | 前胡 | 生地黃 | 知母 | 玄參 | 防風 | 獨活 | 芒硝[114] |
|---|---|---|---|---|---|---|---|---|---|
| | 各六錢或一兩 | | | 各四錢 | | | 各二錢半 | | 各一錢半 |

【便誦訣】① 강음백호주망음 숙변석고순지량 (降陰白虎主亡陰 熟苄[115]石膏順至兩)

② 양호생변각위혹 지현방탄독초망 (兩胡生苄[116]各爲惑 知玄防彈獨硝望)

113) 『東醫四象新編』에는 分으로 되어 있다.
114) 『東醫四象新編』에는 芒硝 一錢半이 빠져 있다.
115) 『東醫四象新編』에는 地로 되어 있다.
116) 『東醫四象新編』에는 地로 되어 있다.

### 59) 표증백호탕 (表症白虎湯)

**【藥品】** 地黃白虎湯(18)에 柴胡 四錢을 加한다.

**【便誦訣】** ① 소양표증백호탕 지황백호가시혹 (少陽表證白虎湯 地黃白虎加柴惑)

② 고명혹양변시혹 지모념혜방독순 (膏命或兩苄[117]柴惑 知母念兮防獨旬)

### 60) 지황현무탕 (地黃玄武湯)

**【功用】** 亡陰體熱·泄瀉·譫語·煩燥等의 急證을 낫게 한다.

| 熟地黃 | 石膏 | 赤茯苓 | 生地黃 | 柴胡 | 山茱萸 | 知母 | 防風 | 黃連 | 澤瀉 | 覆盆子 | 獨活[118] |
|---|---|---|---|---|---|---|---|---|---|---|---|
| 一兩 | 六錢或一兩 | | | | | 各二錢 | | | | | 各一錢半 |

**【便誦訣】** ① 지황현무주망음 숙량석순우혹량 (地黃玄武主亡陰 熟兩石順又或兩)

② *변시수지각념 방련택복독각망 (赤令苄[119]柴茱知各念 防連澤覆獨各望)

### 61) 통유귀신탕 (通乳歸腎湯)

**【功用】** 乳를 通하게 한다.

**【用法】** 水煎去滓하고 임의로 복용한다.

---

117) 『東醫四象新編』에는 生으로 되어 있다.

118) 원문에는 各二錢半으로 되어 있으나, 知母까지가 각 二錢이므로 그 이하는 二錢보다 적은 양이 되어야 하고, 『東醫四象新編』에 各 一錢半으로 되어 있어 수정함. -편저자 주

119) 『東醫四象新編』에는 地로 되어 있다.

| 猪蹄 | 通草 | 熟地黃 | 荊芥 | 防風 |
|---|---|---|---|---|
| 四隻[120] | | 各二錢 | | 各一錢 |

【便誦訣】① 통유귀신탕하치 소양인녀통유용 (通乳歸腎湯何治 少陽人女通乳用)

② 저제사척통숙념 형개방풍우각순 (猪蹄四隻通熟念 荊芥防風又各旬)

## 62) 보태지황탕 (保胎地黃湯)

【功用】 胎漏下血을 낫게 한다.

| 民魚膠 | 熟地黃 | 山藥 | 山茱萸 | 澤瀉 | 牧丹皮 | 白茯苓 | 糯米 |
|---|---|---|---|---|---|---|---|
| 五錢 | 四錢 | | 各二錢 | | | 各一錢半 | 一合 |

【便誦訣】① 보태지황탕하치 태루하혈시가용 (保胎地黃湯何治 胎漏下血試可用)

② 교명숙혹서수념 택목*망나일합 (膠命熟惑薯茱念 澤牧*望糯一合)

---

120) 『東醫四象新編』에는 雙으로 되어 있다.

## 《附 少陽人經驗方》

### 1) 현삼패독산 (玄參敗毒散)

【功用】 發熱·惡寒·頭痛·身疼·煩燥 및 傷寒初痛·再痛·裏熱·上逆·嘔吐 등의 증상을 낫게 한다.

| 羌活 | 獨活 | 荊芥 | 防風 | 柴胡 | 前胡 | 玄參 | 梔子 | 薄荷 | 忍冬藤 | 地骨皮 |
|---|---|---|---|---|---|---|---|---|---|---|
| | | | | | | | | 各一錢半 | | 各一錢 |

【便誦訣】① 현삼패독산하치 발열오한시가용 (玄參敗毒散何治 發熱惡寒試可用)

② 양활형방양호현 치박각망인골순 (兩活荊防兩胡玄 梔薄各望忍骨旬)

### 2) 방풍통성산 (防風通聖散)

【功用】 裏熱·陰虛火動·消渴 및 面目口鼻齒牙의 病과 小兒疳氣·肥瘦 등의 증상을 낫게 한다.

| 滑石 | 生地黃 | 防風 | 石膏 | 羌活 | 獨活 | 柴胡 | 前胡 | 薄荷 | 荊芥 | 惡實[121] | 山梔子 |
|---|---|---|---|---|---|---|---|---|---|---|---|
| | | | | | | | | | | | 各五分 |

【便誦訣】① 방풍통성산하치 면목구비아치통 (防風通聖散何治 面目口鼻牙齒痛)

121) 牛蒡子의 異名.

② 활변방고여양활 양호박형오치오 (滑苄[122]防膏與兩活 兩胡薄荊惡梔五)

### 3) 천금도적산 (千金導赤散)

【功用】 表症 寒熱往來·大小便一晝夜不利 등의 증상을 낫게 한다.

| 生地黃 | 木通 | 黃連 | 柴胡 | 山梔子 | 覆盆子 |
|---|---|---|---|---|---|
| 四錢 | | | | | 各二錢 |

【便誦訣】① 천금도적산하치 한열왕래이변비 (千金導赤散何治 寒熱往來二便秘)

② 변혹횡시치복념 정화수전거재복 (苄[123]惑橫[124]柴梔覆念 井華水煎去滓服)

### 4) 시호과루탕 (柴胡苽蔞湯)

【功用】 寒熱往來·汗出短氣·譫語·結胸·咽乾·目眩·耳聾 등의 증상을 낫게 한다.

| 生地黃 | 木通 | 瓜蔞仁 | 山茱萸 | 覆盆子 | 黃連 | 苦參 | 柴胡 | 前胡 | 獨活 |
|---|---|---|---|---|---|---|---|---|---|
| 四錢 | | | | | | | | | 各一錢 |

【便誦訣】① 시호과루탕하치 결흉인건목현증 (柴胡苽蔞湯何治 結胸咽乾目眩證)

② 숙혹통루수복련 양호고독우각순 (熟惑通蔞茱覆連 兩胡苦獨又各旬)

122) 『東醫四象新編』에는 生으로 되어 있다.

123) 『東醫四象新編』에는 生으로 되어 있다.

124) 橫은 桶과 黃連을 破字적으로 합성한 부호이다.

### 5) 시호사령탕 (柴胡四苓湯)

【功用】傷寒腹痛·暑泄·或大便三日不通 등의 증상을 낫게 한다.

| 柴胡 | 澤瀉 | 猪苓 | 赤茯苓 | 黃連 | 瓜蔞仁 | 滑石 | 車前子 |
|---|---|---|---|---|---|---|---|
| | | | 各二錢 | | | | 各一錢 |

【便誦訣】① 시호사령탕하치 상한복통시가용 (柴胡四苓湯何治 傷寒腹痛試可用)

② 시택저*각위념 연루활차개각순 (柴澤猪枔各爲念 連蔞滑車皆各旬)

### 6) 단백호탕 (單白虎湯)

【功用】熱多寒少·小便秘·流注·陽毒·黃疸 및 面目口鼻牙齒痛 등의 증상을 낫게 한다.

| 石膏 | 生地黃 | 知母 |
|---|---|---|
| | 各四錢 | 二錢 |

【便誦訣】① 단백호탕기하치 유주양독급황달 (單白虎湯其何治 流注陽毒及黃疸)

② 고변각혹지모념 정화수전거재복 (膏芐[125]各惑知母念 井華水煎去滓服)

125)『東醫四象新編』에는 生으로 되어 있다.

### 7) 도해백호탕 (渡海白虎湯)

【功用】三陽證面垢·頭痛·譫語·熱多·胸煩·便閉 등의 증상을 낫게 한다.

| 石膏 | 生地黃 | 知母 | 覆盆子 | 山茱萸 | 肉蓯蓉 | 苦參 | 枸杞子 |
|---|---|---|---|---|---|---|---|
| 四錢 | | | | | 各二錢 | | 各一錢 |

【便誦訣】① 도해백호탕하치 면구두통삼양증 (渡海白虎湯何治 面垢頭痛三陽證)

② 석고혹혜변지복 수육각념고기순 (石膏惑兮芐[126]知覆 茱肉各念苦杞旬)

### 8) 금상첨화백호탕 (錦上添花白虎湯)

【功用】渡海白虎湯과 同一하다.

| 石膏 | 生地黃 | 知母 | 山茱萸 | 覆盆子 |
|---|---|---|---|---|
| | 各四錢 | | | 各一錢 |

【便誦訣】① 금상첨화백호탕 공동도해백호탕 (錦上添花白虎湯 功同渡海白虎湯)

② 고변혹지수복순 정화수전거재복 (膏芐[127]惑知茱覆旬 井華水煎去滓服)

126)『東醫四象新編』에는 生으로 되어 있다.
127)『東醫四象新編』에는 生으로 되어 있다.

### 9) 저령백호탕 (猪苓白虎湯)

【功用】猪苓車前子湯과 同一하다.

| 石膏 | 生地黃 | 知母 | 黃栢 | 澤瀉 | 猪苓 | 赤茯苓 |
|---|---|---|---|---|---|---|
| | 各四錢 | 三錢 | | | | 各一錢 |

【便誦訣】① 저령백호탕하치 공동저령차전탕 (猪苓白虎湯何治 功同猪苓車煎湯)

② 고변각혹지모회 백택저*우각순 (膏芐[128]各惑知母晦 栢澤猪舲又各旬)

### 10) 팔미고삼탕 (八味苦蔘湯)

【功用】傷寒腹痛不泄 혹은 泄後三日不通·腹痛痞滿·吐血嘔吐裏證等 및 一切陰證에 사용한다.

| 生地黃 | 苦參 | 知母 | 山茱萸 | 覆盆子 | 赤茯苓 | 澤瀉 | 牧丹皮 |
|---|---|---|---|---|---|---|---|
| 四錢 | | | | | | | 各一錢 |

【便誦訣】① 팔미고삼탕하치 상한복통제증용 (八味苦蔘湯何治 傷寒腹痛諸證用)

② 생변혹혜고지수 복*택목균각순 (生芐[129]惑兮苦知茱 覆舲澤牧均各旬)

---

128) 『東醫四象新編』에는 生으로 되어 있다.

129) 『東醫四象新編』에는 地로 되어 있다.

### 11) 칠미저령탕 (七味猪苓湯)

【功用】 陰虛火動·午熱·骨蒸 등의 증상을 낫게 한다.

| 生地黃 | 山茱萸 | 覆盆子 | 澤瀉 | 赤茯苓 | 猪苓 | 黃栢 |
|---|---|---|---|---|---|---|
| 四錢 | | | | | | 各一錢 |

【便誦訣】 ① 칠미저령주음허 변혹분택자백순 (七味猪苓主陰虛 苄[130]或葐澤赭[131] 栢旬)

② 비만구토가단순 명위팔미저령산 (痞滿嘔吐加丹旬 名爲八味猪苓散)

### 12) 팔미저령산 (八味猪苓散)

【功用】 腹痛 · 痞滿 · 嘔吐를 낫게 한다.

【藥品】 위의 처방에 牡丹皮 一錢을 加한다.

### 13) 수화기제탕 (水火旣濟湯)

【功用】 陰虛火動·午熱初變爲消 및 面目口鼻牙齒癰疽 등의 증상을 낫게 한다.

| 生地黃 | 乾地黃 | 知母 | 黃栢 | 山茱萸 | 覆盆子 | 柴胡 | 苦參 | 茯苓 | 澤瀉 | 肉蓯蓉 |
|---|---|---|---|---|---|---|---|---|---|---|
| | | | | | | | | | | 各一錢 |

130) 『東醫四象新編』에는 生으로 되어 있다.
131) [註] 葐은 山茱萸와 覆盆子, 赭는 赤茯苓과 猪苓의 合符號.

【便誦訣】① 수화기제탕하치 음허화동제증용 (水火旣濟湯何治 陰虛火動諸證用)

② 양지지백수복시 고령택육균각순 (兩地知栢茱覆柴 苦苓澤肉均各旬)

## 14) 청량산화탕 (淸凉散火湯)

【功用】小兒食多肥瘦와 當門二齒內의 微血出證에 사용한다.

| 忍冬 | 苦蔘 | 生地黃 | 覆盆子 | 薄荷 | 山梔子 | 防風 | 石膏 | 荊芥 | 牛蒡子 |
|---|---|---|---|---|---|---|---|---|---|
| 四錢 | 二錢 | | | | | | 各一錢 | | 各五分 |

【便誦訣】① 청량산화주소아 인동혹혜고우념 (淸凉散火主小兒 忍冬惑兮苦又念)

② 변복박치방고순 형개우방우각오 (苄[132]覆薄梔防膏旬 荊芥牛蒡又各五)

## 15) 목통고삼탕 (木通苦參湯)

【功用】浮腫 및 鼓脹 등의 증상을 낫게 한다. (若無效則不治)

| 木通 | 生地黃 | 苦參 | 黃栢 | 車前子 |
|---|---|---|---|---|
| 六錢 | 四錢 | | | 各一錢 |

【便誦訣】① 목통고삼탕하치 부종고창시가용 (木通苦參湯何治 浮腫鼓脹試可用)

② 목통순혜생변혹 고백차전개각순 (木通順兮生苄[133]惑 苦栢車前皆各旬)

132) 『東醫四象新編』에는 生으로 되어 있다.

### 16) 시호청장탕 (柴胡淸腸湯)

【功用】 痢疾을 낫게 한다.

| 黃連 | 生地黃 | 木通 | 羌活 | 柴胡 | 澤瀉 | 猪苓 | 赤茯苓 |
|---|---|---|---|---|---|---|---|
| | 各三錢 | 二錢 | | | | | 各一錢 |

【便誦訣】 ① 시호청장탕하치 이질제증시가용 (柴胡淸腸湯何治 痢疾諸證試可用)

② 련변각회통내념 강시택저*각순 (連苄[134]各晦通乃念 羌柴澤猪秢各旬)

### 17) 백호탕고 (白虎湯膏)

【功用】 毒腫風證을 낫게 한다.

【製法】 진하게 달여서 찌꺼기를 제거하고 고가 될 정도로 끓인 다음에 輕粉·乳香·沒藥 가루를 약간 넣어서 고르게 휘저어서 풀로 환을 만든다.

| 石膏 | 生地黃 | 知母 | 澤瀉 |
|---|---|---|---|
| | | | 各等分 |

【便誦訣】 ① 백호탕고주독종 석변지택전성고 (白虎湯膏主毒種 石苄[135]知澤煎成膏)

② 어차갱입경유몰 호상균반입호환 (於此更入輕乳沒 互相均拌入糊丸)

133) 『東醫四象新編』에는 地로 되어 있다.
134) 『東醫四象新編』에는 生으로 되어 있다.
135) 『東醫四象新編』에는 生으로 되어 있다.

## 18) 백호익원산 (白虎益元散)

【功用】暑滯를 낫게 한다.

| 滑石 | 白虎膏 | 朱砂 |
|---|---|---|
| 二錢半 | 二錢[136] | 一錢 |

【便誦訣】① 백호익원주서체 서증일반시가용 (白虎益元主暑滯 暑證一般試可用)

② 석탄고념주우순 정화수전거재복 (石彈膏念[137]朱又旬 井華水煎去滓服)

## 19) 소양보위탕 (少陽補胃湯)

【功用】逆氣腹痛 및 頭痛 등의 증상을 낫게 한다.

| 熟地黃 | 山茱萸 | 赤茯苓 | 澤瀉 | 車前子 | 知母 | 羌活 | 獨活 | 荊芥 | 防風 |
|---|---|---|---|---|---|---|---|---|---|
| 四錢 | | | 各一錢半 | | | | | | 各一錢 |

【便誦訣】① 소양보위탕하치 역기복통급두통 (少陽[138]補胃湯何治 逆氣腹痛及頭痛)

② 숙혹수*택각망 차지량활형방순 (熟惑茱柃澤各望 車知兩活荊防旬)

---

136) 『東醫四象新編』에는 一錢으로 되어 있다.

137) 『東醫四象新編』에는 滑石膏念으로 되어 있다.

138) 원문에 小陽으로 되어 있으나, 처방명에 따라 少陽으로 수정함. -편저자 주

### 20) 지황패독산 (地黃敗毒散)

【功用】裏證喘氣 및 陽明證 三陽合病을 낫게 한다.

| 生地黃 | 知母 | 赤茯苓 | 澤瀉 | 猪苓 | 滑石 | 車前子 | 羌活 | 獨活 | 防風 | 荊芥 | 瓜蔞仁 |
|---|---|---|---|---|---|---|---|---|---|---|---|
| 四錢 | 二錢 | | | | | | | | | | 各一錢 |

【便誦訣】① 지황패독산하치 리증천기시가용 (地黃敗毒散何治 裡證喘氣試可用)

② 변혹지념*택저 활차*방형루순 (芐[139])惑知念粭澤猪 滑車𧴮防荊蔞旬)

### 21) 지황탕 (地黃湯)

【功用】腫瘡을 낫게 한다.

【加法】忍冬藤三錢·連翹二錢·苦參·石膏·金銀花·薄荷·地骨皮 各一錢·柴胡 五分을 加하면 더욱 묘하다.

| 生地黃 | 木通 | 滑石 | 赤茯苓 | 山梔子 | 牛蒡子 | 荊芥 | 防風 |
|---|---|---|---|---|---|---|---|
| | 各二錢 | | | | | | 各一錢 |

【便誦訣】① 지황탕방하치약 종창제증시가용 (地黃湯方何治藥 腫瘡諸證試可用)

② 생변목통호상념 활*치방형방순 (生芐[140])木通互相念 滑粭梔蒡荊防旬)

139)『東醫四象新編』에는 生으로 되어 있다.

140)『東醫四象新編』에는 地로 되어 있다.

## 22) 찬화단 (賛化丹)

【功用】瘟疫邪祟·積聚·驚癎·瘧疾·浮腫·淋疾·頭痛·食滯·痞滿·泄瀉·黃疸·兒疳 등의 증상을 치료하지 못할 바가 없다.(惡瘡에도 내복한다)

【参考】孕婦는 忌한다.

【製法】熟芐에다 薄荷水 약간을 주입하여 끓여서 膏가 되거든 山茱萸 및 이하의 모든 약을 가루로 해서 넣어서 1000번 정도 찧어서 40개의 환을 朱砂로 겉을 감싼다.

【用法】매 5, 7, 9환씩 정화수에 삼킨다.(변비에는 망초탕에 삼킨다)

| 熟地黃 | 山茱萸 | 牧丹皮 | 澤瀉 | 蘆薈 煆 | 木通 | 苦參 | 玄參 | 柴胡 | 前胡 | 荊芥 | 防風 | 連翹 | 牛蒡子 | 紫菀 | 黃連 | 神麯 | 麥芽 | 忍冬藤 | 瓜蔞仁 | 甘遂 |
|---|---|---|---|---|---|---|---|---|---|---|---|---|---|---|---|---|---|---|---|---|
| 二兩五分 | | | | | | | | | | | | | | | | | | | | 各三錢 |

【便誦訣】① 찬화단혜하치방 온역사수균개용 (賛花丹兮何治方 瘟疫邪祟均皆用)

② 숙탄수**** *****수회 (熟彈茱潵櫨芸槧 陫迠蔶麯苳遂晦[141])

## 23) 가미지황탕 (加味地黃湯)

【功用】婦人月經不調·血色黑에 用한다.

【参考】대변불통에는 石膏 一兩을 加하고 淋疾에는 澤瀉 五錢을 加한다.

141) [註] 潵는 牧丹皮와 澤瀉. 櫨는 蘆薈와 木通. 芸는 苦參과 玄參. 槧는 柴胡와 前胡. 陫는 荊芥와 防風. 迠는 連翹와 牛蒡子. 蔶는 紫菀과 黃連. 麯는 神曲과 麥芽. 苳는 忍冬과 苽蔞의 略號.

| 熟地黃 | 生地黃 | 山茱萸 | 白茯苓 | 澤瀉 | 牧丹皮 | 玄參 | 羌活 | 獨活 | 荊芥 | 防風 |
|---|---|---|---|---|---|---|---|---|---|---|
| | 各四錢 | | | | | 各二錢 | | | | 各一錢 |

【便誦訣】① 가미지황주경병 생숙양변각위혹 (加味地黃主經病 生熟兩苄[142]各爲惑)

② 수*택단현각념 양활형방우각순 (茱皊澤丹玄各念 兩活荊防又各旬)

## 24) 가미산화탕 (加味散火湯)

【功用】 咽喉證을 낫게 한다.

【加法】 眼疾에는 黃栢 二錢을 加하고, 積滯腹痛에는 苦參 三錢을 加한다.

| 生地黃 | 忍冬藤 | 連翹 | 山梔子 | 薄荷 | 知母 | 防風 | 荊芥 | 石膏 |
|---|---|---|---|---|---|---|---|---|
| | | 各二錢 | | | | | 各一錢 | 五錢 |

【便誦訣】① 가미산화탕하치 인후제증시가용 (加味散火湯何治 咽喉諸證試可用)

② 변인교념치박지 형방각순석고오 (苄[143]忍翹念梔薄知 荊防各旬石膏五)

## 25) 가미백호탕 (加味白虎湯)

【功用】 積年頭痛 및 大便秘證을 낫게 한다.

【加法】 泄痢에는 澤瀉를 加한다. (또한 음경이 뜨거워지고 아픈 것을 치료한다)

142) 『東醫四象新編』에는 地로 되어 있다.

143) 『東醫四象新編』에는 生으로 되어 있다.

| 石膏 | 生地黃 | 知母 | 黃栢 | 荊芥 | 防風 |
|---|---|---|---|---|---|
| 一兩 | 四錢 | 三錢 | 二錢 | | 各一錢 |

【便誦訣】① 가미백호탕하치 적년두통대변비 (加味白虎湯何治 積年頭痛大便秘)

② 석량변혹지우회 백념형방균각순 (石兩芐[144]惑知又晦 栢念荊防均各旬)

## 26) 양의전 (兩儀煎)

【功用】玉莖冷痹를 낫게 한다.

| 熟地黃 | 山茱萸 |
|---|---|
| 二兩 | 一兩 |

【便誦訣】① 옥경냉비양의전 숙변이량산수량 (玉莖冷痹兩義煎 熟芐[145]二兩山茱兩)

② 이미부저작일첩 정수전래거재복 (二味㕮咀作一帖 井水煎來去滓服)

## 27) 박하전 (薄荷煎)

【功用】滯氣를 낫게 한다.

| 薄荷 | 苦參 |
|---|---|
| 三錢 | 二錢 |

144)『東醫四象新編』에는 生으로 되어 있다.
145)『東醫四象新編』에는 生으로 되어 있다.

【便誦訣】① 체증주치박하전 박하회혜고삼념 (滞證主治薄荷煎 薄荷晦兮苦參念)

② 양미부저작일첩 정화수전거재복 (兩味㕮咀作一帖 井華水煎去滓服)

## 28) 가감지황탕 (加減地黃湯)

【功用】陽道不足 및 上逆證을 낫게 한다.

| 熟地黃 | 山茱萸 | 白茯苓 | 車前子 | 澤瀉 | 菟絲子 | 羌活 | 獨活 | 玄參 | 忍冬藤 | 薄荷 |
|---|---|---|---|---|---|---|---|---|---|---|
| | 各三錢 | | | | 各二錢 | | | | | 各一錢 |

【便誦訣】① 가감지황탕하치 양도부족상역증 (加減地黃湯何治 陽道不足上逆證)

② 숙수각회*차택 토념*현인박순 (熟茱各晦昤車澤 菟念獏玄忍薄旬)

[少陽人方 終]

# 제5편 사상인의 신구경험례

## 第5編 四象人의 新舊經驗例

## 1. 東武經驗例

〔李泰浩 案〕이 章은 東武公 자신이 친히 경험발표한 것이므로 그 원저『東醫壽世保元』의 원문을 소중히 보호하는 의미로 구절만을 표시할 뿐 원문 그대로 게시하여 기록하는 바이다.

### 1) 太陽人 經驗方

(1) 太陽人 內觸小腸病 用獼猴藤植腸湯。

(2) 外感腰脊病 用五加皮壯脊湯。

### 2) 太陰人 經驗方

(1) 太陰人 傷寒 背顀表病 用麻黃發表湯。

(2) 太陰人 寒厥 四日而無汗者 重證也 五日而無汗者 險證也 用熊膽散或寒多熱少湯 加蠐螬 五七九介 大便滑者 用乾栗薏苡仁 大便燥者 用葛根大黃等屬。

(3) 太陰人 素有怔忡 無汗氣短者 泄瀉數十日不止 用太陰調胃湯 加樗根

皮一錢 日再服 十日 泄瀉方止。

(4) 太陰人 瘟病 粥食全不入口 以太陰調胃湯 加升麻 黃芩各一錢 連用十日 汗流滿面 疫氣 少減 而二日大便不通 用葛根乘氣湯 五日而病解。

(5) 有一太陰人 素病咽嗌乾燥而面色青白 表寒 或泄 蓋咽嗌乾燥者 肝熱也 或泄者 胃脘寒也 初用寒多熱少湯 病解後 用調理肺元湯 四十日獲生。

(6) 太陰人 三陽病 變爲陽毒 面赤眼紅 身發斑黃 或下痢黃赤 六脈洪大 用葛根解肌湯 黑奴丸。

(7) 太陰人 瘟疫 其證增寒壯熱 頭面頰項赤腫 咽喉腫痛 昏憒 二聖救苦丸 一服卽汗 一汗卽愈。

(8) 太陰人 肝熱素患眼病者 得瘟疫 始發 用熱多寒少湯 至五日 大便或滑或泄 至六日 有不通 用葛根承氣湯 連六日病解 復用熱多寒少湯 大便燥澀則 加大黃一錢 滑泄太多則 去大黃 如此調理二十日 完健。

(9) 太陰人 十歲兒 得裏熱 粥食不入口 有時飮冷水 至十一日 大便不通已四日矣 用葛根承氣湯 十七日而愈。

(10) 太陰人 瘢瘡遍滿 全體大如大錢 小如小錢 已爲三年 以熱多寒少湯 加藁本二錢 大黃一 錢 二十八貼用之 大便始滑 又秘燥 又用二十貼 其病快効。

(11) 太陰人 年五十近衰者 燥熱引飮 小便多 大便秘 用熱多寒少湯 加藁本二錢 大黃一錢 二十貼得効 年少者 燥熱 用此方三百貼 得支撑 一周年不免死 凡太陰人秘燥 小便多而 引飮者 不可不早治。

(12) 太陰人 陰血耗竭 耳聾目暗 脚弱腰痛 則拱辰黑元丹 鹿茸大補湯。

(13) 太陰人 食後痞滿 腿脚無力 用拱辰黑元丹 鹿茸大補湯 太陰調胃湯 調胃升淸湯。

(14) 太陰人 泄瀉表寒證 用太陰調胃湯 表熱證泄瀉 用葛根蘿蔔子湯。

(15) 太陰人 咳嗽 用太陰調胃湯 鹿茸大補湯 拱辰黑元丹。

(16) 太陰人 哮喘重證也 用麻黃定喘湯。

(17) 太陰人 胸腹痛危證也 用麻黃定痛湯。

(18) 太陰人 小兒 泄瀉十餘次無度 必發慢驚風 用補肺元湯 預備慢驚。

(19) 太陰人 腹脹浮腫 用乾栗蠐螬湯 此病極危險 十生九死之證也。

(20) 太陰人 卒中風 急用清心丸而 遠志 石菖蒲 各一錢 灌口 皂角末三分 吹鼻 傍入執病人足脘 屈伸兩脚 若小陽人大忌撓動 少陰人起坐則可也 不可撓動兩肩。

(21) 太陰人 中毒吐瀉 用麝香。

### 3) 少陰人 經驗方

(1) 少陰人 傷風發熱惡寒 卽腎受熱表熱病也 無汗者 用桂枝湯 川芎桂枝湯 香蘇散 芎歸香蘇散 藿香正氣散 有汗者 用黃耆桂枝湯 補中益氣湯 升陽益氣湯 三日連服 而汗不止 用桂枝附子湯 升陽益氣附子湯。

(2) 少陰人 如狂者 腎陽困熱也 小腹硬滿者 大腸怕寒也 腎熱 用川芎桂枝湯 黃耆桂枝湯 八物君子湯 升補之 怕寒者 用藿香正氣散 香砂養胃湯 和解之。

(3) 少陰人 陽明病 口燥嗽水 不欲嚥 用藿香正氣散 香砂養胃湯 八物君子湯。

(4) 少陰人 大便秘燥者 巴豆下之。

(5) 少陰人 胃家實 發狂證 先用巴豆全粒 後用獨參八物君子湯 以壓之。

(6) 少陰人 十一歲 汗多亡陽 是危證也 黃耆桂枝附子湯 連服二貼 前後一月餘 用附子凡八兩矣。

(7) 少陰人 無腹痛下利等證 而六七日猝然厥 手足逡冷 用人參吳茱萸湯 獨參八物湯。

(8) 少陰人 外感病 六七日不得汗解 而死者 皆死於厥陰也 四五日 觀其病勢 用黃耆桂枝湯 八物君子湯 四五貼。

(9) 少陰人 傷寒吐蛔 急用理中湯 加陳皮 官桂 白何烏。

(10) 少陰人 重病危證 藥不三四服 藥力不壯也 又不連日服則 病加於少愈也。

(11) 少陰人 腹痛自利不渴 用何首烏附子理中湯。

(12) 少陰人 下利淸穀者 用藿香正氣散 香砂養胃湯 薑朮寬中湯 官桂附子理中湯。

(13) 少陰人 四肢厥冷 吐利 不渴頭痛 頭汗 眼痛 面唇指甲靑黑 身如被杖 用人參桂枝湯 人 參附子理中湯。

(14) 少陰人 直中陰經 乾霍亂關格 時屬中伏節候 用巴豆如意丹。

(15) 少陰人 下利數次 全腹浮腫 用桂附藿香理中湯 加人參 官桂 二錢 日四服。

(16) 少陰人 小兒 下利淸水 面色靑黯 氣陷如睡 用獨參湯 加生薑 二錢 陳皮 砂仁 各一錢 日三服。

(17) 少陰人 下利腹脹 身體疼 用官桂附子理中湯。

(18) 少陰人 下利淸水 舌乾口燥 四肢厥冷 指甲淸黑 用官桂附子理中湯。

(19) 少陰人 十歲兒 下利淸水不止 用白何烏理中湯 六貼 不止 急用附子理中湯 六貼 變淸 爲黑 又二貼 黑泄亦愈。

(20) 少陰人 計窮力屈 而心煩燥 傷寒欲吐不吐 但寐者 用參萸湯 四逆湯 官桂附子理中湯 吳茱萸附子理中湯。

(21) 少陰人 陰盛隔陽 危如一髮 用官桂附子理中湯 或加吳茱萸。

(22) 少陰人 傷寒七八日 身黃如梔子色 腹滿發黃 用茵陳橘皮湯 瘴疸丸 或巴豆丹。

(23) 少陰人 結胸 無熱證 用半夏桂枝生薑湯 赤白何烏寬中湯 或巴豆丹。

(24) 少陰人 陰黃證 用茵陳橘皮湯 茵陳四逆湯 欲利小便 用乾薑 良薑 陳皮 靑皮 香附子 益智仁。

(25) 少陰人 病有二吉證 人中汗一也 能飮水一也 有二急證 發熱汗多一也 下利淸水一也。

(26) 少陰人 吐血 用獨參八物湯 咽喉 用獨參官桂理中湯。

(27) 少陰人 食消卽浮腫之屬 而危證 用芎歸葱蘇理中湯。

(28) 少陰人 浮腫 獐肝一部 膾服 連用五部 其病卽効 少陽人 虛勞 服一部 吐血而死。

(29) 少陰人 浮腫 服海鹽自然汁 日半匙 四五日大減 一月完健。

(30) 少陰人 咽喉痛 經年不愈 服金蛇酒卽効。

(31) 少陰人 痢疾 大蒜三顆 靑蜜半匙 同煎 三日服卽効。

(32) 少陰人 滿身瘡 人參末 塗傳卽効。

(33) 少陰人 背癰 宜早以火刀裂瘡。

(34) 少陰人 半身不遂 服鐵液水得効。

(35) 少陰人 小兒腹瘧 用川芎桂枝湯 二三貼。

### 4) 少陽人 經驗方

(1) 少陽人 發熱惡寒 身痛不汗煩燥 卽脾受寒表寒病也 用荊防敗毒散。

(2) 少陽人 口苦咽乾 目眩耳聾 胸脇滿 用荊防敗毒散 荊防導赤散 荊防瀉白散。

(3) 少陽人 病無論表裏病 手足掌心 有汗則病解 手足掌心 不汗則 全體皆汗 而病不解。

(4) 少陽人 結胸證 連用白虎湯。

(5) 少陽人 表病 用甘遂 裏病 用石膏。

(6) 少陽人 身熱 頭痛 泄瀉 用猪苓車前子湯 荊防瀉白散 身寒 腹痛 泄瀉

則 用滑石苦參湯 荊防地黃湯。

(7) 少陽人 忽然有吐 用荊防敗毒散 身熱 頭痛 泄瀉 用石膏 身寒則 用黃連 苦參。

(8) 少陽人 小兒 一吐後 泄瀉 身熱 頭痛 揚手擲足引飮 用荊防瀉白散 日三貼 兩日六點 泄瀉方止 又用五六貼而安。

(9) 少陽人 身熱 頭痛 引飮 用石膏 無論泄瀉有無 用荊防瀉白散 加黃連 瓜蔞仁 各一錢 地 黃白虎湯。

(10) 少陽人 身熱 頭痛 非輕證而 兼有泄瀉 則危險也 用荊防瀉白散 日三服 連日。

(11) 少陽人 恒有腹痛 用六味地黃湯 六十貼而愈。

(12) 少陽人 十餘年腹痛 用滑石苦參湯。

(13) 少陽人 少年 恒有滯證痞滿 間有腹痛 腰痛 用獨活地黃湯 一百日內 二百貼 而病愈。

(14) 少陽人 傷寒 發狂 譫語 用六味湯 而喘促不定 更用白虎湯 自未申至亥子時 凡用石膏八兩 病愈後 有眼病 用石膏 黃栢末 各一錢 日再服 七八日後 眼病亦愈。

(15) 少陽人 傷寒 得熱多寒少之病 白虎湯連服三貼 昏憒有動風之漸 耳聾 譫語 舌上白胎 煎石膏一兩 滑石一錢 頓服 翌日 又用石膏一兩 滑石一錢 五六日前後 用石膏十四兩 而病愈。

(16) 少陽人 得頭痛 身熱 表寒病 用黃連 瓜蔞 羌活 防風等屬 少愈三日後 發狂譫語 用地黃白虎湯 連三貼 翌日加石膏一兩 至七八貼 用後始愈。

(17) 少陽人 十七歲女兒 有食滯 腹痛 頭痛 寒熱 用生地黃 石膏 各六兩 知母 三兩 翌日 用荊防地黃湯 加石膏四錢 連二貼 乃安睡 於是 每日用此藥四貼 一朔內 凡用石膏四十五兩 乃愈。

(18) 少陽人 三陽合病 頭痛 面垢 譫語 遺尿 煩渴 腹痛 身重 用猪苓車前子湯 地黃白虎湯。

(19) 少陽人 裏熱 大便不通三晝夜 則危險也 用地黃白虎湯 三四貼 翌日又用二三貼 大便乃通。

(20) 少陽人 表病 有頭痛證 用荊防敗毒散 裏病 用白虎湯。

(21) 少陽人 消渴證 上消 用凉膈散火湯 中消 用忍冬地骨皮湯 下消 用熟地黃苦參湯。

(22) 少陽人 汗者 陽弱也 用凉膈散。

(23) 少陽人 上消 中消 下消 百之百必死也 用獨活地黃湯 十二味地黃湯。

(24) 少陽人 中風嘔吐 用獨活地黃湯 吐血 用十二味地黃湯 浮腫則 用木通大安湯 荊防地黃湯 加木通 日再服。

(25) 少陽人 傷寒 喘促 先用靈砂一分 溫水下 因用荊防 瓜蔞等藥。

(26) 少陽人 痢疾 用黃連淸腸湯。

(27) 少陽人 瘧病 有間兩日發者 卽勞瘧也 不發日 用獨活地黃湯 二貼 發日 則荊防敗毒散 二貼 待惡寒發作時 連二貼 一月內 用獨活地黃湯四十貼 荊防地黃湯 二十貼。

(28) 少陽人 內發咽喉 外腫項頰 謂之纏喉風 二三日內殺人最急 上脣人中穴瘇 人中左右逼近處 一指許發腫 雖微如粟粒 亦危證也 用凉膈散火湯 陽毒白虎湯 重者 用水銀熏鼻方 一炷 而 項頰汗出則愈 或輕粉末一分五厘 乳香 沒藥 甘遂末 各五分 和均糊丸一服盡。

(29) 少陽人 小兒 食多肌瘦 用肥兒丸 忍冬藤地骨皮湯。

(30) 少陽人 少年一脚 微不仁痹風 用輕粉甘遂龍虎丹 二三次得効。

(31) 少陽人 咽喉水漿不入 大便不通 三日至危境 用甘遂天一丸 卽効。

(32) 少陽人 七十老人 大便不通 六七日 飮食如常 兩脚膝寒無力 用輕粉甘遂龍虎丹 大便卽通 數日又秘 又用屢次 一日一度爲準 而壽八十矣。

(33) 少陽人 一人每日一次梳頭 數月得口眼喎斜 蓋日梳少陽人 禁忌也。

(34) 太陰人 八十老人日[1]梳者自言 日梳極好 己為四十年云。

[東武 經驗方 終]

## 2. 後學經驗例

### 1) 太陰人經驗方

(1) 傷寒頭痛＝麻黃金水湯

(2) 浮腫＝解肌大安湯

(3) 寒厥＝升麻開腦湯

(4) 增寒壯熱＝天門冬潤肺湯

(5) 氣虛＝鹿茸大造湯

(6) 表裏俱病＝桔梗生脈散

(7) 虛勞＝淸心山藥湯

(8) 陽毒唾血＝皀角三黃湯

(9) 傷寒便開＝浮萍大黃湯

(10) 痢血＝桔梗樗根湯

(11) 食滯＝黃栗固氣湯

(12) 腹脹＝黃栗五味子膏

(13) 中氣不語＝牛黃山藥元

(14) 表熱泄瀉＝麥門冬湯

(15) 眼病耳聾＝杏仁麥門冬湯

(16) 四時瘟疫＝四時丹

1) 본래는 月梳로 되어 있으나『동의사상신편』과『동의수세보원』에 의해 수정함. -편저자 주

(17) 滯泄＝薏苡仁調胃湯

(18) 痢疾＝大黃樗根皮湯

(19) 血證＝加味淸心湯

(20) 瘀血＝加味寒少湯

(21) 咽喉＝桔梗湯

(22) 滯崇＝加減淸心湯

(23) 痰血腰痛＝三黃石仁散

(24) 蛔痛＝安蛔散

(25) 脫肛＝加味調胃湯

(26) 關格＝桔梗湯

(27) 咳嗽＝烏梅煎

(28) 病後調理＝龍肉調胃湯

(29) 癎疾＝千金調胃湯

**2) 少陰人經驗方**

(1) 外感＝黃耆蘇葉湯

(2) 蛔證＝健脾壯胃湯

(3) 惡寒發熱＝補益固氣湯

(4) 表證多汗＝官桂獨參八物湯

(5) 食滯黃疸＝薑朮破積湯

(6) 黃疸＝香砂理中湯

(7) 蛔蟲＝獨參理中湯

(8) 下利淸水＝桂枝葱蘇理中湯

(9) 痢疾＝人參罌粟湯

(10) 小兒慢驚＝獨參良朋湯

(11) 瘧疾＝雞芪膏

(12) 痰喘＝蘇子導痰湯

(13) 內傷血氣＝當歸溫中湯

### 3) 少陽人經驗方

(1) 傷寒初痛＝玄參敗毒散

(2) 陰虛火動＝防風通聖散

(3) 表證寒熱＝千金導赤散

(4) 結胸咽乾＝柴胡苽蔞湯

(5) 傷寒腹痛暑泄＝柴胡四苓湯

(6) 陽毒丹毒＝單白虎湯

(7) 煩燥＝渡海白虎湯

(8) 頭痛譫語＝錦上添花白虎湯

(9) 泄瀉頭痛＝猪苓白虎湯

(10) 腹痛＝八味苦參湯

(11) 午熱骨蒸＝七味猪苓湯

(12) 腹痛嘔吐＝八味猪苓散

(13) 陰虛火動＝水火卽濟湯

(14) 小兒疳氣＝淸凉散火湯

(15) 浮腫＝木通苦參湯

(16) 痢疾＝柴胡淸腸湯

(17) 毒腫＝白虎膏

(18) 瘟疫＝賛化丹

(19) 逆氣頭痛＝少陽補胃湯

(20) 喘氣＝地黃敗毒散

(21) 暑症＝白虎益元湯

(22) 腫瘡＝地黃湯

(23) 婦人調經＝加味地黃湯

(24) 咽喉＝加味散火湯

(25) 頭痛＝加味白虎湯

(26) 玉莖冷痹＝両儀煎

(27) 滯崇＝薄荷煎

(28) 陽道不足＝加減地黃湯

[經驗方 終]

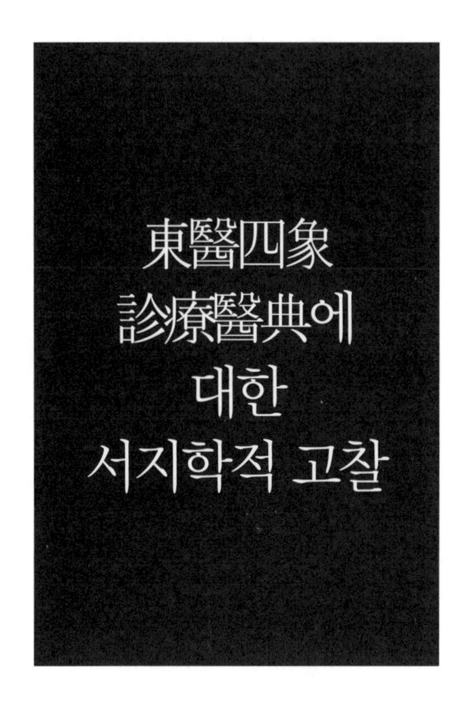


유준상
상지대학교 한의과대학 사상체질의학교실 교수[1], 상지대학교 한의학연구소[2]

## Bibliographic Study on the Book Dongeuisasangjinryoeuijeon

Jun-Sang Yu
*Professor, 1.Department of Sasang constitutional medicine, College of Korean Medicine, Sangji University*
*2. Research Institute of Korean Medicine, Sangji University*

본 논문은 사상체질의학회지 2020;32(4):1-10에 실려 있습니다.

**Objective**

The purpose of this study was to examine the composition, bibliographic characteristics, and contents of the book, Dongeuisasangjinryoeuijeon(東醫四象診療醫典).

**Method**

The images of this book published in 1941 at Haenglim publishing company, stored in the National Library of Korea were acquired and used as basic data, and books related to Sasang constitutional medicine such as Dongeuisasangshinpyun(東醫四象新編), Dongmuyugo(東武遺稿), and Sasanggeumgyebibang(四象金匱秘方) were compared.

**Result**

Many of the data were based on the Dongeuisasangshinpyun(東醫四象新編), and were made with reference to Dongmuyugo(東武遺稿) and Sasanggeumgyebibang(四象金匱秘方) partly. This book is thought to be made to be used conveniently for clinicians at the time when data on Sasang Constitutional Medicine was insufficient. In particular, it can be said that the mention of well-established diagnostic method, drugs that cause adverse reactions when a patient of a different constitution takes them and the quatrains of prescriptions using seven Chinese characters in each line are very unique.

**Conclusion**

Although most of the books, including Dongeuisasangshinpyun(東醫四象新編), were cited, it is thought that the book was well-organized in order to provide good information to the clinicians practicing Sasang Constitutional Medicine at the time. For the original part of this book, further research should be conducted.

***Key Words***

*Dongeuisasangjinryoeuijeon(東醫四象診療醫典), Sasang, Constitution, Lee Taeho, Haenglim*

# Ⅰ. 緖論

이제마선생(1837-1900)은 그의 독특한 사상철학을 바탕으로 한 사상의학을 창시하였다. 이미 사상철학의 정리는 1893년『格致藁』를 통해서 이뤄졌으며, 1894년『東醫壽世保元·甲吾本』을 통해서 사상철학에서 사상의학으로의 전환점을 삼게 되었다. 이후 1897년『濟衆新編』을 완성하였으며, 1894년부터 1900년 본인이 사망할 때까지「醫源論」에서부터「太陰人篇」까지 수정보완을 하여 庚子本을 쓰셨다. 선생이 작고하신 이후 제자들에 의해서 1901년『東醫壽世保元·辛丑本』으로 세상에 알려져, 현재『東醫壽世保元』으로 널리 읽히고 있다. 이제마선생의 초기 저작을 알려주는 자료로서『東醫壽世保元 四象草本卷』은 선생의 제자였던 崔謙鏞으로부터 1936년 얻은 자료를 金九翊(1880-1969)이 그의 1951년 저서에 수록하면서 알려지게 되었다.[1)]

사상의학 관련서적 중, 1941년 출간된『東醫四象診療醫典』의 저술에 영향을 주기 위해서는 1941년 이전에 출간된 사상의학 관련서적을 확인할 필요가 있다. 1929년 元持常의『東醫四象新編』, 1936년 李敏鳳의『金匱秘方』, 정확한 연대는 알 수 없지만 1940년경의『東武遺稿』[2)]가 있다.

『東醫四象診療醫典』은 각 병증에 대한 체질별 처방소개에서는 대부분『東醫四象新編』의 내용을 그대로 답습하고 있으나, 사상체질 유형감별을 소개하는 사상체질진단법에 외부상태, 심리상태, 소질과 특이증, 체질별 素證과 體質病證에 해당하는 건강상태와 병적상태의 소개, 치료원칙, 藥餌의 반응 등을 체계적으로 기록하는 등 특기할 부분이 존재한다. 또한 타 체질에 사용할 경우에 생기는 부작용을 기록한「他藥受害例」, 각 처방의 七言絶句詩, 病證 및 證治의 詩括은 이 서적에만 존재하는 독보적인 내용이다.

『東醫四象診療醫典』은 그간 출판년도에 대해서도 제대로 고증이 되지 않아, 1961년, 1978년 등으로 알려져 있었다.[3)]

한편, 본서는 1941년 초판 이후로 수차례에 걸쳐 출판된 것으로 나타나, 국내 한의계에 사상의학을 보급하는데 기여한 부분이 크리라 여겨진다. 하지만, 『東醫四象新編』의 병증치료부분을 轉載하는 등 다른 서적의 짜깁기라고 여겨질 수 있어, 그동안 『東醫四象診療醫典』에 대한 구체적 연구가 없었던 게 아닌가 생각된다.

본 연구에서는 『東醫四象診療醫典』의 내용체계를 전체적으로 확인하고, 타 서적과의 비교고찰을 진행하여 본 서적의 의의를 밝히고자 하였다.

## Ⅱ. 研究方法

1. 『東醫四象診療醫典』의 1941년 출판본은 국립중앙도서관 고문헌에서 검색하여 원문이미지를 무료로 이용할 수 있는데, 여기에 나온 것을 기초문서로 삼았다(Fig 1).

2. 국립중앙도서관 한국고전적종합목록시스템에 '東醫四象診療醫典'으로 검색하여 국내 도서관 중 본서를 소장하고 있는 곳의 『東醫四象診療醫典』 서지사항을 확인하여 출판년도, 발행자, 발행기관 등을 확인하였다(Table 1).

3. 『東醫四象診療醫典』과 관련이 있는 내용을 『東醫四象新編』, 『東武遺稿』, 『四象金匱秘方』 등의 사상의학 관련서적과 비교하였다.

Table 1. Bibliographic Information of Dongeuisasangjinryoeuijeon(東醫四象診療醫典)

| 표지 제목 | 저작자 | 발행자 | 발행년 | 판종 | 소장기관 |
|---|---|---|---|---|---|
| 表解式 東醫四象診療醫典 | 행림서원편집부 | 행림서원 | 1941 | 신연활자본 | 국립중앙도서관 고문헌과 |
| 表解式 東醫四象診療醫典 | 행림서원편집부 | 행림서원 | 1941 | 신연활자본 | 전남대 도서관 |
| 表解式 東醫四象診療醫典 | 李杏坡 | 행림서원 | 1941 | 신연활자본 | 전남대 도서관 |
| 鮮漢文表解式 東醫四象診療醫典 | 이제마원저, 平原宗軒 편해 | 행림서원 | 1941 | 신연활자본 | 전남대 도서관 |
| 鮮漢文表解式 東醫四象診療醫典 | 이제마원저, 平原宗軒 편해 | 미상 | 1941 | 신연활자본 | 전남대 도서관 |
| 表解式 東醫四象診療醫典 | 행림서원편집부 | 행림서원 | 1941 | 신연활자본 | 경희대 도서관 |
| 表解式 東醫四象診療醫典 | 李杏坡 | 행림서원 | 1941 | 신연활자본 | 전남대 도서관 |
| 東醫四象診療醫典 | 행림서원편집부 | 행림서원 | 1941 | 불명 | 국립중앙도서관 |
| 表解式 東醫四象診療醫典 | 이제마저, 행림서원 편집부편 | 행림서원 | 1941 | 신연활자본 | 동국대 경주캠퍼스 도서관 |
| 表解式 東醫四象診療醫典 (권1-4) | 이제마저 | 행림서원 | 1945 | 신연활자본 | 경기대 도서관 |
| 東醫四象診療醫典 | 행림서원편집부 | 미상 | 1945 | 신연활자본 | 고려대 도서관 |
| 表解式 東醫四象診療醫典 | 행림편 | 행림서원 | 1949 | 기타 | 부산대 도서관 |
| 表解式 東醫四象診療醫典 | 행림서원편집부 | 행림서원 | 1949 | 신연활자본 | 한림대 태동고전 연구소 |
| 表解式 東醫四象診療醫典 | 행림서원편집부 | 행림서원 | 1955 | 신연활자본 | 전남대 도서관 |
| 東醫四象診療醫典 | 이태호 | 행림서원 | 1955 | 신연활자본 | 충남대 도서관 |
| 表解式 東醫四象診療醫典 | 행림서원편집부 | 행림서원 | 1955 | 신연활자본 | 성균관대 도서관 |
| 表解式 東醫四象診療醫典 | 이제마저, 이태호 편 | 행림서원 | 1958 | 신연활자본 | 고려대 도서관 |
| 東醫四象診療의 秘訣 | 행림서원편집부 | 행림서원 | 1961 | 신연활자본 | 동국대 경주 캠퍼스 도서관 |
| 東醫四象診療醫典 | 이태호 | 행림서원 | 1983 | 불명 | 동국대 경주 캠퍼스 도서관 |
| 表解式 東醫四象診療醫典 | 편저자 미상 | 미상 | 미상 | 기타 | 한국학 중앙연구원 |

# Ⅲ. 結果

## 1. 발행사항

1941년 서울 杏林書院에서 처음 발행된 이후, 1945년, 1949년, 1955년, 1958년, 1961년, 1983년에 출판되어 총 7번 출판된 것으로 보인다(Table 1).

저작자에 대해서 표지에는 杏林書院 編輯部라고 적혀 있으나, 서문에는 본서가 李泰浩(Fig.2)의 저작이라고 天德山人이 서문을 달아 놓았다. 1958년에 출간된 서적에는 이제마 저, 李泰浩 편이라고 적혀 있기도 하다. 1961년에는 『(실제적)東醫四象診療의 秘訣』이라는 책으로 표지가 바뀌어 출판되기도 하였으나, 내용은 이전의 『東醫四象診療醫典』과 동일하다(Fig. 3).

1941년 출판본의 판권 서지사항이 있는 부분에는 著作兼發行者로 平原宗軒이라는 일본식 이름이 적혀 있다(Fig. 1). 직계가족에게 당시 토지문서 등에 적혀 있는 내용을 확인하여 줄 것을 부탁하여 平原宗軒이 李泰浩의 일본식 이름이라는 것을 확인받았다.

## 2. 서적의 편제

총 290쪽으로 되어 있으며, 본문에 들어가기 전에 東醫四象診療醫典序(天德山人 題), 敍言(編者 杏坡 識), 범례 1. 處方 便誦詩歌用 符號表, 2. 權衡用 符號, 3. 引用書目으로 되어 있다. 天德山人은 杏林書院에서 출간된 다른 책에도 서문을 적어 주었던 인물인데,[4] 天德山人에 대한 연구는 아직까지 없는 실정이다.

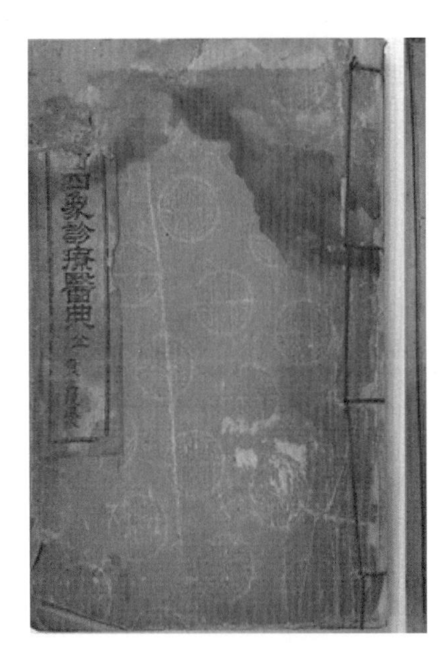

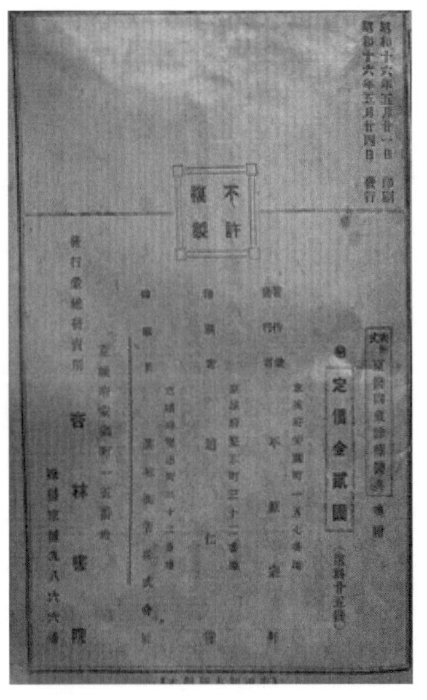


Fig. 1 The picture of Dongeuisasangjinryoeuijeon(published in 1941, source : Seoul K-medi center)

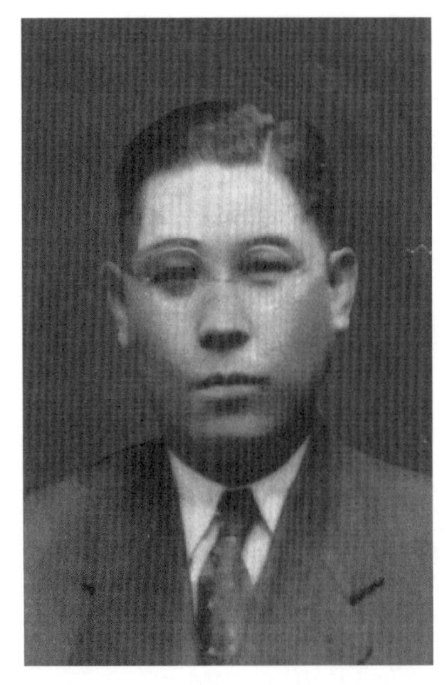

Fig. 2 Picture of Lee Taeho

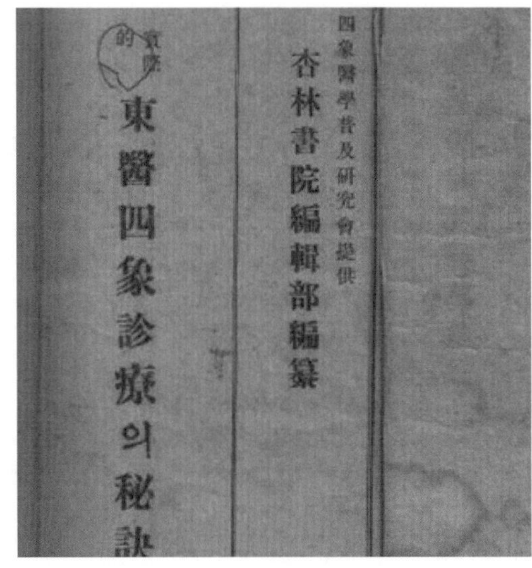


Fig. 3 Secret of Dongeuisasangjinryo(published in 1961)

天德山人은 이제마선생이 4천년의학을 중흥시킨 神이라고 평가하고, 이제마선생이 저술하신『東醫壽世保元』을 세상 사람들이 잘 알지 못하고, 정통한 사람만이 알게 되므로 條別로 구별하고 5篇으로 저술하여『東醫四象診療醫典』이라 하였다고 밝혔다. 그리고 '의학은 동무의 공부한 것만 같지 못하면 의학이 아니요, 처방은 동무에서 나온 것이 아니면 처방이 아니다'라고 하여서 의학과 처방에서 四象을 근본으로 해야 하고 이를 능가할 수 있도록 노력하라고 권고하였다.

이후에 李泰浩가 본 서적을 만들게 된 배경에 대해서 적고 있는데, 당시의 시대상을 알려준다. 당시에는 사상의학이 그리 널리 알려지지 않아서 '의학의 이단자' 취급을 받고 있다는 실정을 적고 있으며, 李泰浩는 국민체질에도 한의학이 습성에 배어 있기도 하고 간단명료하며 실용화하기에 좋다고 여겨, 본서를 집필하기에 이르렀다 적고 있다. 또한 본인의 창작물이 아닌 보기 좋게 편집한 것이라 밝히고 있다. 본인이 관련된 서적들을 넓게 수집하여 낮에는 행림서원의 고객을 응대하고 밤에는 글을 썼다고 적고 있다.

범례에서는 處方便誦訣에 사용된 약재들의 부호를 만들었음을 밝히고 있다. 예를 들면 熟地黃은 芐, 大黃은 軍 등이라 하였다. 權衡用符號에서는 약의 용량에 대해서 만든 기호를 나열하여 설명하였다. 예를 들면 1錢은 旬으로, 2錢은 念으로, 3錢은 晦로 표시하였다. 引用書目에서는『東醫壽世保元』을 바탕으로 하되, 관련된 古今의 서적을 참고하며, 개업의들의 실제 경험을 수집하여 편입하되, 번잡한 부분을 생략하였다고 하였다. 본서의 편집에 湖雲 許奎선생의 지도와 노력, 秘藏의 圖書 제공을 받았다 기록하고 있다.

이어서 목차가 나오고, 본문이 시작된다.

본문은 제1편 四象槪論, 제2편 四象各論, 제3편 四象臨床學, 제4편 四象處方學, 제5편 四象新舊經驗例로 되어 있다(Table 2).

Table 2. Comparison of Contents in Dongeuisasangjinryoeuijeon(東醫四象診療醫典) and Dongeuisasangshinpyun(東醫四象新編)

| 東醫四象診療醫典 | 東醫四象新編 | 비고 |
|---|---|---|
| 敍言 | 東醫四象新編序 | 서로 다름 |
| 引用符號 | 없음 | |
| 權衡用 符號 | 없음 | |
| 引用書目 | 없음 | |
| 제1편 四象槪論 | | |
| 1. 四象의 意義 | 없음 | |
| 2. 四象醫學의 優越性 | 없음 | |
| 3. 四象人의 類型比例 | 원문 | 『醫典』에 원문과 해설이 추가되어 있음 |
| 4. 四象生理學<br>(갑) 臟腑所在圖<br>(을) 全體所屬圖 | 없음<br>通四象臟腑所在圖<br>通四象全體所屬圖 | 『醫典』에 心土, 肺木, 脾火, 肝金, 腎水로 언급<br>『新編』을 引用·擴充<br>『新編』을 引用·擴充 |
| 5. 四象病理學 | 없음 | 張機學說의 訂正, 岐伯學說의 訂正 |
| 6. 四象藥理學<br>(갑) 四象醫的藥性觀<br>(을) 經驗他藥受害例<br>(병) 經驗隨證加減法 | <br>없음<br>없음<br>없음 | 『醫典』의 藥性歌는 東武遺稿를 따랐다 하였고, 四象人 要藥은 『新編』과 동일 |
| 제2편 四象各論 | | |
| 四象人의 類型鑑別 | | |
| 1. 太陽人 | 形貌, 臟腑, 性情, 病證 언급 | 『醫典』은 『新編』의 내용을 포함하여 매우 상세하고 체계적으로 설명 |
| 2. 太陰人 | | |
| 3. 少陰人 | | |
| 4. 少陽人 | | |
| 제3편 四象臨床學 | | |
| 1. 外感諸病 | 병증별 처방명 | 각 병증에 대한 처방은 『新編』과 동일함. 『醫典』은 『新編』의 내용을 포함하며, 병증에 대한 설명을 추가함 |
| 2. 內傷雜病 | | |
| 3. 婦人科 | | |
| 4. 小兒科 | | |
| 제4편 四象處方學 | 없음 | 『醫典』에 처방에 대한 구성내용과 주치 및 용량을 七言絕句詩로 표현함 |
| 제5편 四象新舊經驗例<br>(갑) 東武經驗方<br>(을) 後學經驗方 | <br>四象經驗과 동일<br>經驗方目錄과 동일 | |

제1편 四象槪論에서는 四象의 意義, 四象醫學의 優越性, 四象人의 類型比例, 四象生理學, 四象病理學, 四象藥理學으로 구성되어 있다. 四象生理學부분에서는 『東醫四象新編』에 나오는 四象臟腑所在圖와 四象全體所屬圖를 인용하여 게재하였다.[5] 四象病理學에서는 張仲景과 岐伯의 학설을 검토정정하였다고 하면서 「醫源論」의 내용을 바탕으로 기록하였는데, 仲景六條病詩括, 四象受病詩括, 岐伯六條病詩括, 岐伯兩感病詩括, 四象受病詩括을 적어서 七言絶句로 핵심부분을 요약하였다. 四象藥理學에서는 첫째로 사상의학의 藥性觀을 실었는데, 즉 『東武遺稿』에 나오는 각 체질별 藥性歌를 기록하였고,[6] 『東醫四象新編』의 각 체질별 중요약물(○○人要藥)을 ○○人要藥全目이라고 하여 가나다순으로 엮었다.[5] 둘째로 經驗他藥受害例라는 표제어로 각 체질의 중요 약물을 타 체질이 복용했을 때 나타나는 부작용을 적어 놓았다.[7] 註로 설명하길, '태음인의 요약인 葛根을 소양인에게 응용할 때는 嘔逆, 소음인에게 응용할 때는 嘔氣'를 초래하는 해가 있음을 실험한 것이다'라고 하였다. 셋째로 經驗隨症加減法이라 하여 각 체질별로 頭痛에서부터 瘧疾까지 15종의 병증에 대해서 가감할 약물을 기록하였다. 註로 설명하길, 頭痛에도 태음인은 桔梗, 소음인은 桂枝, 소양인은 黃連 등의 약을 더해야 되는 것을 실험한 것이라 하였다.

他藥受害例와 관련하여 柳8는 약물로 인한 逆作用反應이 나타나는 경우가 있는데, 인체의 기능이 억제되거나 항진·흥분되어 나타난다는 것이다. 체질과 정반대의 不易之氣를 가진 약물은 서로 친화성이 있어서 인체에서 충돌이 일어나지 않으므로 역작용반응이 나타나지 않으나, 정반대가 아닌 不易之氣의 약물이 체내에 들어가면 충돌이 일어나 역작용반응이 나타난다는 것이다. 예를 들면, 태음인에게 陰實陽虛한 不易之氣의 약물(소양인에게 유익한 약물)이나 陽實陰虛한 不易之氣의 약물(소음인에게 유익한 약물), 또는 陰實陽實한 不易之氣의 약물(태양인에게 유익한 약물)은 모두 충돌이 일어나 기능저하 또는 기능항진으로 역작용의 반응이 나타난다는 것이다. 가령 소양인이 태음인 약물인 薏苡仁, 乾栗, 葛根, 大黃, 伍味子, 黃芩, 麻黃 등의 약물을 복용하면 不易之氣의 충돌이 일어나 頭痛, 不眠, 胸煩, 怔忡 등의 기능항진 반응이 일어난다고 하였다. 특정 약물보다 태음인에게 작용하는 약물은 모두 유사한 역작용반응을 보인다고 하여 특정약물의 체질별 반응을 설명한 『東醫四象診療醫典』의 설명과는 다르다.

제2편 四象各論에서는 四象人의 類型鑑別을 기록하였는데, 태양인, 태음인, 소음인, 소양인의 순으로 실었다. 각 체질별 특성을 간략히 기록하였는데, 태양인은 金氣成局, 龍之性이라 하였고, 태음인은 水氣成局, 牛之性이라 하였으며, 소음인은 木體成局, 驢之性이라 하고, 소양인을 火氣成局, 馬之性이라 하였다. 각 체질별 진단에 대해서는 첫째 외부상태를 보는데, 외부상태에서는 容貌, 肌肉, 體格을 적었고, 둘째 내부상태에서는 臟腑大小를 적었으며, 셋째 심리상태에서는 心情, 性情, 特徵을 기록하였고, 넷째 素質과 特異證에 대해서 表證, 裏證, 易感證, 特異證, 다섯째 診斷에 대해서 健康狀態, 病的狀態, 尋常證, 禁忌重證, 禁忌險證, 不治證을 기록하였고, 여섯째 타 체질과의 병증비교, 일곱째 治療原則, 여덟째 藥餌의 반응으로서 위의 「經驗他藥受害例」 중 해당 체질에 해당하는 불량반응을 기록하였다. 아홉째로 平時의 攝生, 열 번째 각 체질별 證治詩括을 表病과 裏病으로 구분하여 기록하였다(Table 3).

제3편 四象臨床學에서는 여러 질병을 外傷諸病 6개문, 內傷雜病 41개문, 婦人科 2개문, 小兒科 2개문으로 총 55개의 門으로 구성하였다. 편제와 처방구성은 『東醫四象新編』과 같다. 다만 약간의 순서를 바꾼 것이 보이고, 각 門 혹은 病證

Table 3. Comparison of Sasang Constitution Diagnosis in Relevant Books

| | 『東醫四象診療醫典』 | 『東醫壽世保元』 | 『東醫四象新編』 | 『家庭必備四象要覽』 |
|---|---|---|---|---|
| 1. 外部狀態 | 1. 容貌<br>2. 肌肉<br>3. 體格 | 1. 다름<br>2. 다름<br>3. 동일 | 1. 동일<br>2. 없음<br>3. 동일 | 1. 다름<br>2. 다름<br>3. 동일 |
| 2. 臟腑大小 | | 동일 | 동일 | 동일 |
| 3. 心理狀態 | 心情<br>性情 | 1. 다름<br>2. 다름 | 1. 다름<br>2. 다름 | 1. 다름<br>2. 다름 |
| 4. 素質과 特異證 | 表證과 裏證에 속한 병증을 구별하여 소개 | 원문 나열식 | 원문 나열식 | 없음 |
| 5. 診斷 | 1. 健康狀態<br>2. 病的狀態<br>3. 尋常證<br>4. 禁忌重證<br>5. 禁忌險證<br>6. 不治證 | 『醫典』은 『東醫壽世保元』에 있는 용어를 사용하였으나, 1~6번까지 체계적으로 분류하여 기록함. | | 『醫典』을 그대로 인용해서 한글로 풀어서 씀 |
| 6. 타 체질과 병증비교 | 太陰人 少陰人 병증비교 | 동일 | 동일 | 없음 |
| 7. 治療原則 | 太陰人, 太陽人에서 陰陽과 氣血로 설명 | 없음 | 없음 | 『醫典』을 그대로 인용해서 한글로 풀어서 씀 |
| 8. 藥餌의 反應 | 他藥受害例 | 없음 | 없음 | 『醫典』을 그대로 인용해서 한글로 풀어서 씀 |
| 9. 平時의 攝生 | 性情, 恒心 | 동일 | 동일 | 『醫典』을 그대로 인용해서 한글로 풀어서 씀 |
| 10. 體質別 證治詩括 | | 없음 | 없음 | 없음 |

에 대해서 추가적으로 註를 달아서 한의학적 병리와 해설을 달았다.

제4편 四象處方學에서는 四象臨床學 부분의 처방을 해설하고 있다. 처방명 아래에 功用이라 하여 主治證을 적었고, 처방구성을 아래에 기록하였다. 이어서 처방명, 구성약물, 구성약물의 용량 등을 七言絶句로 便誦訣을 만들어 기록하였다. 예를 들어 太陰調胃湯의 功用으로는 '黃疸, 傷寒, 時氣頭痛, 身痛無汗, 食滯痞滿, 膝脚無力 等證을 낫게 한다'라고 기록하였고, 便誦訣은 아래와 같다.

太陰調胃湯何治 疸寒感滯脚無力

薏栗各晦蘿菔念 味麥菖桔麻各旬

一加一減造化妙 以下九方仔細看

原附九四太陰方 如水有源滾滾流

便誦訣을 해석해 보면 아래와 같다.

· 태음조위탕은 무엇을 치료하는가? 황달 상한 외감 식체비만 슬각무력

· 의이인 건율 각 3전, 나복자 2전, 오미자 맥문동 석창포 길경 마황 각 1전

· 하나를 더하고 하나를 빼어 조화가 묘하도다. 이하의 9개 처방을 자세히 보라.

· 원래 94개 태음인 처방이 붙어 있으니 물길의 근원이 있어 출렁출렁 흐르네.

편저자는 각 체질의 모든 처방에 대해서 便誦訣을 만들어 처방의 주치증과 처방구성 약물, 용량을 외기 쉽게 만들어 놓아, 학습자들에게 배려를 해 놓았음을 확인할 수 있다.

제5편에서는 四象人의 新舊經驗例라 하여 첫째 東武의 經驗例는『東醫壽世保元』에 나오는 처방에 관련된 부분을 발췌한 것으로『東醫四象新編』의「四象經驗」의 내용을 그대로 실었다.[4] 둘째는 後學經驗例는『東醫四象新編』의「太陰人經驗方目錄」,「少陰人經驗方目錄」,「少陽人經驗方目錄」으로 되어 있다. 이후에 처방색인으로 마무리 되어 있다.

## Ⅳ. 考察

일제의 강압적인 한일병합(1910년)이후 1945년 해방 전까지 사상의학 관련서적을 살펴보면, 사상의학 임상의들에게 지대한 영향을 끼친 元持常(1885~1962)의『東醫四象新編』[5]이 1929년 출판되었다. 이를 바탕으로 朴奭彦의『東醫四象大全』[9], 李道耕의『家庭必備 四象要覽』[10], 朴寅商의『東醫四象要訣』[11], 廉泰煥의『東醫四象處方集』[12]으로 이어졌다.[13] 이후 1936년 李敏鳳의『金匱秘方』[4], 1940년경으로 추정되는『東武遺稿』[2], 1941년 李泰浩의『東醫四象診療醫典』이 있었다.

본문에서 살펴본 것처럼『東醫四象診療醫典』의 서문을 적어 준 것은 天德山人이며,『金匱秘方』의 저자는 李敏鳳인데, 李敏鳳의 일본식 이름이 德山敏鳳이었다[14]. 德山敏鳳에 대해서 안[15]은 官報를 찾아 '德山敏鳳'으로 개명한 이름을 찾아냈고, 주소는 경기도 여주군 능서면이며, 1941년 8월7일부터 의생면허 9485번으로 등록되었다 한다. 기한이 한정되어 있는 限年醫生으로 취득당시 1944년 8월6일까지로 제한되어 있어, 3년간 한시적으로 유지되었음을 확인할 수 있었다 하였다. 이를 통해서 李泰浩와 李敏鳳의 관계는 매우 밀접했을 것으로 추정된다. 또 『金匱秘方』은 李敏鳳의 저작으로 1936년 中央印書館에서 일차적으로 발행되고, 昭和15년(1940년) 杏林書院에서 편저자 天德山人으로 다시 발행되어 李敏鳳과 天德山人은 동일인이라는 것이 거의 확실하다 여겨진다. 李敏鳳이 『金匱秘方』을 쓸 정도로 사상에 뛰어난 지식을 가지고 있었다면 『東醫四象診療醫典』의 출판에도 어느 정도 기여를 하지 않았을까 추측이 된다. 출판시기로도 1940년 『金匱秘方』(杏林書院 本), 1941년 『東醫四象診療醫典』이 발간되어 그 무렵이 杏林書院에서 사상의학 도서를 적극적으로 출간한 시기라 생각된다.

『東醫四象診療醫典』의 저자로 알려진 李泰浩(1900~1962)는 號가 杏坡이며, 일제강점기부터 해방이후까지 한의학 서적을 대량으로 출판하여 한의학 발전에 지대한 공헌을 한 인물이다. 그는 일제강점기인 1923년 서울 안국동에 행림서원을 개점하여 한의학 서적 출판을 시작하였고, 전국에 흩어져 있는 한의학관련 자료들을 수집하여 한의학 지식을 보급하기 위해 노력하였다.[16]

한편, 李敏鳳의 『金匱秘方』은 「四象辨」, 「四象衍義」를 통해서 사상인의 특성 및 다양한 병증에 대한 체질별 單方 위주의 치법을 제시하였다. 「四象辨」은 『東醫四象新編』의 「四象口訣」과 유사하며, 이 내용은 『東醫四象診療醫典』의 각 체질별 특성에도 그대로 인용되었다. 『東醫四象新編』, 『四象金匱秘方』에 공통적으로 태양인은 容貌方圓, 龍之性이라 하였고, 태음인은 牛之性이라 하였으며, 소음인은 驢之性이라 하였고, 소양인은 脣頷淺薄, 馬之性이라 기록하고 있는데, 『東醫四象診療醫典』에도 그대로 인용되었다. 다만, 『東醫四象診療醫典』에서는 소음인의 驢(당나귀 려)之性을 잘못 기록하여 驪(가라말 려)之性이라 하였다.

또 『金匱秘方』에서 태양인은 金氣成局, 태음인 水氣成體, 소음인 木體成局, 소양인 火局成體라 하였는데, 『東醫四象診療醫典』에서 태양인 金氣成局, 태음인 水氣成局, 소음인 木體成局, 소양인 火氣成局이라 하여 매우 유사하다.

체질의 진단방법에 대해서는 체계적 방법을 제시하였다.

체질진단을 위해서 첫째 容貌, 肌肉, 體格과 관련된 외부상태, 둘째 臟腑大小, 셋째 心情, 性情, 特徵과 같은 심리상태, 넷째 素質과 特異證, 다섯째 健康狀態, 病的狀態, 尋常證, 禁忌重證, 禁忌險證, 不治證 등을 기록하여 체질별 素證, 體質病證을 다루고 있다. 여섯째 타 체질과 병증비교, 일곱째 치료원칙, 여덟째 藥餌의 반응, 약물의 불량반응, 아홉째 平時의 攝生, 열 번째 각 體質別 證治詩括로 마무리를 하고 있다.

체질을 진단하기 위해서는 신체적인 특징, 심리적·정신적 특징, 평소의 체질별 건강상태, 병적상태에서 드러나는 병증, 타 체질과의 병증비교, 약물반응을 소개하고 있어서 요즘 사상체질을 진단하는데 관련된 내용을 거의 다 일목요연하게 설명하고 있다고 생각한다.

체질별 약물 불량반응은 '他藥受害例'라는 제목 하에 나오는데, 현재 다른 서적에서는 근거를 찾지 못하고 있으며, 본서에서만 나타나는 특징적 부분이라 생각된다. 이 부분은 추후에 『東醫四象要訣』(再版本)에 그대로 인용되었다.[12]

또한 체질별 證治詩括 및 제4편 四象處方學에서 언급되고 있는 사상처방의 七言絶句 便誦訣이 독특하다. 각 처방의 主治證, 약물, 약물용량을 외기 쉽게 만들어 놓은 것이다. 아직까지 「便誦訣」도 「他藥受害例」와 마찬가지로 다른 서적에서 근거를 찾지 못하였다. 처방의 便誦訣은 『東醫四象診療醫典』 凡例에서 말한 것처럼 어쩌면 李泰浩가 스스로 만들거나 李敏鳳, 혹은 다른 사상 전문가의 도움으로 만든 부분이 아닌가 생각이 든다.

당시 1900년 동무 사후부터 1941년 『東醫四象診療醫典』이 출간될 때까지는 사상의학에 관련된 서적이 매우 부족했으리라 생각되며, 당시 유행했을 것으로 사료되는 『東醫四象新編』, 『東武遺稿』, 『金匱秘方』 등의 서적을 참고하고 편집하여 사상의학 임상가에게 그간의 사상의학 정보를 제공했다는 점에서 의의가 있다고 생각된다. 또한 일목요연하게 정리된 체질진단법, 타 체질에게 사용했을 때 나타나는 불량반응인 「他藥受害例」와 七言絶句를 이용한 사상처방의 便誦訣은 매우 독특하다 생각된다.

## Ⅴ. 結論

1941년 출간된 『東醫四象新編』은 비록 많은 부분에서 1929년 출간된 『東醫四象新編』을 비롯한 기존 사상의학 서적을 인용하였지만, 사상체질진단을 위해서 外部狀態부터 體質別 證治詩括까지 10여개의 항목으로 체계적으로 해당 내용을 분류해 기입하였으며, 타 체질에게 사용했을 때 나타나는 불량반응인 他藥受害例를 기록하였고, 사상처방의 主治證, 구성약물, 용량을 외기 쉽게 便誦訣의 七言絶句로 만들어 당시 사상의학을 사용하는 한의사들에게 많은 정보를 제공하였다 생각한다. 이와 같은 독창적인 부분에 대해서는 추후 연구가 더 진행되어야 할 것이라 본다.

## Ⅵ. References

1. Lee SK, Song IB. A bibliographical research of the Dongyisusebowon Sasang Chobonguen. J. Sasang Const. Med. 1999;11(1):63-77. (Korean)
2. Hong SC, Ko BH, Song IB. A study on "The manuscripts left by Dong-Mu' for the

chronological table of Lee Jae-Ma. Korean Journal of Oriental Medicine. 1996;2:255-268. (Korean)

3. Park SS. The study on the 『DongMuYooGo YakSungGa』. J. of Sasang Const. Med. 2001;13(2):8-27.(Korean)
4. Lee MB. Yu JS. Sasanggeumgyebibang. Daejeon:Jumin publishing co. 2007:4-7, 255-264.
5. Won JS, Gwon YJ. Dongeuisasangshinpyun. Seoul:MD world publishing co. 2008:27-335.
6. Lee JM, Ryang BM, Cha GS. Dongmuyugo. Seoul:MD world publishing co. 2008:21-97.
7. Yu JS. A study on the side effects of using herbal medicine assigned to a different constitutional type. J. of Sasang Const. Med. 2009:21(2):115-122. (Korean)
8. Ryu JW. Newly Written Sasang Constitutional Medicine. Seoul:Daesung publishing co. 2007:108.
9. Park SE. Dongeuisasangdaejeon. Seoul:Euidohanguksa. 1977
10. Lee DG. Sasang Constitution Digest(revised). Iksan:Wonbulgyo publishing co. 2018:
11. Park IS. Summary of Dongeuisasang. Seoul:Sonamu publishing co. 1992:71-73
12. Yeom TW. Dongeuisasang Prescription. Seoul:Haenglim publishing co. 2018
13. Youn BH, Park SS. The study on the 『Dongyi Sasang Shinpyun』. J. of Sasang Const. Med. 2001;13(2):28-48. (Korean)
14. Ryu HY, Shin MG, Maeng WJ. Biographical dictionary of Korean Doctors and Pharmacists. Seoul:Euiseongdang publishing co. 1991:71.
15. Ahn SW. Minjokeuihakshinmun. Old Medical Classics Review(886). Sasanggeumgyebibang(2). Available from: URL: http://www.mjmedi.com/news/articleView.html?idxno=37361
16. Kim NI. Annals of modern and contemporary figures related to traditional Korean medicine. Paju:Deulnyeok publishing co. 2011:399-401

# 〔附錄〕處 方 索 引

[ㅇ]

初版 昭和十六年 五月二十一日 印刷
昭和十六年 五月二十四日 發行
著作 兼 發行者 平原宗軒

초판 1941년 5월21일 인쇄
1941년 5월24일 발행
저작 겸 발행자 杏坡 李泰浩

# 東醫四象診療醫典

[초 판 1쇄 발행일 1941년 5월 24일]
개정판 1쇄 인쇄일 2022년 9월 3일
개정판 1쇄 발행일 2022년 9월 8일

원 저 이태호
편 저 유준상
만든이 이정옥
만든곳 행림서원
서울시 은평구 수색로 340 <202호>
전화 : 02) 375-8571
팩스 : 02) 375-8573
이메일 pyung1976@naver.com
등록번호 25100-2015-000103호
ISBN 979-11-89061-10-4 93510
정 가 40,000원